La dieta de eliminación

La dieta de eliminación

Descubre qué alimentos te hacen daño
y siéntete como nunca

Alissa Segersten y Tom Malterre

Prólogo del doctor Jeffrey Bland

Traducción:
María Laura Paz Abasolo

Grijalbovital

El material presente en este libro tiene fines meramente informativos y de ningún modo sustituye las recomendaciones y cuidados de su médico. Al igual que con otros regímenes de pérdida o control de peso, el programa nutricional descrito en este libro debe seguirse después de consultar a un médico para asegurarse de que sea apropiado para sus circunstancias individuales. Tenga en mente que las necesidades nutricionales varían de persona a persona, dependiendo de la edad, el sexo, el estado de salud y la dieta total. El autor y la editorial no se hacen responsables de cualquier efecto adverso que ocurra como consecuencia del uso o la aplicación de la información contenida en este libro.

La dieta de eliminación
Descubre qué alimentos te hacen daño y siéntete como nunca

Título original: *The Elimination Diet.*
Discover the Foods that Are Making You Sick and Tired
—and Feel Better Fast

Primera edición: septiembre, 2016

D. R. © 2015, Whole Life Nutrition
Publicado bajo acuerdo con Grand Central Life & Style,
un sello de Hachette Book Group, Nueva York, Estados Unidos.
Todos los derechos reservados.

D. R. © 2016, derechos de edición mundiales en lengua castellana:
Penguin Random House Grupo Editorial, S.A. de C.V.
Blvd. Miguel de Cervantes Saavedra núm. 301, 1er piso,
colonia Granada, delegación Miguel Hidalgo, C.P. 11520,
Ciudad de México

www.megustaleer.com.mx

D. R. © 2015, doctor Jeffrey Bland, por el prólogo

D. R. © 2016, María Laura Paz Abasolo, por la traducción

ISBN: 978-607-314-750-7

Impreso en México – *Printed in Mexico*

El papel utilizado para la impresión de este libro ha sido fabricado a partir de madera procedente
de bosques y plantaciones gestionadas con los más altos estándares ambientales, garantizando
una explotación de los recursos sostenible con el medio ambiente y beneficiosa para las personas.

Penguin
Random House
Grupo Editorial

*Para todos los que estén sufriendo
innecesariamente porque no han encontrado
todavía las causas que están contribuyendo a su
enfermedad. Que este libro les dé las respuestas
y la salud que merecen.*

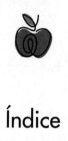

Índice

PRIMERA PARTE
Por qué funciona la dieta de eliminación

SEGUNDA PARTE
Preparándote para la dieta de eliminación

TERCERA PARTE

Cúrate a ti mismo con la dieta de eliminación

Prólogo

Se supone que los alimentos son nuestros amigos. Nos nutren. Son parte del arte de la vida. Nos conectan con la tierra. Proveen los bloques alimentarios que construyen nuestro cuerpo. Esencialmente, los alimentos y el proceso de comer representan una de las experiencias humanas compartidas más importantes.

Así que, dicho lo anterior, ¿por qué tenemos tantos problemas con la comida? ¿Por qué es tema de tantas conversaciones? ¿Por qué parece que a veces es nuestra enemiga?

En el libro de Tom Malterre y Alissa Segersten, *La dieta de eliminación*, aprenderás lo bueno, lo malo y lo feo de la relación que tenemos con los alimentos. Aprenderás que "el alimento de uno es el veneno de otro", de acuerdo con respuestas genéticas únicas a ciertas sustancias alimenticias, como el gluten y la lactosa. Aprenderás cómo nuestros alimentos se han adulterado por procesamientos, "quimicación" y contaminación. Aprenderás que el sistema inmune de tu cuerpo reconoce algunos alimentos como "objetos extraños", a los que responderá con un poderoso sistema de "buscar y destruir" que produce daños colaterales, resultando en inflamación y aumento de riesgo de enfermedades.

Pero más que este entendimiento sobre cómo los alimentos pueden reaccionar en tu cuerpo, en este libro aprenderás sobre la belleza y el poder de los buenos alimentos que están preparados adecuadamente y trabajan con tu química corporal única.

Esto ocurre por medio de una exploración de tus propias tolerancias e intolerancias alimentarias, las cuales descubrirás al seguir la dieta de eliminación aquí descrita. A partir de tu experiencia al aplicar este programa, aprenderás cómo comer los alimentos que te hacen estar saludable y evitar los alimentos que te enferman.

La historia de este libro va mucho más allá del concepto de alergia alimentaria; describe el papel que la comida y las sustancias en la comida tienen sobre los complejos procesos digestivo, inmunitario y de salud y enfermedad. Describe con claridad por qué los alimentos pueden producir tantos síntomas crónicos, los cuales varían desde problemas en la piel, dolores de cabeza y niebla mental, hasta artritis y todo lo que puedas imaginar, y que roban a muchas personas su salud y vitalidad.

Éste es un libro escrito por un profesional de la nutrición, Tom Malterre, quien ha dado consulta a miles de personas con su dieta. Es un libro que enseña a partir de historiales y ejemplos. Es un libro fundamentado en los conceptos nutricionales y los descubrimientos actuales que demuestran la importancia de que nuestros alimentos sean compatibles con nuestras necesidades individuales. Éste es un libro que toca temas muy complejos sobre la relación entre los alimentos y nuestra función fisiológica, y los hace fáciles de comprender. Es un libro que se convertirá en un alivio para los lectores que han sufrido durante años por problemas de salud crónicos y están desesperados por hallar una solución.

Pero el libro es más que eso. De hecho, son dos libros en uno. Gracias a Alissa Segersten, los últimos capítulos incluyen algunas de las herramientas más increíbles que podrás encontrar para planear recetas y menús. Las magníficas recetas contienen una gama tremenda de opciones sabrosas, coloridas, saludables, naturales y perfectas para el lector que está listo para intentar la dieta de eliminación. Al haber preparado muchas de estas recetas para mí y mi familia, puedo decir con confianza que cumplen la promesa de que los alimentos buenos y limpios pueden saber mejor que cualquier cosa que hayas comido.

Para muchas personas, el problema no es el deseo de mejorar su alimentación, sino el reto de cómo hacerlo exitosamente sin convertirse en fanáticos de la comida. Las recetas y las guías de menús en el libro son la clave para dar el paso de la aspiración a la acción. Encontrarás que es divertido conocer muchos nuevos alimentos y fantásticas formas de prepararlos. Hace que la dieta de eliminación sea accesible y te ayude a lograr tus metas para mejorar tu salud.

He trabajado en el campo de la nutrición clínica durante los últimos 40 años. Cuando fundamos el Instituto de Medicina Funcional en 1991 para entrenar a practicantes del cuidado de la salud sobre cómo aplicar programas de estilo de vida personalizados para sus pacientes, sabíamos que la alimentación, la comida y la nutrición eran piedras angulares para lograr una salud óptima. *La dieta de eliminación*, de Tom Malterre y Alissa Segersten, toma el complejo reto de diseñar un acercamiento personalizado a los alimentos, y lo hace de una forma lo suficientemente directa y simple para que cualquier persona motivada a realizar un cambio positivo en su salud pueda hacerlo.

DOCTOR JEFFREY BLAND, miembro
del Colegio Americano de Nutrición,
fundador del Instituto de Medicina Funcional
y del Instituto de Medicina Personalizada.
Autor de *The Disease Delusion*

Introducción

Estoy muy emocionado de que tengas en tus manos *La dieta de eliminación*. El programa que encontrarás aquí se ha utilizado para cambiar la vida de miles de personas. Está diseñado para ayudarte a sentirte mejor, verte mejor y vivir mejor.

La dieta de eliminación no es una dieta común. No trata sobre calorías, grasas, carbohidratos y porciones. No se trata de privarte de tus alimentos favoritos ni castigarte. Se trata de crear una nueva conciencia sobre cómo te hacen sentir los alimentos que comes.

Ya sea que estés consciente de ello o no, lo que comes todos los días determina directamente cómo te sientes. Algunos alimentos pueden hundirte, enfermarte y provocar dolores persistentes, malestares estomacales… y más. Puede que ni siquiera te des cuenta de todas las formas diferentes en que la comida te ha estado afectando; puedes pensar que tu fatiga, tu niebla mental o tu dolor de articulaciones, o tu acidez, o incluso tu aumento de peso son normales para ti; pero esto está muy lejos de la realidad. Estos síntomas pueden evitarse e incluso eliminarse al cambiar tu alimentación. Así como algunos alimentos causan problemas, otros pueden proveer una salud y energía increíbles, elevar tu metabolismo, darte una piel hermosa, mejorar tu estado de ánimo y aumentar tu longevidad.

En este libro descubrirás el plan que necesitas para identificar qué alimentos te hacen sentir bien y qué alimentos te hacen sentir mal. Este enfoque directo y simple te dará un control poderoso sobre tu salud.

He estado utilizando la dieta de eliminación en mi consultorio durante más de 10 años. El programa ha evolucionado con el tiempo, en tanto que nuevas investigaciones y resultados me han ayudado a hacer más efectivo el plan. El programa en este libro ha sido refinado con el paso de los años para ayudar a mis clientes, a mi familia e incluso a mí mismo. De hecho, mi primer descubrimiento al respecto fue al experimentarlo en mi propia salud.

Una dieta que cambió mi vida

Sé cómo es sentirte incómodo en tu propio cuerpo. En la preparatoria y en mis años de universidad, experimentaba episodios esporádicos de dolores de articulaciones, severa incomodidad digestiva y niebla mental que me atontaba. En otras palabras, pasaba de estar feliz y totalmente alerta a estar cansado, molesto y lidiar con un dolor intestinal miserable. Lo más frustrante era lo impredecible de la situación; no sabía realmente cuándo estos síntomas de gripe iban a atacarme o qué los estaba ocasionando.

Mientras estuve en la escuela estudiando mi maestría, hice una dieta de desintoxicación de alimentos crudos durante unas semanas y los pensamientos aletargados se aclararon en mi cabeza, mis dolores de articulaciones desaparecieron, tenía una energía infinita y mis problemas digestivos se normalizaron.

Estaba sorprendido de cuánto mejor me sentía. Pero no duró. Tan pronto como volví a comer mis alimentos usuales, como pan de centeno de masa fermentada y tortillas de trigo entero, la agonía volvió inmediatamente. Sabía que había encontrado la fuente de mis síntomas: el gluten. Cuando eliminé el gluten para siempre, toda mi vida subió a un nuevo nivel que nunca había soñado siquiera posible.

Aun cuando no me di cuenta en el momento, esta autoexperimentación fue mi primera experiencia con una dieta de eliminación. Al quitar alimentos y luego incluirlos de nuevo, fui capaz de determinar qué alimentos estaban causando mis síntomas. Fue un descubrimiento poderoso que cambió mi vida: me dio el control de mi salud.

Empecé a explorar las dietas de eliminación con más profundidad. Aprendí sobre su historia y su uso por parte del doctor Alan Gaby, antiguo presidente de la Asociación Americana de Medicina Holística, y del doctor Joe Pizzorno, coautor de la *Enciclopedia de medicina natural*. Después de revisar mis apuntes de sus cátedras y su bibliografía, y evaluar los numerosos artículos de investigación, me pareció claro que ésta era una herramienta potente y comprobada que debería ser utilizada por todos los nutricionistas. Muy pronto empecé a convencer a todos mis amigos, mi familia y mis conocidos de probar la dieta de eliminación. Algunos de los resultados fueron casi milagrosos, pues los dolores de articulaciones, la fatiga y los dolores de cabeza prácticamente desaparecieron.

Completamente impactado por el poder de esta simple invención, abrí mi propio consultorio y empecé a decirles a mis clientes que se sentirían de maravilla si sólo eliminaran alimentos como el gluten, los lácteos, los huevos, la levadura, la soya y el maíz durante 28 días. Una y otra vez me topé con la misma simple pregunta: "Eh... ¿entonces qué puedo comer?"

Por fortuna, tenía un arma secreta: Ali Segersten. Ali, una compañera del programa de nutrición de la Universidad Bastyr y coautora de este libro, ¡es una maga para inventar recetas! Literalmente, nunca he conocido a otro ser humano que pueda inventar recetas más deliciosas, completas y espectaculares que las de ella. (Y soy afortunado: también es mi esposa.)

Ali podía aceptar cualquier petición —sin importar lo difícil que fuera— e inventar una receta adecuada para la dieta de eliminación. Mis clientes estaban impresionados con los resultados y yo me dedicaba a imprimir montones de recetas al final de mis citas. ¡Fueron grandes éxitos! Todos estaban maravillados de lo delicioso que podía ser comer de esta forma.

No pasó mucho tiempo para que tuviéramos cientos de peticiones para organizar un libro de cocina con recetas relativas a la dieta de eliminación. En 2006 publicamos *Whole Life Nutrition Cookbook*, el cual contenía una versión condensada y simplificada de la dieta de eliminación. Después de ordenar 1 000 ejemplares, estábamos seguros de que nuestras cajas de libros sólo acumularían polvo en el garaje durante años, pero vendimos más de 400 libros en sólo unas semanas, y en cuestión de meses ya habíamos vendido todos. Tanto clientes como practicantes estaban buscando ejemplares por todas partes para poder compartirlos con sus amigos y familiares. Unos años después, la tendencia libre de gluten realmente despegó y nuestro libro de cocina se volvió un clásico de culto en el noroeste del país y entre los practicantes de medicina funcional a lo largo de Estados Unidos y Canadá. Más de 60 000 ejemplares y 10 años después, las recetas de Ali todavía están conquistando los corazones y las papilas gustativas de mucha gente por todo el mundo.

También hemos utilizado nuestras páginas web, www.wholelife nutrition.net y www.nourishingmeals.com, para compartir videos tutoriales e informativos, nuevas recetas y reseñas de muchos de los conceptos que presentamos en nuestros libros y dentro de mi práctica. Si quieres videos de apoyo o demostraciones de cocina, visita la página web de la dieta de eliminación; ahí encontrarás recursos adicionales para ayudarte a tener éxito mientras te encuentras en este proceso que cambiará tu vida.

La dieta de eliminación es, sin duda alguna, la piedra angular del trabajo que hago en mi consultorio. En mi consultorio y en nuestras páginas web, la hemos utilizado para ayudar a miles de personas para que eliminen migrañas, problemas digestivos, problemas de la piel, dolores de articulaciones, aumentos de peso no deseados, fatiga y más.

Y ahora la traemos para ti en este libro. ¿Estás listo para mejorar tu vida y finalmente ser libre de síntomas innecesarios? Todo está al alcance de tu mano.

Cómo usar este libro

En la primera parte leerás sobre los conceptos centrales de la dieta de eliminación y descubrirás por qué es tan importante usar primero los alimentos para alejarte de tus síntomas. También aprenderás sobre el glorioso intestino y por qué las funciones digestivas normales son tan importantes para tu salud en general. Además, aprenderás sobre los alimentos más comúnmente ligados con reacciones alimentarias y cómo los factores ambientales pueden estar dañando tu salud.

La segunda parte te emocionará y te preparará para comenzar la dieta de la eliminación. Encontrarás excelentes ideas y estrategias para reducir el estrés, mejorar tu metabolismo, manejar sistemas de desintoxicación y prepararte mentalmente para el programa. ¡No te pierdas esta sección! Muchas de las acciones pueden aplicarse de inmediato y te ayudarán a sentirte mejor pronto. Se mencionan los utensilios de cocina esenciales que necesitarás durante la dieta, así como una lista de compras completa para cuando estés listo para ir a la tienda.

En la tercera parte encontrarás las tres fases de la dieta de eliminación desglosadas en detalle. Incluimos planes de muestra para cada fase, listas completas de alimentos "sí" y "no" para que sepas qué incluir y qué excluir, e información sobre cómo elegir los mejores alimentos para sentirte de maravilla. En el capítulo 11, Ali te hablará directamente para compartir contigo una asombrosa cantidad de recetas para las tres fases del programa. Prepárate para explorar el delicioso y rejuvenecedor mundo de los alimentos frescos, enteros y curativos. También encontrarás un capítulo sobre consideraciones dietéticas especiales y preguntas frecuentes.

Asegúrate de revisar también la sección de recursos para tener información sobre dónde encontrar muchos de nuestros productos recomendados y una selección de estudios científicos que respaldan el contenido de este libro.

Es tu turno

En las siguientes páginas descubrirás los pasos que necesitas seguir para sentirte bien: qué alimentos retirar, cuáles conservar, y qué alimentos y suplementos añadir a tu dieta; cientos de recetas deliciosas y fáciles de reparar, y apoyo e inspración para asegurar tu éxito.

Este libro se escribió para ayudarte a sentirte mejor. Hoy día hay demasiado sufrimiento innecesario en el mundo. Después de ver a miles de personas despertar a una nueva vida de pasión, júbilo y salud vibrante, mi misión es compartir este proceso con la mayor cantidad de gente posible. La vida es corta. ¡Vívela al máximo!

PRIMERA PARTE

Por qué funciona la dieta de eliminación

Capítulo 1

Los alimentos son la herramienta más poderosa para cambiar tu vida

Ya sea que hayas experimentado el poder de los alimentos tú mismo o conozcas a una de las millones de personas que han hecho su dieta y se han curado a sí mismas de malestar estomacal, migrañas, eczema, aumento de peso inexplicable o fatiga crónica, tienes la sensación de que esta dieta te ayudará. Y probablemente estás en lo correcto.

Después de dar cátedras por Estados Unidos y Canadá, de ver a miles de clientes en mi consultorio a lo largo de la última década y obtener dos títulos en ciencias nutricionales, no he visto nada que ayude a más gente que la dieta de eliminación. Pueden no tener más esperanzas, ver a numerosos especialistas, tomar incontables medicamentos y volver del abismo sólo con cambiar su alimentación.

ESTUDIO DE CASO

En 2006 Sally se acercó a mí con lo que puedo describir acertadamente como un cascarón de persona. Se deslizó hacia mi oficina cabizbaja, apoyándose en su marido. Cuando Sally habló, no había emoción en su voz. Nada de pasión. Nada de energía. Su fatiga era tan extrema que tenía problemas para sostener su cabeza en alto para mirarme durante nuestra conversación. Su esposo me dijo que tenía suerte si pasaba cinco horas al día en las que pudiera estar lo suficientemente despierta para funcionar. Era obvio que su fuerza vital estaba mermada severamente.

El historial clínico de Sally era tan voluminoso como una enciclopedia. Estaba bajo el cuidado de seis médicos especialistas por problemas que incluían molestias estomacales e intestinales constantes, junto con diarrea, fatiga debilitante, problemas respiratorios, trastornos de sueño y una alternancia entre ansiedad y depresión que la dejaban completamente disfuncional. El diagnóstico médico oficial había sido desorden bipolar atípico, fatiga crónica, enfermedad de reflujo gastroesofágico (ERGE), síndrome de intestino irritable, disfunción mitocondrial, apnea de sueño, asma e hipertensión.

Cada vez que veo un caso así, siempre sé cuál es el primer lugar dónde buscar: la comida. Supe de inmediato que lo que Sally necesitaba era la dieta de eliminación. Ocho de cada diez veces ha sido el factor que cambia el curso de la salud de mis pacientes.

Sally no tenía nada que perder y todo que ganar. Limpió su alacena de harinas con gluten, donó bolsas de frituras de maíz a sus vecinos, empezó a seguir menús de comidas sencillas y comenzó un festín en su cocina.

Después de 12 días con la dieta de eliminación, Sally despertó. Era como si hubiera estado medio dormida durante los últimos 10 años y hubiera despertado por fin. Le volvió el color a la cara. Había agilidad en su andar y emoción en su voz. Pasó de ser una persona sin vida a una luchona de 15 horas al día.

Unos meses después, los especialistas estaban impactados con su progreso y poco a poco le quitaron a Sally cada uno de los medicamentos, pues ya no cumplía con el diagnóstico que se había determinado para ninguno de sus padecimientos anteriores. No tenía síndrome de intestino irritable. No tenía ansiedad ni depresión. No tenía apnea de sueño. No había fatiga crónica. Sin embargo, sí tenía una queja: Sally tuvo que comprar todo un guardarropa nuevo conforme sus kilos de más desaparecieron junto con todas sus condiciones médicas.

> Sally, literalmente, cambió su vida al modificar su alimentación. Por medio de la dieta de eliminación pudo descubrir que los alimentos como el gluten y la soya le provocaban fatiga y otros síntomas. Mientras ella evite estos alimentos, evitará sus síntomas.

Resultados sorprendentes

Cada día, la dieta de eliminación ayuda a más personas como Sally a sentirse bien nuevamente. Algunos de los sorprendentes éxitos que he visto en mi consultorio sólo al cambiar la alimentación son:

- Jim, de 81 años, perdió el dolor de la artritis.
- Christy, de 48 años, se despidió de sus migrañas y de su dolor de espalda.
- Penélope, de dos años, curó su intestino.
- Marion, de 58 años, perdió su síndrome de túnel carpiano y se sintió 20 años más joven.
- Joan, de 42 años, desapareció su eczema.
- Los hermanos Charles y Katie, de siete y nueve años, respectivamente, mejoraron sus síntomas de autismo.
- Daniel, de 44 años, perdió 15 kilos y bajó su presión arterial.
- Julie, de 17 años, dejó de vomitar después de comer.
- Linda, de 53 años, experimentó una mente despejada por primera vez en años.
- Alex, de 25 años, dejó atrás sus penosos gases.

…y la lista sigue.

No importa si alguien llega con constipación, obesidad, esclerosis múltiple o presión arterial alta, hacer la dieta de eliminación alterará drásticamente cómo funciona su cuerpo. Los resultados nunca dejan de sorprenderme.

Lógicamente, tiene sentido. Ciertos alimentos están atascados de partículas potencialmente dañinas que no se digieren bien y que pueden confundir y alterar nuestras células inmunitarias. Cuando quitamos los alimentos que más pueden llegar a irritarnos, muchas enfermedades se calman.

Yo no soy el único que está viendo estos grandes resultados. Durante décadas, los investigadores han estado documentando el poder de usar los alimentos para mejorar una larga lista de condiciones. Éstos son sólo algunos ejemplos:

- Un estudio publicado en la revista *Clinical Allergy* reveló que 91% de quienes padecen artritis reumatoide se beneficiarían de eliminar alimentos como grasas, leche, nueces, carne roja y huevos.
- Una investigación publicada en *The Lancet* determinó que 85% de los que padecen migrañas podrían quedar totalmente libres de dolores de cabeza si siguen una dieta de eliminación. El trigo, las naranjas, el té, el café, el chocolate, la leche y el maíz son algunos de los alimentos vinculados a las migrañas.
- J. C. Breneman, un pionero en el área de investigación de alergias alimentarias, encontró que podrían eliminarse cien por ciento de los síntomas de la enfermedad de vesícula biliar si la gente siguiera una dieta de eliminación. Esta investigación, publicada en *Annals of Allergy*, mostró que los huevos, el cerdo, las cebollas, las aves, la leche, el café, las naranjas, el maíz, las nueces y los jitomates podrían causar la mayoría de las irritaciones de la vesícula biliar.

El Instituto de Medicina Funcional, la organización educativa que ha entrenado a algunos de los mejores médicos practicantes hoy en día, enseña la importancia de las dietas de eliminación en todos sus programas de entrenamiento. (Yo también fui lo suficientemente afortunado de estudiar ahí.)

Durante los cursos escuché muchos comentarios de maestros de renombre sobre cómo eliminar los alimentos problemáticos puede ayudar a los pacientes a sanar. La doctora Catherine Willner, neuróloga de la Clínica Mayo, mencionó que sus clientes con esclerosis múltiple podrían beneficiarse de eliminar el gluten de su dieta. El doctor Mark Hyman, autor, médico y el actual presidente de la junta directiva del Instituto de Medicina Funcional, compartió que él le había indicado a su personal de nutrición que pusiera a los pacientes en dietas de eliminación *antes* de que los viera en su oficina. Dijo que 80% mejoró tanto que ya sólo tuvo que afinar algunas cosas después.

En otro seminario, el experto en tiroides mundialmente reconocido y médico naturópata Alan Christianson, radicado en Phoenix, dijo haber visto que las dietas de eliminación cambiaron completamente el curso de sus pacientes con ciertos tipos de enfermedad tiroidea.

Todos estos practicantes (y muchos otros) estaban viendo las mismas cosas que yo veía en el consultorio. ¿Y por qué no? La mayoría de los síntomas innecesariamente comunes que afectan a la gente hoy en día se dan porque algo está irritando el cuerpo. Y para cada vez más gente, los alimentos son los principales irritantes.

¿Está irritado tu cuerpo?

Cuando tu cuerpo está irritado, sólo hay una forma en la que sabe cómo responder: se inflama y envía mensajeros químicos y células inmunitarias para atacar lo que sea que cause la irritación.

Cuando este ataque está dándose dentro del cuerpo, se pueden experimentar síntomas como fatiga, niebla mental y dolores de articulaciones. Puede que te sientas como si te estuviera dando gripe, pero las sensaciones desagradables nunca se van realmente o parece que van y vienen misteriosamente.

Lo que está sucediendo es que tu cuerpo está peleando una batalla cada vez que comes. Es posible que los alimentos que estás comiendo pasen por compuestos peligrosos, como bacterias y virus. ¿Podría ser ésa la razón de que vayas por ahí con dolor abdominal, niebla mental, ansiedad, dolor de cabeza, dolor de espalda y unos cuantos kilos de más? Sí. De hecho, cada enfermedad común que la gente padece tiene como centro este estado inflamatorio, mejor conocido como inflamación (aprenderás más sobre la inflamación más adelante en este capítulo).

Para sanar, debemos observar primero la comida. Éste no es un concepto nuevo, sino un acercamiento hacia los síntomas innecesarios y frustrantes, probado por el tiempo y las investigaciones.

La nueva vieja medicina

Antes de la introducción de los medicamentos, los doctores, maestros, curanderos y mujeres sabias de todos los rincones de la tierra sabían que los alimentos provocaban una respuesta del cuerpo. Ellos sabían que ciertos alimentos provocaban mucosidad, mientras que otros la despejaban. Ellos sabían que había alimentos específicos que evitar cuando te sintieras ansioso, y otros que comer para calmarte. Y lo más importante, sabían que cada persona reaccionaba diferente a todos los alimentos.

Incluso el padre de la medicina, Hipócrates, dijo su famosa frase: "Deja que el alimento sea la medicina". Sin embargo, te será difícil encontrar un practicante de medicina moderna que te haga la pregunta más básica: ¿qué comes todos los días?

Me desconcierta que la acción más influyente que podemos hacer para mejorar nuestra salud suele ser ignorada por la medicina moderna. Podemos cambiar eso con la dieta de eliminación.

ESTUDIO DE CASO

Malinda vino a mi oficina con cambios de humor significativos y sintiéndose como si se estuviera "cayendo a pedazos". No podía calmarse ni descansar bien por las noches porque su ansiedad era sorprendente. Tenía fibroma uterino y evacuaciones erráticas.

Como muchos de mis clientes, llegó recomendada por un médico y tenía un historial médico muy extenso, el cual incluía una larga lista de síntomas, análisis de laboratorio y varios medicamentos. Contaba la historia de años de un significativo dolor físico y emocional. Malinda había visto a numerosos especialistas, pero ninguno la había podido ayudar.

Como parte de cada cita, yo hago lo que se llama un cuestionario de dieta, lo que significa que le hice preguntas sobre lo que comía y bebía a lo largo de un día normal. La conversación se dio más o menos así:

Yo: ¿Qué es lo primero que comes o bebes cuando despiertas en la mañana, y a qué hora?

Malinda: Pues, me levanto muy temprano y bebo un refresco alrededor de las 6:00 a.m.

Yo: ¿Y lo siguiente que comes o bebes?

Malinda: Alrededor de las 11:00 a.m. me tomo otro refresco y tal vez galletas saladas.

Yo: ¿Algo más?

Malinda: No.

Yo: ¿Y tu siguiente bebida o comida?

Malinda: Puede que beba un refresco y coma la mitad de una barra de chocolate alrededor de las 2:30 o las 3:00.

Yo: ¿Algo más después de eso?

Malinda: Sí. Muchas veces tomo otro refresco justo antes de cenar, alrededor de las 5:45, y tal vez otra galleta.

Yo: ¿Qué comes en la cena?

Malinda: Algunas veces como una pieza pequeña de pollo y un poco de ensalada. Otras veces me como la mitad de un paquete de galletas saladas o la otra mitad de mi barra de chocolate con otro refresco.

Yo: ¿Algo más después de eso?

Malinda: Quizá una pieza pequeña de chocolate y un refresco. Eso es todo.

Yo: ¿Ése es un día típico para ti?

Malinda: Sí. Como más o menos lo mismo casi todos los días.
Yo: ¿Cuánto tiempo llevas comiendo esto mismo?
Malinda: Muchos años.

Durante años, Malinda había estado sufriendo, y durante años ninguna persona le había preguntado qué estaba comiendo.

Es momento de que veamos la dieta como la raíz de la salud y el bienestar de nuestra sociedad. Y no hay mejor herramienta para examinar el efecto de nuestra dieta en nuestra salud que la dieta de eliminación. Los alergólogos han estado usando dietas de eliminación desde hace siglos para determinar qué alimentos dañinos estaban causando severas condiciones respiratorias y dérmicas. Más recientemente, los doctores de medicina funcional reconocieron que tienen un papel mucho más amplio en el cuidado de la salud. El éxito que están reportando al tratar desórdenes autoinmunes, problemas intestinales y otras condiciones crónicas de salud está ayudando a que la dieta finalmente se reconozca en el campo de la medicina convencional.

Yo he aplicado este programa de dieta en mi propia práctica durante 10 años para ayudar a la gente con largas listas de síntomas. Nunca he visto nada que produzca cambios más grandes ni más profundos en la vida de las personas. Lo que es más importante, los cambios suceden rápido: si no dentro de los primeros días, entonces dentro de las primeras semanas. Algunos artículos de investigación reflejan que otros han visto estos mismos resultados rápidos.

El estudio sobre la migraña al que hice referencia antes, publicado en *The Lancet*, registró que los dolores de cabeza desaparecieron dentro de los primeros cinco días en la mayoría de los casos. La investigación previamente mencionada del doctor J. C. Breneman reveló que la molestia relacionada con la enfermedad de vesícula biliar mejoró entre tres y cinco días después de empezar una dieta de eliminación. En "The Effect of Diet in Rheumatoid Arthritis", publicado en *Clinical and Experimental Allergy,* los síntomas de artritis reumatoide mejoraron después de eliminar los alimentos irritantes.

En mi práctica de nutrición clínica, más de 80% de la gente que empieza una dieta de eliminación se siente mejor. Entre tres y cinco días después, muchos sienten alivio de síntomas con los que han lidiado durante décadas. Entre 12 y 14 días después, sienten que tienen un nuevo aliciente en la vida. Por una inversión de tiempo pequeña, puedes obtener una vida en un nivel de bienestar completamente nuevo. ¿Es tu turno de sentirte mejor?

Los beneficios de la dieta de eliminación

Dado que fui entrenado en medicina funcional, la dieta que comparto en este libro está muy relacionada con la dieta recomendada por el Instituto de Medicina Funcional. Después de revisar cientos de artículos y tener la retroalimentación de miles de participantes, esta dieta actualizada se diseñó para ayudar a la mayor cantidad de gente que sufre de una gran variedad de desórdenes.

Consulté textos tanto antiguos como modernos, entrevisté a expertos de la industria y leí incontables artículos científicos para determinar qué alimentos se sacarían y qué alimentos se incluirían en el programa de este libro.

Tal vez lo más importante de todo sean los resultados drásticos de toda la gente que la ha hecho antes que tú. Estos individuos allanaron el camino para estar mejor rápidamente y experimentaron los increíbles beneficios de seguir la dieta de eliminación. Exploremos estos beneficios reales un poco más y veamos lo que la gente tiene que decir sobre su experiencia.

Los ocho beneficios de la dieta de eliminación

Beneficio 1: una mente despejada

Los síntomas o condiciones eliminados o reducidos:

- Pensamiento nublado
- Problemas de memoria de corto plazo
- Ansiedad e hiperactividad
- Síntomas de depresión

En sus propias palabras:

- "¡Siento que la niebla se levantó!"
- "Ya no se me pierden las llaves."
- "Nuestro hijo pasó de rebotar contra las paredes a jugar tranquilamente."
- "En realidad ya me quiero levantar de la cama."

Beneficio 2: un intestino tranquilo

Los síntomas o condiciones eliminados o reducidos:

- Gases e inflamación
- Reflujo (enfermedad de reflujo gastroesofágico, o ERGE)
- Diarrea y constipación
- Cólicos y dolor

En sus propias palabras:

- "¡Estos pantalones sí me quedan después de todo! Estaba aflojando tanto mi cinturón después de comer que en realidad empezaba a dudar."

- "Mi esposa le agradece muchísimo haberme puesto en esta dieta."
- "No tenía idea de que seis o más evacuaciones al día no fueran normales."
- "No tenía idea de que dos evacuaciones a la semana no fueran normales."
- "Quedarme sentado en mi escritorio durante más de una hora sin tener que correr al baño probablemente salvó mi trabajo."
- "Ya no siento cuchillos en mi estómago después de comer."

Beneficio 3: sin dolor

Los síntomas o condiciones eliminados o reducidos:

- Dolor de espalda
- Artritis
- Calambres en las piernas
- Túnel carpiano

En sus propias palabras:

- "No lo puedo creer. Los doctores dijeron que lo padecería por el resto de mi vida."
- "No sólo se ha ido mi dolor de espalda, sino que me puedo mover con más libertad ahora."
- "¿Cómo es que la comida cambia mi túnel carpiano? ¡Creí que ése era un desorden por un movimiento repetido!"

ESTUDIO DE CASO

Marian, una maestra muy ocupada de 58 años de edad, de California, me llamó quejándose de un constante dolor de artritis. Había estado sintiendo este dolor durante más de ocho años y había escuchado que los cambios en su dieta podían ayudarla.

Sus otras condiciones también incluían síndrome de túnel carpiano, dedo en gatillo, evacuaciones sueltas frecuentes y fatiga. Después de nuestra consulta por teléfono, sospeché que sus síntomas indicaban una sensibilidad potencial a los alimentos con gluten. Le recomendé a Marian que intentara eliminar el gluten. Después de dos semanas de su cambio de dieta, sus síntomas y el dolor habían disminuido considerablemente, sus evacuaciones se habían normalizado y se sintió con más energía. Cuando sigue una dieta libre de gluten se libera del dolor, y dice que se siente 20 años más joven.

Beneficio 4: sin dolor de cabeza

Los síntomas o condiciones eliminados o reducidos:

- Dolores de cabeza
- Migrañas

En sus propias palabras:

- "Pasé de tener dos o cuatro dolores de cabeza a la semana, a ninguno, ¡y sólo tomó cinco días!"
- "Mis migrañas están completamente controladas con baños de Epsom y la eliminación de ciertos alimentos."

ESTUDIO DE CASO

Jeremy era un niño de 10 años al que le estaban robando la niñez. En lugar de ir a la escuela y jugar con sus amigos cada día, estaba sufriendo de migrañas debilitantes una o dos veces a la semana. Los dolores de cabeza marcaban un 9 de 10 en la escala de dolor, y algunos eran tan intensos que terminaba en el hospital. La única forma en la que podía calmar los ataques era estar acostado en un cuarto completamente oscuro, con lentes oscuros puestos y tomar diferentes suplementos y medicamentos, como vitamina B2, magnesio, Tylenol, Advil, rizatriptán, Intuniv y Depakote. Junto con el dolor de cabeza, tenía dolores estomacales y su estado de ánimo era tan malo que tuvo que ver a un psiquiatra después de que un ataque lo llevó a la sala de emergencias. Como con todos los otros casos de migraña, supe exactamente qué hacer: le sugerí a la mamá de Jeremy que cambiara su dieta inmediatamente y empezara a tomar baños con sales de Epsom. Le di una lista de los principales 11 alimentos inductores de migrañas —gluten, lácteos, huevos, levadura, maíz, azúcar, cítricos, té, café, chocolate y carne roja— y le pedí que comprara sólo alimentos orgánicos.

Sólo tres días después recibí un correo de la mamá de Jeremy preguntándome: "¿Es posible que ya veamos resultados? ¡Mi hijo me acaba de decir que su dolor de cabeza bajó de un nueve a siete u ocho, y su estómago a un siete! ¡Éste es el primer respiro que ha tenido en semanas!"

Al sustituir la leche y el jugo de frutas, los hot cakes y el jarabe, así como la pizza y la leche con chocolate con sopa de pollo casera, col rizada salteada y licuados, su dolor empezó a disminuir. Su nivel de energía aumentó y su mamá dijo que estaba más contento. Después de cinco días, el dolor se había ido. Después de siete días, su estado de ánimo mejoró tremendamente. Al octavo día, sin embargo, Jeremy comió unas nueces garapiñadas que encontró guardadas en algún lado y su mal humor volvió para vengarse. Pero con unos días de volver a la dieta, se sentía de maravilla. Jeremy ahora tiene el control de su estado de ánimo y de sus migrañas con cada bocado que come.

Beneficio 5: respirar mejor

Los síntomas o condiciones eliminados o reducidos:

- Asma
- Rinitis crónica
- Congestión nasal
- Secreción nasal
- Infecciones nasales recurrentes

En sus propias palabras:

- "Empezaba a pensar que esta secreción nasal constante era genética."
- "No he tenido una sola infección nasal desde que encontré mis sensibilidades alimentarias."
- "El asma de mi hija puede prenderse y apagarse con los alimentos."

ESTUDIO DE CASO

Joan estaba buscando soluciones para su hija de dos años, Katie, quien tenía asma severo. La prueba de escarificación de su médico identificó que Katie tenía múltiples alergias aerotransportadas, incluyendo al polvo, al moho y al polen. La niña también mostraba problemas de comportamiento, tenía ojeras y sufría de infecciones nasales recurrentes. Después de unas cuantas visitas a la sala de emergencias por ataques severos de asma, la familia de Katie hizo todo lo que pudo para eliminar los alergénicos aeróbicos de su casa: quitaron todas las alfombras y las reemplazaron con pisos de madera, repintaron las paredes y cubrieron todos los colchones y las almohadas con sábanas hipoalergénicas. Incluso después de hacer esto, los síntomas de Katie no cambiaron. Le sugerí a Joan que los síntomas de Katie podían estar asociados con una sensibilidad a los lácteos. Ella se resistió a esta idea porque el queso era el alimento favorito de su hija, ¿cómo le iba a quitar a Katie el alimento que más se le antojaba? Pero yo creía que a Katie le estaban quitando su salud. Después de unas consultas más y un paseo por las tiendas naturistas, Joan sintió que tenía suficientes opciones de alimentos sin lácteos para su hija. Después de dos semanas de comer libre de lácteos, los ataques de asma se detuvieron y las fosas nasales de Katie empezaron a drenarse; tardó más de tres días para que estuvieran completamente despejadas. Por primera vez desde que Joan podía recordar, Katie podía respirar libremente por su nariz. Y mientras Katie se mantuviera libre de lácteos, sus fosas nasales seguirían despejadas y su asma ausente. Por algunas molestias intestinales

---

posteriores, Joan puso a Katie en una dieta libre de gluten y éstas desaparecieron también.

Beneficio 6: piel más clara

Los síntomas o condiciones eliminados o reducidos:

- Acné
- Eczema
- Dermatitis atópica
- Psoriasis
- Erupciones

En sus propias palabras:

- "He probado cremas y medicamentos, pero nada hacía que esta erupción se fuera. ¿Quién hubiera pensado que era la comida?"
- "Mi piel se puso menos roja al principio y luego empezó a sanar. En tres semanas se veía mejor de lo que se ha visto en años."

LO QUE LA CIENCIA DEMUESTRA

En Corea, 50.7% de los pacientes con dermatitis atópica tenían alergias alimentarias. Encontraron que 95% de las reacciones alérgicas eran no mediadas por IgE, lo que significa que tenían reacciones que no aparecerían normalmente en pruebas convencionales de alergénicos. Las reacciones alimentarias más comunes fueron:

- Huevos: 21.6 por ciento
- Leche: 20.9 por ciento
- Trigo: 11.8 por ciento
- Soya: 11.7 por ciento

Beneficio 7: aumento de energía

Los síntomas o condiciones eliminados o reducidos:

- Fatiga crónica
- Fatiga moderada o poca energía
- Debilidad muscular
- Insomnio

En sus propias palabras:

- "Antes de la dieta de eliminación me sentía como si caminara entre melaza todo el tiempo."
- "Honestamente, creo que he estado viviendo como sonámbulo los últimos 10 años."
- "¿Así que así es como debe ser la vida? ¡Ahora me encanta salir de la cama!"

En caso de que se te pasara, vuelve a la página 23 para leer sobre la increíble recuperación de Sally de su fatiga crónica (y muchas otras condiciones).

Beneficio 8: control de peso

Los síntomas o condiciones eliminados o reducidos:

- Resistencia a la pérdida de peso
- Problemas para subir de peso

En sus propias palabras:

- Sobrepeso: "Reducir mis calorías no funcionó. Quitar los carbohidratos no funcionó. Quitar mis reacciones alimentarias eliminó mis kilos más rápido de lo que creí posible."

• Peso bajo: "Sin importar cuánto comía cuando mi intestino estaba irritado, seguía perdiendo kilos. Cuando como los alimentos correctos, puedo incluso comer menos y mantener un peso sano."

Un plan para hacerte sentir mejor

Colocar la alimentación en el centro de tus cuidados de salud es sorprendentemente extraño para muchos. Evitar muchos de los alimentos que estás acostumbrado a comer es todavía más extraño. Toda nueva estrategia necesita un plan, un mapa con el que navegar por el cambio. Eso es este libro, una guía para mostrarte por qué necesitas una dieta de eliminación, lo que es y cómo hacerla.

Aprenderás a realizar un simple experimento de quitar alimentos, ver cómo tus síntomas desaparecen y luego añadir los alimentos de nuevo para determinar cuáles pueden estar contribuyendo a tu molestia. Este acercamiento te ofrece la mejor personalización de una dieta; como un vestido o un pantalón hechos a la medida, la dieta con la que termines será ideal para tu cuerpo y se adaptará a tus necesidades personales únicas.

Además de quitar algunos de los alimentos irritantes más comunes, también trabajaremos en aumentar la cantidad de alimentos sanos y beneficiosos en tu dieta. Éstos ayudarán a reparar y nutrir tus células cansadas. Tener células rejuvenecidas mejorará tu metabolismo, tu nivel de energía, tu digestión y tu apariencia.

Si eres como algunos de mis clientes, has estado intentado llegar al fondo de tus síntomas durante años, incluso décadas. Yo entiendo la incomodidad y la frustración que viene con la falta de respuestas, y estoy aquí para guiarte a través de este proceso curativo.

Lo más importante es que quiero que puedas deshacerte de ese dolor de articulaciones, de los problemas digestivos, los persistentes kilos de más, los dolores de cabeza, el mal humor, las erupciones, la irritación en la piel, la poca energía, etc. Una vez que éstos desaparezcan, puede que seas capaz de dejar de tomar ciertos medicamentos que no estén funcionándote y posiblemente te estén haciendo sentir peor.

El primer paso es dirigir tu atención a los alimentos, pero no en la típica forma que esperarías de una dieta. Mientras exploras este programa, quiero que empieces a crear una nueva conciencia sobre cómo te hacen sentir los alimentos. Empieza por observar realmente tus comidas y notar tus síntomas. Si la comida es el sospechoso más probable en la irritación de tu cuerpo y contribuye a tus síntomas, es tiempo de poner atención a los alimentos que comes y al impacto que tienen en tu salud.

Se te pedirá que pienses en los alimentos que comes de una forma completamente diferente. Cada bocado que des puede significar un paso hacia la libertad de tu sufrimiento o un paso hacia atrás, hacia tu dolor. Esto requerirá cierto compromiso y tiempo de tu parte, ¡pero valdrá tanto la pena cuando ya tengas una dieta personalizada y estés libre de los problemas que te están acosando!

Los alimentos que comes: el problema y la solución

La comida es algo muy poderoso. Puede ser tanto el veneno que programa tu cuerpo para las molestias y la enfermedad, como el remedio que rejuvenece tus células y tus sistemas corporales. Puede ser el instigador de dolor y enfermedad, o la cura para ambos.

Cuando comes alimentos procesados, aditivos alimentarios, químicos, endulzantes artificiales, jarabe de maíz alto en fructosa y otros alimentos inflamatorios, puedes crear un ambiente tóxico, irritado. Estos alimentos y sustancias inflaman el tracto intestinal, el cual empieza a hervir a fuego lento como una cama de carbón encendido. Mientras sigues comiendo los mismos alimentos, el fuego se esparce por todo el cuerpo, y entonces tienes una inflamación sistémica. Este tipo de inflamación está vinculada a alergias, enfermedad cardiaca, diabetes tipo 2, presión arterial alta, apnea de sueño e incluso depresión.

LA COMIDA Y EL ESTADO DE ÁNIMO

Un estudio de 2010, publicado en el *Scandinavian Journal of Gastroenterology*, encontró que la gente que tenía reacciones a los alimentos con gluten, como el trigo, la cebada y el centeno, tenía el doble de posibilidades de padecer depresión que las personas que no reaccionaban a estos alimentos.

Pero la dieta de eliminación no es un programa anticomida, al contrario. Mientras realizas este simple experimento, estarás comiendo muchos otros alimentos que son increíblemente sanos, ¡por no decir deliciosos! Estos alimentos son ricos en antioxidantes, vitaminas y minerales. Están llenos de maravillosas propiedades antiinflamatorias que ayudan al cuerpo a desintoxicarse y sanar. Son los que reparan y nutren las células, mejorando la energía y el metabolismo, y maximizando la salud.

En la dieta de eliminación seguirás un plan que simplemente quita todos los alimentos irritantes y añade todos los alimentos sanos y nutritivos. Hacer este cambio en lo que comes todos los días producirá resultados tremendos. Puede aumentar la energía, provocar pérdida de peso, aliviar dolores, calmar el intestino y subir el ánimo. Y ésa es sólo la punta del iceberg.

A lo largo de nuestra vida vamos a llevar alrededor de 25 toneladas de partículas extrañas del mundo exterior a nuestra boca en forma de comida. Esta comida contendrá nutrientes esenciales que necesitamos para la salud, pero también contendrá bacterias, parásitos, proteínas alimentarias de formas curiosas y una horda de compuestos que pueden tener un efecto negativo en nuestro sistema.

Como resultado, es probable que algunos de los alimentos que estás comiendo actualmente estén irritando tu intestino. Como aprenderás más adelante en este libro, cuando irritas tu intestino, irritas todo tu sistema. Debes calmar tu intestino antes de que te puedas sentir mejor, y para hacerlo, deberás quitar todos los alimentos potencialmente irritantes, sobre los que aprenderás en el capítulo 3.

La forma como puedes reaccionar mal a los alimentos

Cada vez que das un bocado a la comida, tu cuerpo tiene una reacción. Muchas de estas reacciones son normales y esenciales; por ejemplo, necesitas que los alimentos den la señal para liberar enzimas y otros químicos para que se dé el proceso digestivo. Pero hay otro tipo de reacciones que pueden ocurrir y que no son tan productivas; de hecho, pueden ser realmente destructivas.

Veremos estas reacciones en dos categorías: alergias alimentarias e intolerancias alimentarias. Es probable que hayas escuchado de alergias alimentarias o te hayan afectado personalmente. Aunque históricamente han sido raras, se están volviendo más comunes, especialmente en niños pequeños.

La intolerancia alimentaria es menos conocida, pero es un concepto que probablemente escuches mucho en años venideros. Esta última reacción usualmente crea una molestia más sutil, lenta, que lleva a síntomas crónicos. Vamos a explorarlas un poco más a fondo.

Alergia alimentaria

Todas las respuestas alérgicas son resultado de algo que dispara directamente el sistema inmunitario. Si tienes una *alergia alimentaria*, tus células inmunitarias han reconocido una porción particular de comida como dañina y han producido un anticuerpo específico para combatir ese alimento. Un anticuerpo, conocido también como inmunoglobulina, es una proteína que ayudará a neutralizar un alergénico directamente o enviará la señal de ayuda al resto del sistema inmunitario. El anticuerpo comúnmente asociado con las alergias se conoce como un anticuerpo inmunoglobulina E (IgE).

Una vez que el cuerpo ha identificado un alergénico alimentario, las células inmunitarias producen anticuerpos IgE cada vez que lo comes. Los anticuerpos se adherirán al alimento alergénico y también a las células inmunitarias en el área, causando enrojecimiento, hinchazón, calor, dolor y comezón. Dado que la mayoría de tus células inmunitarias están en el intestino, también puede haber problemas digestivos por la reacción.

Las reacciones alérgicas pueden ser inmediatas o desarrollarse durante algunas horas, y crear síntomas como:

- Hinchazón de la cara, la lengua, la garganta y los labios
- Jadeos y dificultad para respirar
- Enrojecimiento de la piel y comezón, muchas veces con erupciones
- Vómito y diarrea

Cuando son severas, estas reacciones pueden poner en riesgo la vida. Aun cuando las típicas reacciones alergénicas IgE son sólo una pequeña fracción de las reacciones alimentarias, han aumentado durante las últimas dos décadas. Un estudio de 2013, realizado por los Centros de Control de Enfermedades (CDC, por sus siglas en inglés) de Estados Unidos, mostró que las alergias alimentarias han aumentado 50% de 1997 a 2011. De acuerdo con un artículo de 2010, publicado en el *Journal of Allergy and Clinical Immunology*, hubo un aumento de 300% en alergias a cacahuates de 1997 a 2008. Más de la mitad de la población de Estados Unidos resultó positiva a por lo menos un alergénico; sin embargo, pocos han podido señalar la fuente de sus síntomas.

El 90% de todas las alergias alimentarias IgE en Estados Unidos puede atribuirse a ocho grupos de alimentos: leche, huevos, pescado, mariscos, trigo, soya, cacahuates y nueces. Muchos de estos mismos alimentos pueden causar reacciones alimentarias no relacionadas con IgE, y éstas son mucho más comunes.

Más allá de las típicas alergias IgE, hay muchas otras respuestas inmunitarias posibles provocadas por alimentos. Tus células inmunitarias pueden producir otros tipos de anticuerpos, como IgG, IgM e IgA. Estas reacciones algunas veces se conocen como alergias alimentarias no relacionadas con IgE, o se catalogan como "sensibilidades" alimentarias.

Aunque este tipo de reacciones no está tan bien estudiado o comprendido como las reacciones IgE, es una causa mucho más común de las reacciones alimentarias, y es posible que sea una fuente oculta de tus síntomas. La clave en todas estas "reacciones alérgicas" es que las proteínas de la comida están estimulando una respuesta inmunitaria de tus células.

Para analizar las alergias IgE, un médico puede sugerir una prueba de escarificación y una prueba de radioalergosorbencia (RAST), pero éstas no garantizan que identifiquen la fuente de tus síntomas. Estas pruebas son famosas por no ser enteramente precisas para reacciones IgE, y no están diseñadas para captar reacciones de no IgE.

Las pruebas que sí están diseñadas para reacciones alimentarias de no IgE no siempre son confiables para todas las personas. En mi consultorio he visto paneles alimentarios IgG o análisis orales de reacciones alimentarias IgA que no captan algunas reacciones, mientras que dan un falso positivo a otras. Aunque son útiles para captar algunas reacciones sensibles que las pruebas de IgE no captan, yo no considero los resultados de estas pruebas definitivos para reacciones alimentarias.

La realidad es que las pruebas de laboratorio son imperfectas; buscan una reacción específica a una proteína específica en los alimentos. Puesto que hay miles de químicos en los alimentos a los que uno puede reaccionar, es increíblemente difícil tener respuestas precisas. La forma más confiable de determinar si estás teniendo reacciones negativas a los alimentos es seguir una dieta de eliminación.

> **LO QUE LA DIETA DE ELIMINACIÓN NO ATIENDE**
>
> Ahora, quiero que tengas en mente que ésta no es una dieta de eliminación de alergias IgE promovida por alergólogos. Aunque este programa sí elimina siete de los principales ocho alergénicos IgE (leche, huevos, cacahuates, nueces, soya, trigo, crustáceos), esta dieta todavía incluye pescados y algunos mariscos, y no está diseñada para diagnosticar o tratar reacciones IgE.
>
> Asimismo, el programa que encontrarás aquí se basa en comer alimentos enteros, orgánicos y es por tanto bajo en aditivos, endulzantes, colorantes y conservadores que puedan causar reacciones de ansiedad en niños. Sin embargo, ésta no es lo que se conoce como dieta libre de fenoles y salicilatos, que muchas veces se recomienda a los niños con trastorno de déficit de atención e hiperactividad (TDAH) o los que están en el espectro de autismo.

Intolerancia alimentaria

Una intolerancia alimentaria suele ser una reacción alimentaria retrasada o no detectada. No involucra directamente que el sistema inmunitario secrete anticuerpos, pero puede causar que las células inmunitarias se activen indirectamente.

Las intolerancias suelen deberse a que el cuerpo no es capaz de procesar un componente de un alimento en particular. Por ejemplo, una de las intolerancias más comunes es a la lactosa, la cual se presenta cuando una persona no tiene las cantidades adecuadas de la enzima lactasa. Necesitas lactasa, la cual se produce en la superficie de tus células intestinales para descomponer la lactosa, un azúcar encontrado en la leche. Entre 60 y 75% de la población mundial no tiene suficiente lactasa después de los cuatro años de edad para digerir adecuadamente la lactosa que se encuentra en muchos productos de leche. Como resultado, mucha de esta gente padecerá intolerancia a la lactosa.

Cuando no puedes procesar un cierto tipo de alimento, es indicativo de que te falta la enzima, el nutriente o el organismo necesario para digerir adecuadamente o metabolizar una sustancia. Esto significa que cada vez que comes este alimento, más partículas sin digerir se acumulan en el cuerpo, alimentando organismos que viven en tu tracto digestivo, como bacterias y hongos, lo cual producirá efectos dañinos.

La mayoría de las personas son intolerantes al menos a un alimento, y muchas otras reaccionan mal a múltiples alimentos. Sin saberlo, puede que seas intolerante a un alimento que comes todos los días. ¿Alguna vez te has detenido a pensar qué está detrás de tus síntomas de inflamación, calambres, constipación, diarrea, migraña, problemas de la piel o dolor de articulaciones? Muchos de estos síntomas se presentarán poco después de que comas un alimento al que eres intolerante, o puede que no se noten hasta después de un par de días.

¿Cómo saber si tienes una intolerancia alimentaria? Veamos de nuevo la intolerancia a la lactosa. Si eres intolerante a la lactosa, entre 30 minutos y dos horas después de haber comido productos lácteos que contengan lactosa (por ejemplo, leche, helado, queso), puedes experimentar síntomas de gases, inflamación, náuseas, calambres y diarrea. Estos síntomas son el resultado de microbios residentes que usurpan la digestión porque el cuerpo no puede hacerlo por sí mismo. Mientras estos microbios comen/descomponen estos azúcares de la leche, liberan gases que pueden causar que te inflames y te sientas miserable. Si has consumido lactosa en grandes cantidades, el cuerpo envía una señal de liberación de fluidos para sacar del intestino la sustancia sin digerir, lo que tú experimentarás como más inflamación y calambres, y después como diarrea.

Éste es sólo un ejemplo de cómo el cuerpo de una persona puede no tolerar un alimento en particular. Las intolerancias a otras sustancias alimenticias, como los aminoácidos encontrados en los alimentos fermentados, los fenoles en los aditivos alimentarios y las moras, la fructosa de las frutas y el jarabe de maíz de alta fructosa, y el glutamato de alimentos con glutamato monosódico o que son altos en proteína, están aumentando.

Los síntomas de las intolerancias alimentarias pueden variar:

- Pensamiento nublado
- Problemas de ánimo (ansiedad, depresión)
- Problemas intestinales (gases, náuseas, inflamación, cólicos, diarrea, constipación)
- Problemas nasales y pulmonares (asma, sinusitis, otitis media, bronquitis, secreción nasal)
- Dolores de cabeza
- Aumento de peso inesperado
- Poca energía
- Insomnio
- Desórdenes de la piel
- Dolor de articulaciones y muscular

La mayoría de las pruebas de laboratorio no incluyen intolerancias alimentarias en lo absoluto. La gente suele llegar a mi consultorio con resultados extensos de análisis y decir que está confundida. Sus pruebas dicen que *no* deberían estar reaccionando a cosas como el maíz, la soya, el gluten o el ajonjolí, y sin embargo experimentan erupciones, dolores de cabeza o molestias estomacales después de consumirlos. Incluso clientes con enfermedad celiaca, una enfermedad autoinmune provocada por una alergia al gluten, han salido negativos en los paneles de alimentos IgG, a pesar de que sus reacciones al gluten son claras y severas.

Los análisis de laboratorio pueden revelar un falso positivo o una fuente incorrecta de la reacción. Una vez tuve varios clientes que salieron positivos para espárragos de un laboratorio en particular, lo que parecía sospechoso. Después descubrimos que había un error en el análisis mismo. Después de años de experiencia clínica, siempre cuestiono los resultados de laboratorio y asumo que hay un margen para el error. Es por eso que siempre recomiendo la dieta de eliminación como el primer paso.

LA CONEXIÓN ENTRE EL CEREBRO Y EL INTESTINO

¿Alguna vez has comido algo y sentido después dolor de cabeza? ¿O una comida te ha dejado sintiéndote ansioso? Lo que sientes en tu cabeza algunas veces puede empezar en el intestino. Las terminaciones nerviosas en las paredes intestinales llegan directamente al cerebro; esta conexión permite que partículas de alimentos, bacterias o químicos en el intestino causen un cambio en el comportamiento y el estado de ánimo. La gente que tiene problemas para descomponer sustancias alimentarias como aminoácidos y glutamatos (piensa en el glutamato monosódico, comúnmente conocido como GMS) puede también experimentar efectos secundarios cuando éstas se acumulan en el cuerpo. Los aminoácidos pueden constreñir vasos sanguíneos y llevar a dolores de cabeza, mientras que los glutamatos pueden sobreexcitar el cerebro, provocando sentimientos de ansiedad.

La retorcida relación enfermiza entre la inflamación y la intolerancia alimentaria

Es posible que tengas una reacción alimentaria cada día, o varias veces al día, sin que lo sepas. Tus síntomas pueden ser leves, moderados o severos, y tu motivación para determinar la causa de tus síntomas probablemente varía en consecuencia.

Para cuando llegan conmigo, muchos de mis clientes ya casi han perdido la esperanza y por lo general sienten una gran molestia; probarán cualquier cosa con tal de sentir alivio. Si tú no estás en ese punto todavía, agradécelo; pero debes saber que es peligroso dejar que más síntomas sutiles pasen sin detección ni tratamiento. Son una señal de un fuego interno lento, que tranquila (o no tan tranquila) y crónicamente está dañando e irritando tus células. Este fuego permanente es lo que se llama inflamación.

La inflamación es parte de la respuesta inmunitaria de tu cuerpo a cualquier cosa señalada como dañina o irritante. Tú quieres que esto suceda cuando te golpeas la espinilla en la mesa de la sala, pues las proteínas inflamatorias ayudarán a los tejidos a sanar y repararse. No quieres que suceda en un estado crónico.

Cuando está presente una inflamación crónica de bajo grado, incluso sustancias inofensivas, como partículas de alimentos, bacterias beneficiosas y las células de tus propios tejidos, pueden volverse blancos. No es normal que tu cuerpo ataque las células de tu tiroides (enfermedad de Hashimoto), de tu páncreas (diabetes tipo 1) o tus articulaciones (artritis reumatoide), y éstas son sólo algunas de las condiciones asociadas con la inflamación crónica. Los químicos inflamatorios también pueden llevar a una acumulación de placa en las arterias (arterosclerosis), presión arterial alta, apnea de sueño e incluso depresión.

Un estudio de 2008, publicado en *Experimental Clinical Endocrinology and Diabetes*, exploró la conexión entre las reacciones alimentarias y la inflamación. Los investigadores descubrieron que los niños con sobrepeso eran dos y media veces más propensos a tener reacciones alimentarias que sus contrapartes con peso normal. También tenían niveles elevados de inflamación, instigada por reacciones alimentarias, y tres veces mayor grosor de las paredes arteriales, una causa de enfermedad cardiaca. Los autores resumieron sus hallazgos al decir que las reacciones inmunitarias a los alimentos probablemente "están involucradas en el desarrollo de la obesidad y la arterosclerosis".

La intolerancia alimentaria y la inflamación tienen una relación íntima y complicada; una puede provocar la otra. Cuando tienes una intolerancia alimentaria sin detectar y sin tratar, la irritación crecerá hasta el grado de crear inflamación crónica. Por otro lado, si la inflamación está presente por otros irritantes, como las toxinas del medio ambiente y los alimentos procesados, puedes ser más propenso a desarrollar intolerancia alimentaria.

En cualquier caso, tu sistema inmunitario y tu tracto intestinal son puntos focales de malestar. Cuando la inflamación es permanente, habrá una presencia continua de químicos inflamatorios. Cuando esto sucede en el intestino —donde reside 70% de las células inmunitarias—, puede dañar la barrera intestinal y llevar a un intestino permeable, una condición sobre la que leerás más en la página 72.

Otras causas de inflamación en tu vida

La inflamación sucede cada vez que tu sistema inmunitario tiene que pelear contra los irritantes que entran al cuerpo, y las partículas de alimentos poco tolerados no son los únicos irritantes comunes que encontramos.

Algunos de los irritantes cotidianos que causan una respuesta inflamatoria son:

- Bacterias malas en nuestra comida, agua y aire
- Toxinas del ambiente (pesticidas, PCB y dioxinas)
- Alérgenos no alimentarios (volutas de polvo, polen, caspa)
- Alimentos procesados (azúcar, grasas trans, aditivos alimentarios)
- Estrés

Nuestro margen de exposición actual a muchos de estos detonantes está fuera de control (entraré en más detalle sobre esto en el capítulo 4). Una persona común consume 69 kilos de azúcar al año y está expuesta constantemente a más de 10 000 químicos utilizados como aditivos en los alimentos. Más de 35 000 *millones* de kilos de químicos se producen o se importan diariamente, y ese número ni siquiera incluye pesticidas, aditivos alimentarios, combustibles y medicamentos.

En la era moderna hay una alta probabilidad de que estés sufriendo ataques diarios a tu sistema inmunitario que puedan crear un estado inflamatorio duradero. Ya sea que estés consciente de ello o no, tu cuerpo responde. Él se expresa por medio de síntomas, es su forma de decir que algo está desbalanceado. Para acallar los síntomas, debes quitar los irritantes. Con la dieta de eliminación empezamos con la fuente más probable: la comida.

Cómo funciona la dieta de eliminación

Con la dieta de eliminación, nuestra meta es usar los alimentos para calmar la inflamación y restaurar el equilibrio del cuerpo. Logramos esto con un plan de tres fases que se ha mejorado y actualizado con el paso de los años, a partir de los resultados de clientes e investigaciones adicionales. La primera fase es de desintoxicación, la segunda incluirá equilibrar alimentos neutrales (eliminación) y la tercera será cuando añadas nuevamente alimentos reactivos (reintroducción). Éstos son algunos detalles de las fases:

Desintoxicación. La fase de desintoxicación empezará a calmar el sistema inmunitario y a despejar el intestino. Esta fase consiste en sólo jugos de verduras frescos, licuados verdes y puré de verduras cocidas en caldo.

Eliminación. La fase de eliminación es una dieta base que consiste en alimentos antiinflamatorios que normalmente no causan una respuesta inmunitaria en la mayoría de las personas.

Durante esta fase quitarás los alimentos procesados y potencialmente irritantes de tu dieta. A lo largo de 10 años de experiencia y la revisión de cientos de artículos de investigación, agrupé una lista específica de alimentos que probablemente pueden irritar tu cuerpo más que otros. El gluten y los lácteos han demostrado repetidamente estar entre las sustancias más dañinas e irritantes, pero también eliminaremos los otros alimentos detonantes, incluyendo:

- Huevos
- Levadura
- Maíz
- Azúcar
- Cítricos
- Café
- Chocolate
- Carne de res
- Carne de cerdo
- Frutos secos (nueces)
- Cacahuates

Para sustituir estos alimentos, estarás llenando tu plato con alimentos llenos de químicos beneficiosos y compuestos relajantes. Estos alimentos te ayudarán a reparar tus células dañadas y curar tu intestino.

Reintroducción. Aquí es donde los alimentos se reintroducen nuevamente, uno por uno, para ver si tienes una reacción. Llevar un diario de la dieta será especialmente importante para esta fase mientras identificamos tus respuestas específicas a los alimentos. Una vez que tus gases, náuseas, inflamación, problemas de la piel, molestias, dolores de cabeza o fatiga se vayan, puedes añadir alimentos potencialmente irritantes de nuevo, uno a la vez, para ver cuáles disparan tus síntomas. Una vez que lo sepas, habrás encontrado el programa de dieta óptimo para tu cuerpo único y podrás experimentar un nivel completamente nuevo de salud.

LAS CALORÍAS NO CUENTAN

La mejor parte de la dieta de eliminación es que no está enfocada de ninguna manera en calorías. Estás comiendo para tener energía, para curarte y para tener una función metabólica prístina; puedes comer seguido y cuanto quieras de los alimentos orgánicos, enteros y antiinflamatorios. Las extensas listas de alimentos y los cientos de recetas ofrecidas en este libro asegurarán que tengas suficientes opciones ¡para llenar tu plato!

La gran mayoría de las personas que cruzan las puertas de mi oficina o me piden consulta por teléfono mejoran significativamente cuando siguen esta dieta de eliminación. A muchos les cambió la vida.

Experimentar una dieta a la medida

Hay una razón de que la dieta de eliminación sea tan poderosa y deba ser el primer paso que des hacia detener tus síntomas: ofrece la mejor personalización de una dieta. Es posible que hayas probado otras dietas sin éxito, pero ninguna de ellas estaba construida para mejorar tu sistema único.

Incluso si tienes una corazonada de lo que está contribuyendo a tu aumento de peso, tus dolores de articulaciones o tus síntomas de intestino irritable, no encontrarás una mejor forma de probarlo que con la dieta de eliminación. La mejor forma para descubrir lo que funciona bien para tu sistema es sacar los irritantes principales y ver cómo te sientes.

CAPÍTULO 2

El grandioso intestino

Este capítulo te enseñará cómo evaluar tu propia digestión y definir lo que tu intestino intenta decirte: aprenderás a escuchar a tu intestino (literalmente). Obtener una comprensión básica del proceso digestivo será una gran ventaja para ti mientras empiezas a vincular los alimentos que comes con los síntomas indeseables.

Cuando se da una digestión normal, estás absorbiendo los nutrientes que te dan vida de los alimentos, la inmunidad natural de tu cuerpo está en su máximo y los desechos y toxinas se filtran adecuadamente fuera del cuerpo. Es un sistema perfecto. Pero cuando las cosas van mal en esto, todo puede salir mal.

La digestión, el proceso de descomponer los alimentos de pedazos grandes en pedazos pequeños, te permitirá tener acceso a todos los nutrientes guardados en los alimentos que comes. Sucede principalmente en tu boca, cuando masticas y con las enzimas en tu saliva; en tu estómago, con los ácidos estomacales, y en tu intestino delgado, con bilis de tu vesícula biliar, enzimas digestivas de tu páncreas y enzimas digestivas de tus paredes intestinales.

Cuando tienes reacciones a los alimentos, estas mismas áreas donde se da la digestión pueden inflamarse y volverse disfuncionales. Esto puede aminorar e interferir con el proceso digestivo de tu comida. La comida sin digerir no puede pasar a tu cuerpo como nutrientes. Si no tienes acceso a los nutrientes de tu comida, tu cuerpo empezará a funcionar de manera diferente. Los procesos importantes para el metabolismo, la energía y la salud de células y tejidos, por nombrar algunos, se estancarán y no funcionarán adecuadamente. También tendrás que procesar los restos de alimentos no digeridos que ahora están en tu tracto intestinal. La limpieza de estos desechos suele ser la causa de síntomas indeseables, como gases, náuseas, inflamación, diarrea y constipación.

Setenta millones de personas en el mundo son acosadas por síntomas como éstos, y si estás leyendo este libro, me imagino que tú también. La buena noticia es que estos y otros síntomas mejorarán con la dieta de eliminación. Para comprender mejor tus síntomas y qué los causa, demos un recorrido por el proceso digestivo del intestino.

Toda la historia del tracto digestivo

¿Y qué es el tracto digestivo? Conocido también como el tracto gastrointestinal (GI), es el tubo largo y sinuoso que empieza en la boca y termina en el ano. La revista *Science* lo nombró "el tubo interno de la vida", lo que no podría ser más apropiado. Sin el tracto digestivo no podríamos alimentar las células del cuerpo y mantener los sistemas críticos funcionando.

La digestión o descomposición de los alimentos ocurre dentro de este tubo interno, el cual está sellado de otras partes del cuerpo. Esto es porque las partículas de alimentos y las enzimas y los ácidos que requiere el proceso de estas partículas serían mínimamente inservibles y máximamente tóxicos si llegaran a otras áreas del cuerpo (más sobre esto cuando lleguemos al problema del intestino irritable en la página 72).

Cuando comes, los alimentos deben ser transportados a lo largo del cuerpo en este orden: boca, esófago, estómago, intestino delgado, intestino grueso. Cada parte es responsable de una función distinta

esta increíble línea de ensamblado, desde la descom-
... de los alimentos hasta la eliminación final de los
...istema es todo menos un eliminador de basura com-
...oléculas; el tracto digestivo es un epicentro de comuni-
...anejo de nutrientes y funciones inmunitarias altamente
inteligente y eficiente.

La digestión entera puede tomar hasta 40 horas, dependiendo de
la composición de la comida —las proteínas, los carbohidratos, la
grasa y la fibra se descomponen de manera diferente— y de tu salud
digestiva individual. Veamos algo más de lo que sucede cuando comes un bocado.

En la boca

Todo empieza incluso antes de que el alimento toque tu boca, cuando ves y hueles los alimentos, y tu cuerpo se empieza a preparar para
la digestión. Una vez que la comida entra en tu boca, tus dientes harán la mayoría del trabajo duro al romper los alimentos en pedazos
más pequeños.

USA TUS DIENTES

En 2009 un grupo de investigadores del Departamento de Alimentos y Nutrición de la Universidad Purdue analizaron el número de veces que un alimento se mastica y su impacto en la
absorción de nutrientes. Querían saber si la cantidad de veces
que una almendra se mastica afectaría cuánto de ella absorbería
el cuerpo y usaría para energía. Compararon a personas que mas-
ticaban 10, 25 o 40 veces antes de tragar. Los resultados, publica-
dos en el *American Journal of Clinical Nutrition*, eran claros: entre
más se masticara (40), más energía se extraía para su uso. Entre
menos se masticara (10 o 25), más de los nutrientes de las almendras se descartaban como basura. No desperdicies energía,
¡mastica tu comida!

Unas pequeñas proteínas llamadas enzimas ayudarán en el proceso de masticado para descomponer los alimentos. Estas enzimas, muchas de las cuales se reconocen por el sufijo "-asa", son excelentes para cambiar la forma de cientos de miles de cosas. Nuestra comida es el mejor ejemplo. Usamos enzimas de nuestra boca para descomponer carbohidratos (amilasa salival) y darle un impulso a la digestión de grasa más adelante en el estómago (lipasa salival).

¿Qué puede salir mal?

Las partículas de alimentos que no se descomponen completamente en la boca pueden provocar gases, náuseas, inflamación, diarrea o constipación. También arriesgarás perderte de la valiosa nutrición si no dejas que tus dientes hagan bien su trabajo. Baja la velocidad y saborea tu comida, y le harás un gran favor a tu digestión y al resto de tu cuerpo.

En el estómago

Cuando la comida cae del esófago al estómago, cae en una alberca de ácidos gástricos. Estos ácidos descomponen los alimentos y destruyen las bacterias dañinas, los virus y los parásitos. ¡Sí quieres tener un ácido estomacal fuerte! El nivel de pH del ácido en el estómago de una persona sana es muy similar al del ácido de batería (1.7 aproximadamente). Si soltaras tu comida en ácido de batería, verías cómo se desintegra en un periodo relativamente corto de tiempo (no lo intentes en casa). Lo mismo sucede en tu estómago.

La descomposición ácida es esencial para que tengas acceso a todos los minerales, vitaminas, proteínas y otros nutrientes "atrapados" en los alimentos. El ácido también ayuda al cuerpo a absorber ciertos alimentos. Nutrientes importantes, como la vitamina B12, el hierro, los folatos (antes llamados ácido fólico) y el zinc se absorben mejor en un ambiente rico en ácido. Sin el ácido, las deficiencias de nutrientes son más comunes.

Cuando tus alimentos son digeridos apropiadamente por tu ácido estomacal, el estómago está tranquilo después de que comes. Hay menor probabilidad de que tengas inflamación, gases, eructos y reflujo.

¿Qué puede salir mal?

El término *indigestión* literalmente significa una falta de digestión. Muchas personas asumen que cuando tienen indigestión es porque tienen demasiado ácido en su estómago. Para sentirse mejor, pueden tomar medicamentos como Prilosec, Prevacid, Pepcid y Zantac, los cuales apagan la capacidad de producir ácido. Los médicos prescribirán medicamentos inhibidores de ácido, basándose en la suposición usual de que la mayoría de los casos de ERGE, inflamación, dolor estomacal o indigestión se deben a niveles altos de ácido en el estómago.

El problema es que lo que realmente sucede con muchas personas no es demasiado ácido estomacal, sino muy poco. De hecho, las investigaciones indican que sólo un tercio de las prescripciones de medicamentos inhibidores de ácido está justificado. Cuando mi amigo y colega, el doctor Adam Geiger, analizó el ácido estomacal de varios pacientes, encontró que tener mucho ácido estomacal era una condición prácticamente inexistente. Al usar la prueba de Heidelberg para medir la función del ácido estomacal analizó a 199 pacientes, cuyas edades variaban entre siete y 86 años (edad promedio de 54), que habían ido a verlo con indigestión, inflamación, diarrea, reflujo, constipación y otras cuestiones.

De los 199 pacientes analizados, ninguno tenía demasiado ácido estomacal. Cero. Sólo 21% tenía niveles normales de ácido estomacal, mientras que 79% tenía varios grados de insuficiencia de secreción de ácido estomacal. Sorprendentemente, 22% tenía una deficiencia severa. Aunque estos resultados no se han publicado, es muy posible que las personas estén recibiendo prescripciones para medicamentos que son contraproducentes.

De hecho, el uso continuado o excesivo de medicamentos inhibidores de ácido tiene algunos efectos secundarios potencialmente peligrosos. Pueden debilitar tu ácido estomacal tanto, que tenga la efectividad del vinagre común, literalmente. De acuerdo con un artículo del *Journal of Gastroenterology*, el pH promedio de una persona que sigue un tratamiento común inhibidor de ácido (omeprazol) será similar al del vinagre de mesa (pH de 5) después de cinco días de tomar el medicamento.

En esta situación, tienes el riesgo de deficiencias nutricionales e infecciones bacterianas. Las investigaciones, incluyendo el trabajo publicado por el doctor Joel J. Heidelbaugh en el *American Journal of Gastroenterology*, han identificado riesgos entre estos medicamentos y los niveles bajos de los minerales esenciales para los huesos, calcio y magnesio, y el nutriente cerebral esencial B12. También se han vinculado a un mayor riesgo de infección de una bacteria llamada *Clostridium difficile*, un bicho muy desagradable que causa diarrea.

Poco ácido estomacal crea un ambiente inefectivo para descomponer los alimentos. Si tus alimentos no se descomponen adecuadamente, tu sistema inmunitario puede confundir los grandes fragmentos de comida con invasores extraños y lanzar un ataque. En 2005 un grupo de investigadores en Viena, dirigidos por la doctora Eva Untersmayr, descubrió que los sujetos que estaban bajando su ácido estomacal con medicamentos tenían 300% de aumento de anticuerpos alergénicos IgE, eran 10.5 veces más propensos a desarrollar alergias a alimentos específicos y tenían un aumento significativo de alergias aerotransportadas.

ANALIZA TU ÁCIDO ESTOMACAL

Esta simple prueba se recomienda mucho si tienes inflamación o deficiencias de calcio y magnesio. Puedes probar tu propia función de ácido gástrico al usar la prueba de betaína HCL, un método que ha sido usado durante muchas décadas por practicantes de medicina alternativa.

La idea de esta prueba es poner más ácido en tu sistema y ver cómo afecta tus síntomas. Si tus síntomas mejoran con un suplemento de ácido, se puede asumir que puedes estar bajo de ácido estomacal y necesitas tomar suplementos regularmente para estimular una digestión normal.

La prueba se sugiere si estás experimentando síntomas como gases, náuseas, inflamación, ERGE, diarrea o constipación. No se recomienda para personas que actualmente estén tomando medicamentos inhibidores de ácido, o tengan un historial reciente de úlceras o uso de corticoides (prednisona) y medicamentos anti-inflamatorios no esteroideos (NSAID), como aspirina, ibuprofeno (Advil, Motrin), naproxeno (Aleve) e inhibidores COX-2 (Celebrex). Estas sustancias, al juntarse con la betaína HCL, pueden dañar los tejidos estomacales e intestinales.

Para realizar la prueba, compra betaína HCL con pepsina, que puedes encontrar en casi todas las tiendas de suplementos. Busca una variedad de alta calidad, idealmente libre de lactosa, estearatos (estearato de magnesio, ácido esteárico) o palmitatos (ácido palmítico, palmitato ascorbilo).

Después de los primeros bocados de tu siguiente comida con proteína, toma una cápsula. Termina tu comida y anota en tu diario lo que sucede con tus síntomas. Estás buscando una sensación de calor en tu estómago, un aumento de apetito o menos inflamación, náuseas, gases y diarrea. Si experimentas cualquiera de éstos después de sólo una cápsula, probablemente tienes suficiente ácido estomacal.

Si no sientes una sensación de calor, continúa tomando una cápsula con cada comida durante todo un día. Si en algún momento sientes dolor o una sensación de ardor, deja de tomar la betaína HCL. Beber un vaso de agua con una cucharadita de bicarbonato de sodio o comer más alimentos rápidamente calmará cualquier dolor o ardor.

Si no notas ningún cambio en tus síntomas, en lo absoluto, empieza a tomar dos cápsulas con cada comida al día siguiente. Continúa añadiendo una cápsula al día hasta que notes ese calor o un cambio en tus síntomas. La mayoría de las personas descubren que sucede entre cuatro y siete cápsulas con cada comida.

Para manejar el bajo índice de ácido gástrico, una vez que hayas encontrado la cantidad de cápsulas que cambian tus síntomas, retrocede de una en una. Si notas un aumento de apetito y una sensación de calor en tu estómago con cinco cápsulas, empieza a tomar cuatro cápsulas con cada comida principal. Quédate con esta cantidad hasta que notes los síntomas nuevamente. Con el tiempo podrás necesitar quitar una cápsula más por comida.

Sé consciente del hecho de que las comidas pequeñas o las comidas bajas en proteína pueden necesitar menos, y las que tengan más proteína o alimentos más difíciles de digerir (como nueces y semillas, o carne de res) pueden necesitar más.

Si experimentas reflujo y acidez, lo más probable es que la comida esté provocando tu molestia, no un exceso de ácido gástrico. Las reacciones alimentarias a cosas como el gluten, los lácteos, la cafeína, los cítricos, el alcohol y las verduras solanáceas pueden provocar reflujo. Lo mismo si tienes sobrepeso y tienes una hernia hiatal. El poder de la dieta de eliminación es que te revelará la fuente real de tu molestia y te liberará (idealmente) de tu necesitad de tomar medicamentos innecesarios con efectos secundarios superfluos.

En el intestino delgado

En el intestino delgado tienes tres jugadores importantes del proceso digestivo: las células intestinales mismas, la bilis de la vesícula biliar y las enzimas que secreta el páncreas. Mientras nuestros alimentos llegan a la región intestinal superior, esas células liberarán una hormona llamada colecistocinina (CCK), que en cambio enviará una señal a la vesícula para secretar bilis y al páncreas para secretar enzimas digestivas. Estas sustancias son esenciales para ayudarte a obtener la mayor cantidad de nutrientes de los alimentos.

Dado que estas células y órganos tienen funciones aisladas pero complementarias, veámoslos individualmente.

Células intestinales

Las células que recubren la pared intestinal actúan como "barreras" del proceso digestivo que ocurre dentro del intestino delgado. En un extremo, excretan CCK para provocar la liberación de bilis y enzimas digestivas, y en el otro extremo secretan enzimas de "borde en cepillo" que toman los últimos pedazos de los carbohidratos y las proteínas, y los descomponen en azúcares simples y aminoácidos, respectivamente, lo que entonces puede absorber el cuerpo.

¿Qué puede salir mal?

Cuando ha ocurrido un daño a las células y se ha interrumpido la producción de CCK y enzimas, pueden empezar a desarrollarse malestares digestivos y síndrome de intestino irritable (para más información sobre el intestino irritable, ve la página 72).

El problema es que estamos constantemente expuestos a elementos que molestan a nuestras células intestinales. Las toxinas, los habitantes nada amistosos de los intestinos (parásitos, virus, bacterias, hongos), los medicamentos (aspirina, naproxeno, ibuprofeno) y el estrés psicológico pueden irritar e inflamar estas células importantes. Pero la sustancia más irritante de todas es la comida, por mucho. El alcohol, los lácteos, la soya y el jarabe de maíz de alta fructosa pueden irritar a las células intestinales, pero el trigo es el peor. Un artículo de 2004, publicado en la revista *Pancreas*, mostró que las lectinas —proteínas que se adhieren a los carbohidratos— en el trigo, llamadas aglutininas de germen de trigo, son capaces de limitar la secreción de CCK hasta 70 por ciento.

COMPRUEBA TUS NIVELES DE CCK

Si los niveles de CCK están bajos, las grasas no pueden ser digeridas ni absorbidas adecuadamente. Esto puede llevar a cólicos, inflamación, diarrea y evacuaciones urgentes. Puedes hacer una simple prueba en casa para ver si estás produciendo suficiente CCK:

- Toma una cucharada de aceite de pescado purificado dos veces al día, en la mañana y en la noche.
- Monitorea tu reacción digestiva. Si tus evacuaciones son de un color más ligero y flotan, produces gases de muy mal olor y experimentas evacuaciones urgentes, probablemente tu secreción de CCK es baja.

Si sientes que esto es un problema, tomar un suplemento de enzimas pancreáticas con bilis de buey o ácidos biliares conjugados seguramente ayudará a reducir los síntomas. Consulta a un practicante de medicina funcional para un diagnóstico y un tratamiento adecuado para estos asuntos. (Para más detalles, revisa la información sobre enzimas digestivas en la sección de "Suplementos para ayudarte en la dieta de eliminación", en la página 155.)

La vesícula biliar

La vesícula secreta bilis para procesar las grasas de los alimentos. Funciona un poco como el jabón para trastes con los residuos grasosos de los alimentos al dividirlos o emulsionarlos. ¿Alguna vez has visto el jabón para trastes descomponer grasas que flotan en la superficie de un fregadero lleno de agua? El jabón literalmente rompe y separa todos los glóbulos de grasa en pequeñas gotas, y esto es exactamente lo que la bilis les hace a las grasas en tu comida.

Otra función importante de la bilis es limpiar el exceso de toxinas de tu hígado. El hígado es el principal filtro de toxinas del cuerpo. Una vez que el hígado ha hecho su trabajo al procesar las toxinas, se eliminarán a través de la bilis.

¿Qué puede salir mal?

Si la vesícula tarda en liberar bilis o no produce suficiente (por insuficiencia de CCK), pueden ocurrir algunos problemas. Primero, es posible que las grasas no se procesen en pequeños pedazos para que el cuerpo las absorba. Estas grasas sin absorber pueden provocar un caos al formar sustancias que literalmente "limpian" tus intestinos, causando evacuaciones sueltas y flotantes.

Segundo, si la vesícula no libera bilis regularmente, ésta puede acumularse dentro del órgano y causar estasis de la vesícula, o bilis atorada, lo que puede llevar a tener cálculos biliares. También se puede desarrollar enfermedad de la vesícula. Y en tercer lugar, la ausencia de suficiente bilis permitirá que las toxinas se acumulen en el cuerpo.

Se ha demostrado que las reacciones alimentarias, principalmente la del gluten, reducen la liberación de bilis y disminuyen la función general de la vesícula. Las reacciones pueden ocasionar problemas al causar inflamación de las células intestinales. Cuando estas células se irritan, se produce menos CCK, la cual, como recordarás, necesitas para liberar la bilis de la vesícula.

Las enfermedades de la vesícula se han asociado con las sensibilidades alimentarias desde 1940, pero muy pocas personas han puesto atención a los registros médicos de esa época. En 1968 el doctor Breneman publicó un artículo en *Annals of Allergy*, titulado "Allergy Elimination Diet as the Most Effective Gallbladder Diet", donde descubrió fuertes vínculos entre los alimentos y la disfunción de la vesícula. Se puede ver que algunos alimentos, como huevos, cerdo y cebollas, causaron una reacción en más de la mitad de las personas con problemas de vesícula:

ALIMENTO	PORCENTAJE DE PACIENTES QUE REACCIONARON
Huevos	93
Cerdo	64
Cebolla	52
Aves	35
Leche	25
Café	22
Naranjas	19
Maíz	15
Frijoles	15
Nueces	15
Manzanas	6
Jitomates	6

ESTUDIO DE CASO

Jody era una paciente celiaca que no tenía síntomas aparentes en lo absoluto. Se enteró de que tenía enfermedad celiaca después de ser diagnosticada con deficiencia de hierro crónica. Había estado tomando suplementos de hierro durante años y, sin embargo, no lo estaba absorbiendo adecuadamente. Jody finalmente llegó con un gastroenterólogo para revisar su tracto intestinal superior, dado que ahí es donde la mayoría del hierro debería absorberse. Resultó que su tracto intestinal estaba desgastado por años de comer gluten. Se le diagnosticó enfermedad celiaca y le dijeron que esos genes venían de sus padres.

Una noche recibí una llamada de Jody que sonaba un tanto urgente. Estaba muy nerviosa y casi sin aliento cuando me preguntó: "Tom, ¿has leído alguna investigación respecto a la función de

POR QUÉ FUNCIONA LA DIETA DE ELIMINACIÓN

la vesícula relacionada con la enfermedad celiaca?" Le dije que sí y rápidamente colgó el teléfono.

Unos días después recibí una llamada suya agradeciéndome profundamente. Su madre, Marge, había sufrido ataques de vesícula durante muchos años y recientemente había cancelado un viaje a Australia, días antes de partir, debido a un ataque.

Cuando recibí la llamada de Jody, Marge estaba teniendo un ataque terrible que la llevó a la sala de emergencias. Estaban a punto de quitarle la vesícula a Marge cuando, por alguna razón, a Jody se le ocurrió que la enfermedad celiaca estaba atrás de los ataques. Les pidió a los doctores que analizaran si Marge tenía enfermedad celiaca antes de hacer la cirugía y estuvieron de acuerdo.

Confirmaron que tenía enfermedad celiaca. Pudo conservar su vesícula, pero iba a tener que sacar el gluten de su dieta. Marge ahora vive una vida libre de sufrimiento y llena de colchas cosidas a mano. Me entregó regalos como agradecimiento para cada uno de mis hijos: las colchas de lana más hermosas que puedas haber visto. Ahora, cuando arropo a mis hijos en las noches, recuerdo constantemente el poder de la comida en la vesícula.

El páncreas

Las enzimas que libera el páncreas son la clave para digerir las proteínas, los carbohidratos y las grasas.

¿Qué puede salir mal?

Sin una función enzimática adecuada, quedan partículas de alimentos para que las digieran los organismos que viven en el tracto intestinal, como bacterias y hongos. Alimentar ciertas cepas de bacterias y hongos puede llevar a desequilibrios bacterianos y fúngicos asociados con el síndrome de intestino irritable y otras enfermedades y padecimientos.

Es posible ver si tienes suficientes enzimas digestivas al observar tus evacuaciones (sí, me refiero al excremento). Si tus evacuaciones flotan; tienen un color naranja, gris o café claro; son urgentes; huelen mal, y muchas veces son sueltas, es un indicador de que no estás digiriendo las grasas muy bien y podrías tener una condición llamada esteatorrea. En este caso, junto con la bilis de buey y los ácidos biliares mencionados antes, te beneficiarías de tomar enzimas digestivas, particularmente las que sean altas en lipasas, dedicadas a digerir las grasas.

Si ves muchas partículas sin digerir en tus evacuaciones, pero sabes que has masticado bien tus comidas, esto es un indicador de que tus enzimas digestivas no están funcionando.

Los clientes que tengo con intestinos irritados han descubierto que se sienten mejor cuando toman enzimas digestivas. Una investigación de 2007, por Leeds *et al.*, demostró que un suplemento de enzimas digestivas puede reducir eficientemente la frecuencia de evacuaciones sueltas en la gente que sufre de evacuaciones sueltas múltiples en un día (de cuatro o más, hasta uno). Quitar el gluten y los lácteos de la dieta también puede ser efectivo para mejorar la producción de enzimas al promover una secreción sana de CCK.

En el intestino grueso

El intestino grueso, el cual incluye el colon, tiene un gran papel indirecto en la digestión. Es aquí donde reside la mayor concentración de bacterias y otros organismos beneficiosos. (Para más sobre estas bacterias beneficiosas, ve "Tus mejores amigas, las bacterias", en la página 68.) Hasta 50% de tus necesidades diarias de folatos (B9) podrían venir de las bacterias en tu colon, pero esto no se queda ahí. La flora bacteriana en el colon también fabrica y provee triptófano, fenilalanina, tirosina, riboflavina (B2), niacina (B3), ácido pantoténico (B5), piridoxina (B6), biotina (B7) y vitamina K2.

Tus mejores amigas, las bacterias

Está claro que el intestino es esencial para procesar los alimentos que comes y volverlos útiles para el cuerpo. Pero ésa es sólo una parte de todo el cuadro en lo que respecta al glorioso intestino. Recordarás que tenemos un ecosistema rico y muy poblado de bacterias dentro del intestino, llamado microbioma. Este santuario de bacterias tiene más de 100 billones de microbios que se exponen a lo que sea que entre por tu boca: alimento, partículas, toxinas, vellos, insectos… lo que sea.

En el intestino sano, la mayoría de las bacterias son comensales, es decir, están listas y dispuestas a ayudarte a alejar patógenos y quitar toxinas mientras mantengas las condiciones de vida a la altura de sus estándares. No piden mucho: algunas de sus cosas favoritas son alimentos ricos en nutrientes con muchas fibras vegetales, un estado pacífico y en calma, y una ausencia de químicos excesivos.

Cuando tenemos un microbioma diverso y rico, las células intestinales mantienen el proceso digestivo funcionando bien y el sistema inmunitario en calma. Las células en realidad pasan lista para saber qué microbios están presentes. Cuando pueden señalar la presencia de varios de los buenos, mandan un mensaje al sistema inmunitario diciendo que todo está bien.

Una vez que el sistema inmunitario recibe este mensaje, sabe que debe permanecer tranquilo y dejar que los alimentos y las células sanas pasen. Es sólo cuando las bacterias beneficiosas empiezan a desaparecer que el intestino y las células inmunitarias se encienden en un estado de alarma, aumentando la inflamación y la irritación digestiva.

La desaparición de bacterias beneficiosas puede estar vinculada a un mayor riesgo de resistencia de insulina, diabetes tipo 2, inflamación crónica y aumento de peso acelerado.

Es posible que estés suprimiendo involuntariamente tus bacterias buenas. Éstos son algunos de los factores que pueden sacar a las bacterias beneficiosas del cuarto y dejar espacio para las malas:

El sistema digestivo

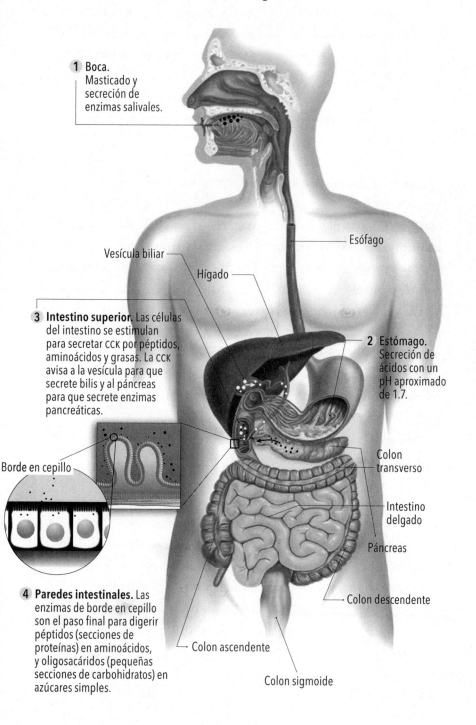

1 Boca. Masticado y secreción de enzimas salivales.

Esófago

Vesícula biliar

Hígado

3 **Intestino superior.** Las células del intestino se estimulan para secretar CCK por péptidos, aminoácidos y grasas. La CCK avisa a la vesícula para que secrete bilis y al páncreas para que secrete enzimas pancreáticas.

2 Estómago. Secreción de ácidos con un pH aproximado de 1.7.

Borde en cepillo

Colon transverso

Intestino delgado

Páncreas

Colon descendente

4 **Paredes intestinales.** Las enzimas de borde en cepillo son el paso final para digerir péptidos (secciones de proteínas) en aminoácidos, y oligosacáridos (pequeñas secciones de carbohidratos) en azúcares simples.

Colon ascendente

Colon sigmoide

- Antibióticos, antiinflamatorios y otros medicamentos comunes
- Estrés crónico (físico y emocional)
- Una dieta alta en alimentos procesados y cargados de pesticidas
- Exposición a toxinas
- Uso excesivo de productos antibacterianos
- Poco ácido estomacal (lo que deja que las bacterias patógenas se vayan por todas partes)

Lo bueno es que mientras el microbioma es sensible, también es altamente receptivo. Un estudio de 2014, publicado en la revista *Nature*, reveló que un cambio en tu dieta puede crear cambios rápidos en el ambiente bacteriano. Los investigadores dieron varias dietas a los sujetos y siguieron sus cambios de microbios en el tracto intestinal. Sorprendentemente, sólo tomó tres días para que se dieran cambios significativos. Esto significa que al seguir la dieta de eliminación puedes producir cambios profundos en tu cuerpo muy rápido por comer la clase de alimentos que ayudan a las bacterias beneficiosas a prosperar y matar a las bacterias malas. Restaurar el equilibrio de tu microbioma te llevará a un alivio mayor de síntomas, especialmente los relacionados con problemas gastrointestinales.

Para ayudar a restaurar y repoblar tus bacterias beneficiosas durante la dieta de eliminación debes:

- Tomar más probióticos y prebióticos
- Eliminar los irritantes alimentarios más comunes: gluten, lácteos, huevos, maíz, soya y levadura
- Comer muchos alimentos fermentados, como chucrut, dosas, kéfir de coco y verduras fermentadas con lactobacilos

A lo largo del libro encontrarás información y guías sobre cómo hacer cada una de estas cosas.

La gran barrera del intestino

Es difícil de creer, pero todas las partículas de alimentos, las enzimas, el ácido gástrico y un ecosistema fuerte de más de 100 billones de bacterias caben dentro del intestino. El contenido del tracto gastrointestinal está tan estrictamente acordonado para aislarlo de las otras áreas del cuerpo, que está realmente *separado del resto* del cuerpo. Pensemos en esto por un momento. Tenemos un tubo que corre por todo nuestro cuerpo y una gran porción del contenido de ese tubo *nunca* se planea que llegue a nuestro cuerpo. Cosas como bacterias y partículas de alimentos sin digerir deben permanecer en este tubo. Así que, ¿quién es el responsable de vigilar lo que se queda fuera y lo que entra? La barrera intestinal.

La barrera intestinal, o las paredes intestinales, es una capa de células unidas por varios compuestos. Cuando estas células forman uniones, tienes una barrera increíblemente dinámica que protege tus órganos del contenido de tu intestino.

Pero la barrera no sólo es un protector inerte. En la parte de afuera de la pared, las células intestinales están ocupadas secretando sustancias como mucosidades, anticuerpos IgA y pequeños péptidos antimicrobianos que protegen juntos al intestino de daños y mantienen a raya a los patógenos.

Tus células intestinales necesitan estar sanas y fuertes para mantener esta barrera multifuncional, y sin embargo hoy es más común que estén rodeadas de sustancias dañinas en lugar de nutrientes. Estas células se dañan por:

- Bacterias dañinas
- Medicamentos
- Alimentos reactivos
- Alimentos duros (piensa en frituras filosas de maíz) o sustancias fibrosas
- Toxinas

Básicamente, una vez en el intestino, estas sustancias causarán daño a la pared intestinal. Por diseño, las células son resistentes y están siempre reconstruyéndose a sí mismas para fortalecer la barrera. De hecho, tus células intestinales se están reproduciendo tan rápido que tu intestino delgado tendrá nuevas células cada tres días. Pero este remplazo constante necesita una tonelada de energía y de nutrientes, como vitaminas B, aminoácidos y zinc. Si estás comiendo una dieta alta en nutrientes y alimentos relajantes, tus células intestinales pueden recuperarse y repararse rápidamente. Si en cambio estás comiendo alimentos irritantes para el intestino e inflamatorios para las células, o alimentos sin nutrientes, el escenario está listo para una caída hacia un estado inflamatorio avanzado.

Tener células inflamadas y dañadas dentro del intestino es estar buscando problemas. Se secretarán químicos para curar el tejido dañado, y estos químicos se supone que deben crear un ambiente donde toda una cuadrilla de células pueda entrar rápido y reparar el daño. Luego deben dispersarse. Cuando no lo hacen porque la fuente de irritación es constante, la alta concentración de químicos crea daños indeseables a las células intestinales. Eventualmente, la respuesta a la inflamación crónica llevará a rupturas en esa barrera crítica, y luego tienes lo que se llama síndrome de intestino irritable.

Síndrome de intestino irritable

El síndrome de intestino irritable (sii), también conocido como permeabilidad intestinal, es una condición de la que practicantes de salud alternativa han sabido y tratado durante años. Finalmente está ganando validez en el campo de la medicina alópata, donde se están haciendo asociaciones entre el sii y condiciones como diabetes tipo 2, obesidad, enfermedades autoinmunes —como diabetes tipo 1—, enfermedad celiaca y artritis reumatoide.

Cuando los nexos entre las células intestinales se debilitan, se forman huecos en la barrera y permiten que químicos tóxicos y virus patógenos, parásitos y bacterias se escabullan al cuerpo. Tus células inmunitarias se vuelven locas, trabajando para combatir a los invasores extraños. Desafortunadamente, usan químicos que causan un daño colateral a la pared intestinal adyacente.

En medio del caos, el cuerpo trabaja para mantener la energía y los recursos necesarios para metabolizar la comida, producir energía, lubricar las células, utilizar nutrientes... y los miles de trabajos extra que tiene. Pero sólo puede hacer algunos de ellos cuando se está dando una batalla constante; al final, alguien tiene que ceder, y frecuentemente es tu salud en general la que empieza a padecerlo. Los síntomas de intestino irritable pueden incluir pérdida de memoria, niebla mental, fatiga crónica, dolores de cabeza, dolor de articulaciones, erupciones en la piel, diarrea crónica o constipación... la clase de incomodidad que no le desearías ni a tu peor enemigo.

El desarrollo de un intestino irritable suele deberse a una variedad de irritantes en el intestino, pero una cosa sobresale del resto. El culpable principal es algo que llevamos al cuerpo tres, cinco o siete veces al día: alimentos.

El trigo y el gluten son especialmente reconocidos por irritar el intestino. Esto es porque las proteínas que se adhieren a los carbohidratos en el trigo (lectinas) disminuyen la secreción de CCK, y la porción de gliadina del gluten estimula la liberación de una proteína (zonulina) que lleva a pequeñas fugas en incluso la más robusta pared intestinal. (Esto significa que todos son susceptibles.)

Aunque los alimentos son la categoría más grande de irritantes, no son los únicos factores a considerar. Éstos, además del gluten, son las cosas más comunes que contribuyen a un intestino irritable:

- Medicamentos antiácidos
- Consumo de alcohol
- Uso de antibióticos
- Toxinas del medio ambiente: PCB, mercurio, pesticidas y otros
- Consumo excesivo de grasas animales

- Alto consumo de fructosa: de jarabe de maíz de alta fructosa y el néctar de agave
- Medicamentos inmunosupresores: corticoides, metotrexato
- Infecciones: bacterianas (sobrecrecimiento bacteriano del intestino delgado o SBID), virales, parasíticas, fúngicas
- Estrés o niveles elevados de cortisol (el cortisol es una hormona que se libera cuando estás bajo estrés)
- El uso de NSAID o medicamentos antiinflamatorios no esteroideos, como aspirina, ibuprofeno y naproxeno

El truco con el intestino irritable es que también puede crear o empeorar las sensibilidades alimentarias o las intolerancias. Cuando el intestino se permea, permites que componentes no digeridos de los alimentos se escabullan. Las células inmunitarias tratan a estos invasores irreconocibles como compuestos peligrosos, y esas células lanzan un ataque contra la invasión percibida.

El sistema inmunitario no olvida fácilmente la cara de un invasor; es listo y proactivo. Puede formar anticuerpos y guardarlos en su memoria para una protección futura. Cuando comas ese alimento otra vez, tus células inmunitarias atacarán. Si entonces comes ese alimento entre tres y cinco veces al día, y tienes un intestino permeado, estarás en un estado constante de alerta y alarma con químicos inflamatorios circulando por todo tu cuerpo.

ENFERMEDAD AUTOINMUNE

Algunas veces, el sistema inmunitario se confunde y nuestras células empiezan a atacar parte de nuestro propio cuerpo. Si ataca la glándula tiroides o proteínas asociadas con la tiroides, terminamos con enfermedad de Hashimoto. Si ataca la mielina de nuestras células nerviosas, podemos terminar con esclerosis múltiple. Si ataca las vellosidades de nuestro intestino delgado, terminamos con enfermedad celiaca. Este tipo de ataque inmunitario hacia uno mismo se llama enfermedad autoinmune.

Las enfermedades autoinmunes ocurren en un ambiente propicio para ellas. El doctor Alessio Fasano, un gastroenterólogo del Hospital General de Massachusetts, en Boston, renombrado experto en enfermedad celiaca, comentó en un estudio, publicado en *Clinical Reviews in Allergy and Immunology*, que hay tres factores que pueden dejar a una persona susceptible a una enfermedad autoinmune:

1. Predisposición genética
2. Exposición a factores ambientales o proteínas que provocan una respuesta inmunitaria anormal
3. El intestino irritable o permeable que permite pasar estos detonantes al cuerpo

Dado que no puedes cambiar tu genética, la clave para revertir o prevenir una enfermedad autoinmune será curar tu intestino irritable y minimizar la exposición a las proteínas de los alimentos y las bacterias. Es más probable desarrollar enfermedades autoinmunes si una persona ha tenido intestino irritable durante un largo tiempo y sigue comiendo los alimentos que lo están irritando. Esto lleva a un ambiente frágil de inflamación excesiva y disminución de nutrientes.

La dieta de eliminación te ayudará tanto a sanar tu intestino irritable como a reducir tu exposición a las proteínas de alimentos y bacterias al:

1. Eliminar los alimentos que te dañan
2. Ayudar a construir un equilibrio más sano de tu flora bacteriana
3. Tomar suplementos inmunitarios, como zinc, ácidos grasos esenciales y vitaminas A, D y K2

Al seguir el programa en este libro, muchas personas reducirán drásticamente sus síntomas, ya sea que estén sufriendo de lupus, esclerosis múltiple, artritis reumatoide o enfermedad de Hashimoto.

Reconstruyendo el intestino

Lo más increíble del cuerpo es que quiere trabajar perfectamente y responde muy bien a la curación, el enriquecimiento y la reposición de nutrientes. Cuando un cliente presenta síntomas de bajo ácido estomacal, insuficiencia de enzimas digestivas e intestino irritable, sé que el mejor camino es la dieta de eliminación. Cuando quitamos los irritantes principales, creamos la oportunidad de que vuelva a haber uniones en la barrera intestinal y que las células se regeneren. Es como darle un nuevo principio a tu glorioso intestino.

Si puedes empezar a consumir verduras antioxidantes, puedes reparar tu intestino. Si puedes empezar a comer carnes que sean bajas en herbicidas, pesticidas y mercurio, no te sentirás irritado después de comer. No tienes por qué sufrir dolores de cabeza. No tienes por qué sentir gases, inflamación, constipación o un sistema inflamado que plante las semillas de la enfermedad. Puedes curar tu intestino y estar libre de tus síntomas al seguir la dieta de eliminación. Todo comienza cuando quitamos los irritantes principales de tu plato.

Capítulo 3

Los alimentos detrás de tus síntomas

Si eres como muchos de mis pacientes, entonces probablemente estás demasiado familiarizado con síntomas desagradables, como fatiga, inflamación, acidez, dolor de articulaciones y problemas nasales. Tal vez incluso te han dicho algunos médicos y otros profesionales de la salud que no hay nada que hacer al respecto. Si ése es el caso, este capítulo te gustará.

Parte de nuestro propósito con la dieta de eliminación es tratar tus síntomas y tu dieta como si fuera un rompecabezas; eres un individuo único y hay una dieta única que te funcionará. Este capítulo es el primer paso hacia acomodar las piezas de tu dieta individualizada. Empezamos con un repaso de los alimentos que son los culpables comunes y las fuentes más frecuentes de síntomas. Éstos son los alimentos más reactivos y los alimentos que suelen causar intolerancia. Esto no significa que tú necesariamente tengas una reacción a todos ellos, pero para poder delinear la dieta que te funciona mejor, debemos eliminar estos alimentos para que puedas experimentar una liberación de tus síntomas.

Todos los alimentos que se mencionan en este capítulo tienen el potencial de dañar e irritar el intestino. Cuando esta irritación es persistente, se pueden desarrollar el síndrome de intestino irritable y la inflamación crónica, abriendo la puerta a las enfermedades autoinmunes y condiciones inflamatorias. Debemos enfocarnos primero en quitar estos alimentos para crear un ambiente equilibrado y tranquilo dentro del intestino.

En la tercera parte del libro aprenderás cómo quitar y reintroducir estratégicamente estos alimentos, los cuales te permitirán hacer una dieta a tu medida. Aquí me gustaría presentártelos, así como sus propiedades más irritantes. Mi esperanza es que esto te ayude a comprender por qué los estamos quitando en primer lugar y te motive para hacer el programa entero.

Gluten y lácteos: los principales culpables

Más de 80% de mis clientes se sienten mucho mejor después de eliminar sólo el gluten y los lácteos. Quitar estos dos alimentos produce un alivio profundo de toda una gran variedad de síntomas que muchas veces me pregunto por qué cada practicante del cuidado de la salud no empieza un tratamiento con este paso.

Gluten

Sin duda alguna has visto que los alimentos "libres de gluten" empiezan a ocupar más espacio en los supermercados, o que platillos libres de gluten aparecen en los menús de los restaurantes. ¿Esto es sólo una tendencia derivada de la última dieta de moda? No, todo lo contrario. Es un reflejo de que el mercado finalmente está cumpliendo las necesidades de millones de personas afectadas por la sensibilidad al gluten. Lo sepas o no, es posible que seas una de esas personas.

El gluten es una combinación de dos proteínas reactivas, gliadina y gluteína, presentes en el trigo, la cebada y el centeno. Ayuda a que el pan tenga su textura esponjosa y su elasticidad.

Pero no sólo se encuentra en el pan. El gluten se usa como aditivo en los alimentos procesados; agente aglutinante en sopas y salsas; aditivo para fermentación en condimentos, cerveza y alcoholes de granos; agente vinculante en medicamentos... Podría seguir pero, en simples términos: el gluten está en todas partes.

ESTUDIO DE CASO

Nunca olvidaré a Haley, una hermosa niña de dos años que vino a mi consultorio en 2006. Sufría de episodios terribles de evacuaciones con sangre, lo que tenía a sus padres corriendo para llevarla al hospital infantil varias veces al mes. Yo había sospechado sensibilidades alimentarias y sus padres intentaron una dieta de eliminación de granos y lácteos. Las evacuaciones con sangre se detuvieron.

Después de algún tiempo en que los intestinos de Haley estuvieron en calma, su madre quiso reintroducir los granos a su dieta y me preguntó lo que yo recomendaría. Le sugerí arroz, quinoa o mijo. Fue a una tienda cerca de su casa, compró un poco de mijo a granel y lo sirvió para cenar. Haley volvió de inmediato al hospital infantil.

Frustrado conmigo mismo, fui a la tienda a ver qué estaba pasando. Serví un poco de mijo en una bolsa de plástico y lo removí con mis dedos. En efecto, vi algunos granos que no debían estar ahí. Al examinarlos más de cerca vi que eran granos de trigo. Seguí investigando y descubrí que las lentejas, la avena, el mijo, el sorgo y el trigo sarraceno suelen rotarse con cosechas que contienen gluten en los campos. Esto significa que los granjeros rotan la plantación de cosechas con gluten sobre la misma tierra que las cosechas libres de gluten. Esto lleva a una frecuente contaminación con gluten de los productos que comúnmente se cultivan, guardan, transportan y procesan con la misma maquinaria.

Mientras Haley evitara todos los granos, excepto la quinoa y el arroz, sus síntomas se calmarían.

El problema con la ubicuidad del gluten es que tiene una capacidad excepcional de causar irritación. Esto es porque no puede descomponerse adecuadamente en la digestión humana. En lugar de alcanzar tu intestino delgado en grupos pequeños de aminoácidos llamados dipéptidos y tripéptidos (hechos de dos o tres aminoácidos cada uno), el gluten se queda en grandes fragmentos de péptidos que son un gran problema para las células inmunitarias.

El doctor Alessio Fasano dice que el primer problema con el gluten es la forma que conserva. Comenta que nadie en este planeta lo digiere bien y que nuestras células inmunitarias confunden los péptidos no digeridos del gluten con bacterias peligrosas. Ya sea directa o indirectamente, estos péptidos pueden provocar la liberación de potentes químicos inflamatorios, llamados citocinas, de las células inmunitarias. Estas citocinas inflamatorias actúan tanto local como globalmente.

Localmente pueden dañar la pared intestinal (particularmente cuando hay genes para enfermedad celiaca presente) e interrumpir el proceso digestivo.

Globalmente, los químicos inflamatorios liberados por las células intestinales inmunitarias pueden viajar al torrente sanguíneo. Los niveles altos de estos químicos inflamatorios circulando en el torrente sanguíneo se han asociado con diabetes tipo 2, obesidad, artritis, migraña, Alzheimer, enfermedad cardiaca y eczema, entre otras condiciones.

El gluten tiene una capacidad sorprendente para tirar las defensas de tu pared intestinal. Se puede adherir a tus células intestinales y causar que liberen una proteína llamada zonulina. La zonulina es un portero importante, responsable de abrir caminos entre tus células intestinales para permitir que las partículas las atraviesen. No queremos que se libere zonulina constantemente en el intestino. Esos huecos dejan entrar partículas de alimentos y trillones de organismos escapan al torrente sanguíneo y contribuyen al síndrome de intestino irritable. Esto podría estarte sucediendo después de cada comida.

En un artículo de 2006, publicado en el *Scandinavian Journal of Gastroenterology*, se menciona que *todas* las personas tendrán al menos un caso leve de intestino irritable después de comer gluten. Si alguien tiene un tracto intestinal sano, con células inmunitarias en calma, organismos amigables y una genética no reactiva, este intestino irritable se cerrará en un corto periodo con poco daño. Si alguien tiene células inmunitarias hiperactivas, organismos dañinos y enfermedad celiaca o incluso sensibilidad no celiaca al gluten, este intestino irritable puede ser un gran problema.

Enfermedad celiaca

El gluten puede causar una condición autoinmune incurable (aunque tratable) llamada enfermedad celiaca, la cual se estima que afecta a una de cada 100 personas aproximadamente. Casi todos los que desarrollan enfermedad celiaca tienen una predisposición genética a ella, pero los genes solos no significan que la enfermedad se desarrollará; usualmente, algún detonante o trauma encenderá la enfermedad. Se ha mostrado que las cirugías, las infecciones, los partos, la muerte de un cónyuge, la deficiencia vitamínica y los desequilibrios bacterianos contribuyen a alguna manifestación de enfermedad celiaca. Un estudio de 2013, publicado en *Nutrients*, confirmó que el estrés del sistema puede dejar a una persona con mayores probabilidades de desarrollar enfermedad celiaca. Investigadores en la Universidad de Salerno, Italia, escribieron: "Los adultos con enfermedad celiaca reportaron haber vivido eventos más severos y más frecuentes en los años anteriores a su diagnóstico, que los pacientes controlados".

¿TODAS LAS PERSONAS CON EL GEN CELIACO DESARROLLARÁN LA ENFERMEDAD?

No. Hasta 30% de la población mundial en realidad tiene los genes para la enfermedad celiaca, pero sólo 3% con estas variantes de genes desarrollará la enfermedad. Parece que la enfermedad

---

celiaca, junto con la mayoría de las enfermedades autoinmunes, necesita tres factores para manifestarse: los genes, un detonante externo (por ejemplo, el gluten) y un intestino irritable. Cuando vemos el hecho de que han aumentado cinco veces los casos de enfermedad celiaca en los últimos 60 años, sabemos que esta triada problemática se está dando más seguido.

Hay razones para este aumento de casos sin precedente. El aumento de químicos contaminantes en nuestro ambiente y el uso excesivo de antibióticos han demostrado poder cambiar la función de nuestras células inmunitarias, lo que puede contribuir a cómo reaccionamos o reaccionamos de más a los alimentos. Los antibióticos también matan los microbios beneficiosos en nuestro cuerpo, los cuales ayudan a nuestras células inmunitarias a permanecer tranquilas y mantener nuestro tracto intestinal sano para que no se desarrolle el intestino irritable.

Los investigadores han sugerido que la enfermedad celiaca continuará afectando a más personas mientras las vidas en desarrollo se expongan a mayores niveles de adversidades ambientales. El doctor Rodney Dietert, de la Universidad de Cornell, comentó en un artículo publicado en 2014, en *Advances in Medicine*, las dificultades que tendrá un niño para desarrollar su sistema inmunitario en el mundo moderno, incluyendo la exposición a químicos en el vientre, lo que puede modificar sus células inmunitarias para que sean más reactivas.

El resultado final es una probabilidad más alta de que nuestras células inmunitarias puedan reaccionar al gluten en nuestra provisión alimentaria. Tampoco ayuda que estemos consumiendo más trigo en alimentos procesados y que las variedades de trigo modernas se hayan creado para contener más gluten. El trigo de hoy es drásticamente diferente del que comíamos hace 40 años; se ha hidrolizado para ser más corto y tener granos mucho más largos. Mientras que esto ha beneficiado al negocio de la agricultura al cosechar más, nos ha dejado con variedades de trigo que son difíciles de digerir y cargadas con compuestos potencialmente irritantes.

Cuando tienes enfermedad celiaca, tu sistema inmunitario empieza a atacar a tus propias células intestinales. Esto lleva a una inflamación constante, a un intestino irritable, a deficiencias nutricionales y a un desequilibrio de los organismos dentro del tracto intestinal. Cuando estos cuatro factores están presentes, varias otras enfermedades pueden desarrollarse. De hecho, los investigadores han asociado más de 200 enfermedades con la enfermedad celiaca.

Aunque los investigadores estiman que alrededor de 1% de la población sufre de enfermedad celiaca, un artículo publicado en 2006, en el *Postgraduate Medicine Journal*, incluyó esta impactante observación: "Los estudios basados en observación de la población sugieren que entre 50 y 90% de la gente con enfermedad celiaca… vive sin un diagnóstico".

En mi propio consultorio comúnmente veo clientes a quienes se les diagnosticaron muchas otras cosas antes de que finalmente se les diagnosticara enfermedad celiaca. En promedio, les toma 10 años obtener un diagnóstico preciso. Esto no es una errata. Típicamente, la gente ve numerosos doctores, toma puños enteros de medicamentos y sufre durante incontables días antes de adoptar finalmente una dieta libre de gluten y sentirse de maravilla.

Los doctores solían pensar que la enfermedad celiaca era muy rara y sólo buscaban síntomas como diarrea, deficiencia nutrimental y pérdida de peso para diagnosticarla. Cuando veían estos síntomas, pedían una biopsia en la que una muestra del intestino superior se examinaba en microscopio. Si la biopsia intestinal revelaba que las células parecidas a vellos de los intestinos —las vellosidades que ayudan a absorber los nutrientes de los alimentos— estaban deterioradas hasta parecer pequeñas puntas o huecos (una condición conocida como atrofia vellosa Marsh III), entonces se diagnosticaba enfermedad celiaca.

Sin embargo, este proceso es deficiente porque asume dos cosas: *1)* que la mayoría de los síntomas que ocurren con la enfermedad celiaca y otros desórdenes relacionados con el gluten ocurren en el intestino, y 2) que una biopsia negativa le garantiza a la persona que no tenga enfermedad celiaca. Estas suposiciones dejan a millones de personas en una especie de territorio desconocido médicamente, sin un diagnóstico y un tratamiento claros.

En realidad, los síntomas de enfermedad celiaca probablemente se notarán por todo el cuerpo. En mi práctica e investigaciones, los siguientes síntomas y condiciones han presentado un vínculo con la enfermedad celiaca:

- Problemas en la piel: eczema, acné (rosácea y vulgar), psoriasis, dermatitis atópica y dermatitis herpetiforme
- Desórdenes mentales: ansiedad, depresión, desorden bipolar atípico, desórdenes alimentarios
- Desórdenes respiratorios y de la cavidad nasal: asma, rinitis, sinusitis, pólipos nasales
- Desórdenes de sueño: insomnio, apnea de sueño
- Desórdenes neurológicos: desórdenes de espectro autista, enfermedad de Parkinson, esclerosis múltiple, adormecimiento y cosquilleo de manos y pies, enfermedad de Raynaud, adormecimiento de un lado de la cara después de comer gluten, pérdida de memoria, ataxia
- Desórdenes metabólicos: diabetes tipo 2, síndrome metabólico, obesidad, retraso de crecimiento, colesterol alto, colesterol excesivamente bajo
- Molestias y dolores: dolor crónico de espalda y cuello, migrañas, artritis reumatoide, dolores inexplicables de articulaciones
- Desórdenes óseos: osteoporosis, osteomalacia, osteopenia
- Deficiencias de nutrientes: vitamina D, hierro, zinc, folatos, magnesio, calcio, vitamina K, triptófano, fenilalanina y vitamina B12

Sólo cuando se eliminó el gluten, los clientes pudieron ver cómo mejoraban o desaparecían síntomas y condiciones como éstos.

Si tienes diarrea crónica, pérdida de peso persistente, anemia por deficiencia de hierro, osteoporosis u otros síntomas que no responden a un tratamiento, puedes pedir a tu médico que analice si tienes enfermedad celiaca.

Hoy en día hay múltiples formas para determinar esto. Numerosos artículos han demostrado que la vieja regla de oro, tomar una biopsia de tejido del tracto intestinal superior, puede dar falsos negativos. Algunos han teorizado que la persona que se está tratando tiene síntomas intestinales en un lugar de donde no se toma la biopsia. Así que han recomendado que se tomen hasta cuatro o más muestras de biopsias para evitar este asunto, lo que puede ser muy invasivo y caro.

Afortunadamente, ahora hay análisis de sangre disponibles para considerar cuatro marcadores diferentes y están cerca de remplazar la biopsia. Estos marcadores son de cuatro tipos diferentes de anticuerpos. Una investigación publicada en *BMC Gastroenterology*, en enero de 2013, encontró que si están presentes los cuatro, hay una posibilidad de 99 o 100% de predecir enfermedad celiaca.

(En caso de que quieras pedirle estos análisis a tu médico, los anticuerpos referidos en el estudio eran IgA antipéptidos deaminados de gliadina [dpgli], IgG antidpgli, IgA transglutaminasa antitejido e IgA antiendomisio.)

Si resultas positivo para enfermedad celiaca, el tratamiento es evitar el gluten completamente. Aunque no existe cura para la enfermedad celiaca, este tratamiento es altamente efectivo; una vez que la mayoría de la gente elimina el gluten de su dieta, se siente infinitamente mejor en muy poco tiempo.

Recuerda que un resultado negativo de enfermedad celiaca no significa que no la tengas o que no entres dentro de algún punto del espectro de reacción al gluten. Muchos de mis clientes que se han beneficiado de eliminar el gluten no tenían la genética o una biopsia positiva para enfermedad celiaca. El mejor examen es seguir la dieta de eliminación y ver cómo te sientes cuando eliminas el gluten de tu dieta y luego lo añades otra vez.

COMER LIBRE DE GLUTEN

Si te diagnosticaron enfermedad celiaca o sensibilidad al gluten, ¡sé feliz! Ahora que sabes lo que está causando todos tus síntomas locos, puedes evitar años de sufrimiento innecesario. Confía en mí; esto es algo grandioso. Ahora, ésta es la segunda cosa grandiosa: ¡comer libre de gluten es delicioso! Y puede ser extremadamente saludable también. Sólo ten cuidado de los "productos libres de gluten" procesados que se comercializan, muchos de los cuales están llenos de ingredientes que no te darán una salud óptima y pueden en realidad no ser libres de gluten. Para salvaguardar tu salud, sugiero que llames a los fabricantes de alimentos libres de gluten y les hagas estas simples preguntas:

- ¿Tiene un espacio totalmente libre de gluten?
- Si no, ¿qué medidas toma para evitar una contaminación?
- ¿Ha contactado a sus proveedores de materiales en crudo y se ha asegurado de que sus ingredientes estén probados para contenido de gluten?
- ¿Prueba todos sus productos para garantizar que realmente estén libres de gluten?

Junto con un paciente mío, llamé a más de 150 fabricantes de alimentos libres de gluten y les hice estas mismas preguntas. Sólo 10 contestaron satisfactoriamente. De hecho, tengo muchos clientes que están comiendo alimentos que en realidad no son libres de gluten y nunca se sienten mejor. Si estudias las investigaciones y las observaciones clínicas, muchos de los productos con mijo, lentejas, avena, sorgo y trigo sarraceno no están realmente libres de gluten.

Esto te dice que el potencial para contaminación de gluten es alto. Necesitarás un poco de ayuda para identificar las fuentes ocultas y navegar por el maravilloso mundo de la cocina libre de gluten. Este libro incluye muchas recetas libres de gluten que puedes disfrutar, y también puedes consultar nuestra página web (www.wholelifenutrition.net), nuestro blog (www.nourishing meals. com) y nuestros libros de cocina (*Whole Life Nutrition Cookbook* y *Nourishing Meals*).

Sensibilidad al gluten no celiaca (SGNC)

Durante un tiempo, quienes caían en el área gris de la reacción al gluten lo hacían sin una condición médica definida. Consulté con muchas de estas personas, quienes parecían pertenecer a una población única de gente sensible al gluten sin un diagnóstico celiaco. Tenían lo que parecía y se comportaba como enfermedad celiaca por fuera, pero sus análisis de sangre y las biopsias resultaban negativos. Sin embargo, cuando sacaron el gluten de sus dietas, mejoraron.

Esta "enfermedad celiaca no manifiesta" se llama sensibilidad al gluten. Un artículo en *Digestion and Liver Disorders*, publicado en 2003, y otro en *Gastroenterology*, de 1980, revelaron que hay de hecho una entidad distinta a la enfermedad celiaca, y sólo en los últimos años los investigadores empezaron a tratar la SGNC como algo en sí misma.

Hasta 6% de la población general sufre de SGNC, y los síntomas asociados con ella son casi tan extensos como los de la enfermedad celiaca. A continuación se encuentran los síntomas más comunes experimentados por las personas sensibles al gluten:

* Inflamación
* Mal humor, ansiedad, depresión
* Diarrea
* Eczema
* Fatiga
* Pensamiento nublado
* Gases
* Irritación intestinal
* Dolor de articulaciones
* Migrañas
* Problemas de estado de ánimo
* Náuseas
* Reflujo/ERGE

Hemos discutido los elementos del gluten que se han ligado a la enfermedad celiaca pero, de acuerdo con un artículo publicado en el *Journal of Gastrointestinal and Liver Diseases*, "Non-Celiac Gluten Sensitivity. Is It in the Gluten or the Grain?", hay otras características irritantes presentes en el gluten que pueden causar SGNC y aumentar la inflamación en individuos sanos:

- **Lectinas:** el gluten contiene lectinas, proteínas que se adhieren a los carbohidratos, encontradas en semillas y granos, que los protegen de hongos y plantas competitivas. Los compuestos específicos de lectina en el trigo, la aglutinina del germen de trigo (AGT), han demostrado causar una liberación de químicos inflamatorios de células inmunitarias intestinales y pueden contribuir a un intestino irritable también. Como mencioné antes, una alta concentración de AGT también podría disminuir en 70% la habilidad del páncreas de producir enzimas digestivas.

- **Inhibidores de alfa-amilasa y tripsina (IAT):** encontrados en el trigo y otros granos que contienen gluten, los IAT estimulan directamente las células inmunitarias para secretar químicos inflamatorios.

- **Fructanos:** el trigo es específicamente alto en fructanos, almidones que los humanos no descomponen fácilmente y que pueden alimentar a las bacterias involucradas en el sobrecrecimiento de bacterias en el intestino delgado (SBID).

Dado que actualmente no hay análisis de laboratorio para diagnosticar con acierto este desorden, debes permitir que tus síntomas te guíen; si estás experimentando cualquiera de los síntomas enlistados en la página 87, puedes tener sensibilidad al gluten no celiaca. La única forma en la que puedes descubrir si la tienes es sacar el gluten durante la dieta de eliminación. Si tus síntomas vuelven cuando lo incluyes de nuevo, entonces habrás identificado claramente la raíz del problema.

¿Podrías seguir comiendo gluten incluso si tu experimento con la dieta de eliminación revela que es la fuente de tus síntomas? Sí, podrías, pero debes saber el riesgo que involucra. Si tu sistema inmunitario está reaccionando al gluten cada vez que comes y continúas comiendo gluten, las investigaciones indican que serás más propenso a enfermarte. La propensión al cáncer de hígado aumenta, tu riesgo de morir aumenta en 600% comparado con quienes eligen no comer gluten y tu riesgo de enfermedad autoinmune puede aumentar. Esencialmente, si tienes una molestia constante de inflamación por consumo de gluten, eres más susceptible a la mayoría de las enfermedades modernas.

Lácteos

A mis clientes no les gusta cuando menciono la necesidad de eliminar los lácteos durante la dieta de eliminación. Todos adoran la leche, el queso, la mantequilla, el helado y otros alimentos que contienen lácteos, así que suelo tener que presentar un caso sólido y convincente para quitárselos. No es algo difícil de lograr. Aquí hay seis razones por las que los lácteos pueden estar interrumpiendo tu digestión y dañando tu salud:

1. **Lactosa:** para empezar, la leche de vaca contiene lactosa, un tipo de azúcar que no tolera bien la mayoría de los adultos. Entre 60 y 75% de todos los adultos no puede digerirla adecuadamente. La mayoría de nosotros no produce lactasa, la enzima necesaria para descomponer la lactosa. Los síntomas de intolerancia a la lactosa pueden ser desde leves hasta severos, e incluyen calambres, inflamación, dolor abdominal, diarrea y vómito.

2. **Mucosa:** la mayoría de la leche contiene una proteína llamada BCM7. Se sabe que esta proteína aumenta la producción de mucosa en los sistemas respiratorio y digestivo de los animales. En un artículo de 2010, publicado en *Medical Hypothesis*, por Bartley y McGlashan, se sugiere que este bioproducto de la descomposición de la leche puede crear un exceso de producción de mucosa en la gente. El exceso de mucosa puede empeorar los problemas respiratorios, como asma, y disminuir la absorción de nutrientes en el intestino.

3. **Picos de insulina:** la leche tiene un efecto insulinogénico alto. Cuando la bebes, tu páncreas da la señal para la liberación de una gran cantidad de insulina. Los altos niveles de insulina promueven la inflamación, la cual estamos trabajando en minimizar directamente con la dieta de eliminación.

4. **Toxinas contaminantes:** se ha demostrado que los productos lácteos contienen algunas de las concentraciones más altas de contaminantes ambientales, como los retardates del fuego y las dioxinas. Las investigaciones de *Environmental Health Perspectives*, en 2010, y el *Journal of Toxicology and Environmental Health*, en 2001, indican que estas toxinas pueden dañar el sistema inmunitario y que la exposición a largo plazo puede llevar a problemas reproductores y de desarrollo.

Las toxinas terminan en los lácteos y otros alimentos por bioacumulación y biomagnificación, procesos que ocurren en el mundo natural. Cuando químicos como las dioxinas se liberan en el aire, caen en las plantas y el suelo. Las plantas acumularán más dioxinas con el paso del tiempo. Los animales que comen esas plantas acumularán todavía una mayor cantidad de dioxinas. Dado que los contaminantes orgánicos persistentes (cop), como dioxinas, policlorobifenilos (pcb), éteres de bifenilos polibromados (pbde) y dot, se adhieren a la grasa, se guardarán en tejidos adiposos y se liberarán cuando un animal utilice esa grasa acumulada para producir leche para sus crías.

La cría lactante absorberá hasta 25% de esas toxinas acumuladas en la grasa a través de la leche de su madre. En otras palabras, la cantidad de toxinas se magnifica cuando se pasa a través de la leche. Cuando consumimos leche de vaca frecuentemente, estamos tomando el lugar del becerro que recibe las toxinas acumuladas de la vaca.

5. **Químicos y hormonas:** cuando investigadores españoles y marroquíes analizaron el contenido químico de la leche en 2010, quedaron impactados al descubrir 20 "sustancias farmacológicamente activas". Su hallazgos se publicaron en el *Journal of Agriculture and Food Chemistry* y mostraron evidencia de contaminación de la leche por antibióticos, medicamentos fungicidas, antiinflamatorios y hormonas como el estrógeno. Tal vez te preguntes cómo es posible esto. Bien, algunos de los medicamentos se dieron directamente a las vacas, otros se aplicaron a las ubres y migraron hacia la leche, pero otros rastros se vincularon a la dieta (alimento para ganado) y el medio ambiente. Muchos de estos medicamentos pueden dañar tu intestino y provocar desequilibrios bacterianos.

6. **Digestión interrumpida:** la leche de vaca contiene inhibidores de peptidasa, los cuales pueden empeorar o provocar el intestino irritable. Estos inhibidores impiden que las enzimas digieran las proteínas. Las proteínas que no se digieren pueden activar el sistema inmunitario, provocando una cascada de inflamación que puede causar el intestino irritable.

Maíz y soya

Eliminar el gluten y los lácteos de tu dieta es un gran punto de partida, pero la forma más eficiente y precisa para identificar la fuente de tus molestias dentro de tu sistema único es eliminar todas las fuentes posibles de irritación. Sólo cuando quitamos todos los elementos reactivos podemos crear un intestino maravillosamente tranquilo, y ésta es la clave para tu recuperación completa. El doctor Sidney Baker, uno de los fundadores del Instituto de Investigación de Medicina Funcional y Autismo, dice: "Si estás sentado sobre dos tachuelas y sacas una, ¿te sientes cincuenta por ciento mejor?" Es necesario quitar todos tus alimentos irritantes para poder llegar a un estado de calma.

Maíz

Igual que el gluten, el maíz está en todas partes. No es sólo cuando sabes que estás comiendo maíz que lo consumes. Hay cientos de ingredientes derivados del maíz escondidos en alimentos procesados; el más conocido y prevaleciente es el jarabe de maíz de alta fructosa.

¿Qué es lo que tenemos en contra de esta verdura, favorita de muchos? Primero, que no es una verdura, es un grano que tiene estructuras proteínicas similares al gluten, y esto significa que, así como el gluten, contiene propiedades inflamatorias. El maíz está lleno de prolaminas, las mismas proteínas acumuladas en las plantas, encontradas en otros granos que son resistentes a la digestión del cuerpo humano.

Éste es el otro problema con el maíz: casi todo el maíz proviene de semillas genéticamente modificadas y más de 85% de las cosechas se cultivan de semillas que han sido creadas para producir su propio insecticida. Este tipo de maíz contiene un tipo de toxina Bt que mata insectos al hacer hoyos en sus intestinos.

Los productores de semillas con toxina Bt han dicho que el pesticida no afecta a los humanos; sin embargo, investigadores publicaron un artículo en *Reproductive Toxicology*, en 2011, y mostraron una verdad distinta. Investigadores canadienses analizaron a mujeres embarazadas y no embarazadas, y hallaron evidencia de toxina Bt en:

- 93% de las muestras de sangre de la madre
- 80% de las muestras de sangre del feto
- 69% de las muestras de sangre de mujeres no embarazadas

Todavía se están haciendo investigaciones para mostrar el impacto de elementos como la toxina Bt en nuestra salud. Aun así, hay otras modificaciones realizadas a las cosechas de organismos genéticamente modificados (OGM) o transgénicos que las vuelven molestias digestivas genuinas. Por diseño, se crean para ser más resistentes a los pesticidas. Esta naturaleza resistente pasa a tu sistema digestivo, donde los alimentos transgénicos resistirán ser descompuestos por las enzimas. Las partículas de alimentos sin digerir pueden producir síntomas de alergia y sensibilidad, y aumentar las probabilidades de desarrollar intestino irritable.

Al eliminar el maíz, también estarás quitando uno de los alimentos más insidiosos y dañinos: el azúcar de maíz, mejor conocido como jarabe de maíz de alta fructosa (JMAF). El JMAF tiene cero beneficios nutricionales y puede contribuir al intestino irritable, además de que el consumo crónico de JMAF puede aumentar tu riesgo de enfermedad de hígado graso.

De acuerdo con la doctora Lyn Patrick, experta en desórdenes hepáticos, del Colegio Americano de Medicina Avanzada, sólo se necesita consumir entre 25 y 35 gramos de fructosa en una sola toma para llevar a alguien por el camino de la enfermedad, el cual se desarrolla de esta manera: cuando se consumen altos niveles de fructosa a la vez, el cuerpo no puede absorberla y procesarla lo suficientemente rápido. La fructosa extra se queda en el intestino, donde alimentará a las bacterias, permitiéndoles crecer rápidamente. Estas bacterias pueden irritar el intestino, lo que puede llevar a un intestino irritable, que a su vez permitirá que las bacterias entren en el torrente sanguíneo y aumente la inflamación. Los químicos inflamatorios pueden viajar entonces al hígado y causar daño.

Junto con nuestro consumo regular de dulces, salsas y alimentos procesados, el consumo de JMAF en bebidas sabor café endulzadas con jarabe y en refrescos ha llevado a un aumento masivo del consumo de fructosa. ¿Cuánto café con saborizante o endulzado con jarabe tendrías que tomar para ingerir entre 25 y 35 gramos de fructosa? Sólo ve el contenido de azúcar de tu bebida de café endulzada y divídelo a la mitad. La mayoría de los jarabes están hechos con jarabes de maíz de alta fructosa, que tienen 55% de fructosa. Una bebida popular de café con saborizante de vainilla y crema batida de 450 mililitros tiene casi 70 gramos de azúcar y 35 gramos de fructosa. Beber uno de ésos al día durante tres meses o más puede dejarte más susceptible a enfermedad de hígado graso.

El consumo de fructosa entre 20 y 25 gramos a la vez también puede llevar a molestias intestinales. La fructosa extra se fermenta rápidamente por las bacterias en el intestino delgado, lo que produce gases, inflamación, distensión y lo que mis clientes llaman "excrementos viscosos". Si alimentas constantemente estas bacterias, pueden crecer en exceso e irritar las paredes intestinales.

MALA ABSORCIÓN DE FRUCTOSA

Si tienes irritado el intestino, evacuaciones sueltas, dolores, diarrea y exceso de gas, puede que quieras reducir tu consumo de fructosa mientras estás en la dieta de eliminación. Ciertas frutas son relativamente altas en fructosa, entre ellas manzana, pera, cerezas, sandía y mango. Aproximadamente 30% de todas las personas diagnosticadas con síndrome de intestino irritable (SII) han demostrado tener dificultad para digerir la fructosa y por tanto se dice que tienen una mala absorción de la fructosa.

Y ya sabemos que el daño repetitivo a las paredes intestinales provocará el síndrome de intestino irritable, permitiendo que partículas y toxinas floten libremente hacia el torrente sanguíneo y aumenten la inflamación. Dado que estamos trabajando para sanar el intestino y reducir la inflamación con la dieta de eliminación, el maíz debe caer estrictamente en la lista de "no" durante el programa.

Soya

La soya es un tipo de leguminosa que se come entera, como edamame, o procesada en otras formas que es posible que conozcas: tofu, tempeh y leche de soya. En formas menos conocidas se utiliza como aditivo en alimentos procesados. Puede que la veas en una etiqueta como aceite de soya, proteína hidrolizada de soya, albúmina de soya o lecitina de soya. Esta última está en casi todas las galletas y los dulces empacados.

Como el maíz y el gluten, la soya es engañosa. Se encuentra en alimentos horneados, comidas preparadas, barras de proteína, cereal, consomé de pollo, mayonesa, vitaminas, mantequilla de cacahuate, salsas, sopas y más. Comer una dieta completa, con alimentos frescos, es prácticamente la única forma de evitar la soya.

Igual que el maíz, la mayor parte de la soya está genéticamente modificada. De hecho, la soya fue la primera gran cosecha genéticamente modificada en 1996 para soportar el rocío excesivo de herbicidas. Un artículo de 2014, publicado en *Food Chemistry*, titulado "Compositional Differences in Soybeans on the Market: Glyphosate Accumulates in Roundup Ready GM Soybeans", mostró que estas plantas de soya genéticamente modificadas no sólo son menos nutritivas que sus contrapartes convencionales, sino que también están cargadas con residuos de herbicidas.

La soya es naturalmente resistente a las enzimas digestivas producidas por el páncreas. Produce compuestos que inhiben la capacidad de la enzima pancreática tripsina de descomponer las proteínas de los alimentos (de ahí su nombre, inhibidores de tripsina). Se ha descubierto que la soya genéticamente modificada tiene cantidades mayores de estos inhibidores, lo que la vuelve todavía más difícil de digerir. Si no descomponemos las proteínas de los alimentos, es más probable que tengamos reacciones inmunitarias a esos alimentos.

Otros alimentos reactivos

Cuando llegues a las fases de la dieta de eliminación, notarás que empiezas a sacar otros alimentos además del gluten, los lácteos, la soya y el maíz. Cada alimento que se elimina es por un propósito específico. Cada alimento que aparece en la lista "no" tiene el potencial de irritar o inflamar tu sistema único. Mientras trabajamos para crear el ambiente intestinal más tranquilo y en calma para ti, debemos quitar todos estos contribuyentes potenciales. No hacerlo podría crear resultados imprecisos durante la fase de reintroducción, o peor, asegurar que los síntomas permanezcan. Éstos son algunos de los otros alimentos en la lista de eliminación y sus características más irritantes.

Bebidas alcohólicas

Querrás evitarlas durante tu dieta de eliminación. La cerveza, el vino y los licores no son buenos para tu intestino, y beberlos entorpecerá tu esfuerzo para crear un ambiente intestinal tranquilo. Eso no significa que debas dejar de tomar para siempre, pero sí implica que apliques la ley seca si en verdad quieres sentir un alivio de tus síntomas.

¿Y si sólo es uno? La ciencia te recomienda no beber. La ginebra, el vodka, el whisky y la cerveza pueden tener proteínas de gluten. Un traguito, y todo tu experimento puede comprometerse. Además, incluso la porción más pequeña de alcohol puede provocar un microdaño a las vellosidades del intestino delgado. En realidad, quema las puntas sensibles de los vellos, importantes para secretar enzimas digestivas y absorber nutrientes valiosos. Si el alcohol contiene gluten, puede hacer todavía más daño.

Cuando bebes alcohol en exceso o con el estómago vacío, puedes acelerar el desarrollo de intestino irritable. El alcohol parece tener la capacidad especial de abrir huecos para las endotoxinas, compuestos bacterianos que causan inflamación y daño en tejidos. El alcohol también alimentará a las bacterias malas, aumentando el riesgo de propagación bacteriana o el desequilibrio del ambiente intestinal.

Carne de res

Las proteínas de la carne de res han demostrado tener una reacción cruzada con los productos lácteos en algunas personas. Esto significa que la gente que es realmente sensible a los lácteos puede no tolerar la carne roja. En múltiples artículos sobre artritis reumatoide y la dieta de eliminación, tanto Kicklin como Darlington encontraron que la carne de res era uno de los principales alimentos irritantes para la artritis. Y cuando la doctora Ellen Grant, del Charing Cross Hospital, en Londres, analizó los alimentos y sus efectos en alergias, encontró que la carne de res era uno de los principales contribuyentes de migrañas.

Carne de cerdo

El cerdo es el segundo irritante alimentario más común para la enfermedad de vesícula biliar. La gente que regularmente consume tocino, manteca y otros productos de cerdo puede empezar a reaccionar a las proteínas del cerdo en estos productos. Las reacciones pueden experimentarse como dolores estomacales, inflamación, exceso de gases, calambres y constipación.

De acuerdo con el artículo de Zar y Benson, publicado en *The American Journal of Gastroenterology*, en 2005, los anticuerpos contra el cerdo eran significativamente más elevados en personas con síndrome de intestino irritable.

Evitar la carne de res, la carne de cerdo y todos los embutidos durante la dieta de eliminación asegurará que no estés expuesto a nitritos, a los que mucha gente puede ser sensible. Estos aditivos alimentarios comúnmente utilizados pueden provocar dolores de cabeza, fatiga, mucosidad e incluso erupciones si eres alérgico.

Chocolate y café

El chocolate y el café contienen químicos llamados metilxantinas (teobromina en el chocolate y cafeína en el café). Estos compuestos moleculares pueden contribuir a la ansiedad, la falta de sueño y las palpitaciones cardiacas. Cuando alguien está ansioso o emocionado puede secretar más cortisol, y el cortisol elevado puede causar un intestino irritable.

Los paneles de sensibilidad alimentaria IgG y los análisis nutricionales están descubriendo que muchas personas reaccionan tanto al chocolate como al café. Los niños con ansiedad y autismo tienen un margen de reacción al chocolate particularmente alto.

En 2009 el Instituto de Investigación de Autismo compiló resultados de más de 25 000 cuestionarios de padres de niños autistas. Las respuestas determinaron qué intervenciones, ya fueran médicas o por cambios de estilo de vida, tuvieron los efectos más positivos en sus hijos. Quitar el trigo, los lácteos y el chocolate estuvo entre los cuatro primeros.

Cítricos

Es probable que hayas escuchado la advertencia de algunos medicamentos sobre ingerirlos con jugo de toronja. Esto es porque ciertos compuestos en las frutas cítricas (naringina y otros) tienen la capacidad de alterar las enzimas del hígado significativamente. Si reduces la función enzimática del hígado, es más probable que los medicamentos, las toxinas y otras sustancias deambulen por el cuerpo, listas para irritar y dañar las células. Con el tiempo veo cada vez más gente que empieza a reaccionar a las proteínas de los cítricos. Erupciones, fatiga y dolor abdominal son tres síntomas comunes de reacciones a cítricos.

Huevos

Los huevos son alimentos altamente alergénicos; sin embargo, la mayoría de la gente nunca pensaría en culparlos de síntomas como inflamación, gases, náuseas y erupciones en la piel. Los huevos contienen una enzima llamada lisozima, la cual se adhiere a las proteínas de las claras sin digerir. Juntas forman lo que se conoce como complejo de lisozima, el cual flota a través del sistema digestivo y resiste la digestión mientras recoge proteínas bacterianas, creciendo más mientras viaja.

Una vez en la pared intestinal, el complejo atravesará sin problemas. La lisozima posee una habilidad química única para cruzar a través de las uniones celulares. A partir de ahí se mueve hacia el torrente sanguíneo, donde circula a través del cuerpo. Las proteínas sin digerir dispararán la alarma de las células inmunitarias, liberando químicos inflamatorios.

Solanáceas

La familia de las solanáceas incluye jitomates, papas, pimientos dulces y picantes, cayena y páprika (hechas de pimientas), berenjena y tomate verde. En estado silvestre estas plantas contienen niveles de químicos conocidos como alcaloides, lo que nos impide comerlas. Las verduras comunes que consumimos hoy se han cultivado para contener niveles mucho menores de estos alcaloides, pero algunas personas sensibles todavía reaccionan incluso a pequeñas cantidades. Las personas que son sensibles a la nicotina, un alcaloide común en la berenjena y los jitomates, deberían pensar en eliminar esos alimentos de sus dietas.

Incluso si no eres sensible a las solanáceas después de la dieta de eliminación, asegúrate de quitar los brotes y las partes verdes de las papas. Estas porciones son indicadores de un aumento en compuestos alcalinos y altas concentraciones de ellos pueden causar problemas en la mayoría de las personas. Sólo guarda tus papas hasta por tres semanas en un área oscura y seca para prevenir que germinen y se tornen verdes.

Nueces y cacahuates

Las nueces y los cacahuates son dos de los ocho principales alimentos alergénicos. Algunos ejemplos de nueces son avellanas, almendras, nueces de la India y nueces de Castilla. Puedes ser sensible o alérgico a una nuez u otra, o a los cacahuates, aunque la mayoría de la gente que es alérgica a los cacahuates también es alérgica a una o más nueces.

Existen numerosas razones por las que las nueces y los cacahuates son tan reactivos para muchos. Éstas son sólo cuatro de las más probables:

1. **Son difíciles de digerir.** La naturaleza ha diseñado las nueces y las semillas para resistir la digestión de los animales y que puedan esparcirse sobre la tierra en su materia fecal. Tienen cáscaras duras que dificultan la digestión, inhibidores de enzimas que interfieren con la digestión y lectinas que pueden afectar las paredes intestinales.

2. **Tienen un alto contenido de proteína.** Las células inmunitarias pueden confundir los fragmentos de proteínas de los alimentos (péptidos) con invasores extraños si no se descomponen bien durante el proceso digestivo. Estas proteínas sin digerir pueden imitar a un invasor común del cuerpo, como el rotavirus, por ejemplo. Es por esto que cualquier alimento con un

alto contenido de proteína que no se digiera bien seguramente estimulará una reacción inmunitaria en el tracto intestinal, especialmente si ese tracto intestinal es "irritable".

3. **Suelen tener toxinas de moho en ellas.** Los cacahuates son leguminosas que crecen bajo tierra, en un ambiente húmedo, donde hay riesgo de desarrollar moho. La mayoría de las muestras de cacahuates en Estados Unidos contienen rastros de toxinas de moho conocidas como aflatoxinas. Esta sustancia puede dañar el hígado cuando no se desintoxica adecuadamente, así como contribuir al riesgo de cáncer.

4. **Tienen un alto contenido de antinutrientes (ácido fítico y oxalatos).** Los cacahuates son fuentes particularmente buenas tanto de oxalatos como de ácido fítico. Estas dos sustancias son conocidas por adherirse a los minerales de tus alimentos, como zinc y calcio, y volverlos menos disponibles para tu cuerpo.

A menos de que las nueces se remojen, germinen y luego se deshidraten, digerirlas puede ser un reto para la mayoría. Remojarlas reduce el contenido de ácido fítico en las nueces y neutraliza los inhibidores de enzimas. Aun así, las nueces —remojadas o no— deben evitarse durante las primeras dos fases de la dieta de eliminación y luego volver a incluirse estratégicamente durante la fase de reintroducción.

Ajonjolí

En algunas partes del mundo el ajonjolí ha alcanzado la lista de los 10 alimentos más alergénicos. Esto es porque el ajonjolí tiene la combinación perfecta de un alimento potencialmente reactivo. Primero, es una fuente de proteína rica en aminoácidos, lo que puede hacer que las personas con problemas para digerir proteínas lo encuentren difícil. También es una semilla, lo que significa que, por diseño, resistirá la descomposición de ácidos y enzimas, dada su capa dura, sus inhibidores de enzimas y las lectinas. Una semilla quiere sobrevivir para mantener sus genes vivos. Busca el ajonjolí en panes, bollos y bagels, así como galletas, aderezos y preparaciones untables.

Azúcar

El azúcar es pegajosa. Dejar una paleta de caramelo sobre un cojín de la sala demostrará este punto rápidamente. Cuando la concentración de azúcar en tu sangre aumenta, el azúcar puede pegarse a las proteínas ahí. Una de esas proteínas se llama hemoglobina, la proteína responsable de llevar el oxígeno a través del cuerpo. Cuando tiene azúcar pegada a ella, la hemoglobina se presenta en una forma diferente.

Cuando las proteínas de hemoglobina cambian de forma, pueden hacer su trabajo muy bien, pero hay algo más que sucede cuando una proteína cambia de forma: las células inmunitarias ya no la reconocen como normal y no dañina. El sistema inmunitario señalará las proteínas pegajosas y malformadas como invasores extraños, y lanzará un ataque contra ellas. Este ataque deriva en inflamación y en toda clase de síntomas.

Más allá de esto, algunas personas realmente tienen reacciones inmunitarias hacia el azúcar, es decir, pueden tener una respuesta alérgica. Lo veo en los paneles de alergias o sensibilidades alimentarias de IgG muy seguido. Puede que experimenten síntomas como erupciones, fatiga y dolores de cabeza, sin llegar a pensar que el azúcar es la causa.

También es importante quitar el azúcar de tu dieta durante la dieta de eliminación porque muchas veces el azúcar proviene de una combinación de betabel y caña, y se sabe que ambas cosechas usan altos niveles de herbicidas. La mayoría de los betabeles que se utilizan para el azúcar están genéticamente modificados para soportar herbicidas y, cuando se prueban, suelen tener altos niveles de residuos en ellos.

Levadura

Algunos estudios han estimado que hasta 60% de la gente que reacciona al gluten puede tener una reacción cruzada a la levadura también. Si tienes enfermedad de Crohn, produces anticuerpos para la levadura. Dado que algunas cepas de levaduras que viven en nuestro intestino pueden presentarse ante nuestras células inmunitarias a lo largo de nuestra vida, es una sustancia común a la que la gente puede ser sensible. La levadura se encuentra en productos horneados, alcoholes y productos con levadura nutricional.

Una dieta para curar, no para prohibir

No te sientas abrumado por la lista de alimentos en este libro; recuerda que esto se trata de crear una dieta personalizada. Descubrirás qué alimentos funcionan mejor para ti y cuáles no. Sé que puede ser difícil dejar algunos de tus alimentos favoritos, pero ¡piensa en lo bien que te sentirás una vez que lo hagas! Vas a tener que tomar una decisión y hacerte esta pregunta: ¿Quiero los alimentos o quiero perder los síntomas? La elección es clara para mí, ¡especialmente cuando puede ser tan delicioso seguir la dieta! Ahora que ya comprendiste las razones tras los alimentos que son los mayores culpables, demos un vistazo a otro factor clave: el ambiente.

Capítulo 4

El efecto de los químicos en el ambiente

La gente no suele darse cuenta del impacto que pueden tener los químicos del ambiente en su salud. Ése era el caso de Jimmy, un hombre de 40 años que fue a verme con una enfermedad misteriosa. Seis meses antes de contactarme de pronto había empezado a tener terribles dolores musculares y molestias, problemas para respirar y fatiga debilitante. Casi de inmediato también se había vuelto sensible a muchos alimentos y tenía evacuaciones repentinas. Aunque estaba extremadamente cansado todo el tiempo, simplemente no podía descansar bien. Todos sus síntomas fueron súbitos y misteriosos, y no mostraban ninguna señal de calmarse.

Fue proactivo al buscar ayuda. Se hizo varias pruebas de laboratorio y evaluaciones caras que compartió con un puñado de médicos, pero ninguno podía señalar el origen de sus problemas. Algunos incluso sugirieron que todo estaba en su mente.

Después de 20 minutos en nuestra primera conversación, lo detuve y le pregunté: "¿Cuándo remodelaste tu casa?" Aun cuando él no había mencionado la remodelación de su casa, yo sabía sin duda alguna que lo había hecho. Sorprendido, me dijo: "Hace poco más de seis meses". Precisamente cuando sus síntomas habían empezado.

Resultó que la casa de Jimmy era vieja y él la había pintado, había cambiado los pisos y hecho varios trabajos más. Le pregunté:

"¿Ha habido en los últimos seis meses algún momento en el que te hayas sentido mejor?" Me contestó que había habido una semana en la que se fue de campamento y notó que sus síntomas empezaron a despejarse. Esto lo confirmó: era su casa. La exposición a los químicos de las pinturas, los adhesivos, el piso y todo lo demás que había utilizado para la remodelación era demasiado para que su sistema pudiera procesarlos.

Le sugerí que eliminara algunos de los alimentos irritantes de su dieta y que añadiera muchas verduras y frutas frescas, ricas en antioxidantes, así como algunos suplementos específicos para la desintoxicación y la función mitocondrial. Al mismo tiempo, le recomendé algunas formas para minimizar los efectos de los químicos a los que había estado expuesto en su casa. Consiguió un purificador de aire que eliminaría los compuestos orgánicos en el aire y abrió sus ventanas con frecuencia. Después de algunas semanas empezaba a mejorar. Luego de algunos meses, estaba 70% mejor. Las sensibilidades alimentarias desaparecieron.

¿Cómo supe lo que le pasaba a Jimmy? Fue una combinación de años de investigación sobre la exposición a los químicos y el descubrimiento fortuito del trabajo de la doctora Claudia Miller, una alergóloga, inmunóloga y profesora del Colegio de Medicina, de la Universidad de Texas, en San Antonio. La doctora Miller había comentado varios estudios de caso donde los síntomas eran idénticos a los de Jimmy. En sus pacientes, la causa siempre era una exposición aguda a químicos. Los puntos clave eran la dificultad para respirar y el desarrollo, casi de un día para otro, de sensibilidades alimentarias.

La doctora Miller ha estado examinando los efectos de la exposición en la función inmunitaria y el aumento de enfermedades relacionadas con sensibilidades durante las últimas décadas. En 1996 acuñó el término "pérdida de tolerancia inducida por tóxicos", o PTIT, después de observar que las personas expuestas a químicos empezaban a reaccionar a muchas cosas en su ambiente. Después de accidentes químicos en el trabajo, por ejemplo, la gente literalmente desarrollaba sensibilidades alimentarias de un día para otro.

Lo que sucede con la PTIT es que el comportamiento de las células inmunitarias cambia por la exposición a químicos. El principal trabajo del sistema inmunitario es revisar nuestro ambiente interno y tolerar la gran mayoría de las cosas con las que entra en contacto. No queremos reaccionar a alimentos, pelo de animales, polen o nuestras propias células. Cuando nuestra exposición a químicos aumenta, nuestras células inmunitarias pierden su tolerancia y empiezan a atacar sustancias normalmente inofensivas.

En la mayoría de los estudios de caso de la doctora Miller, así como en el caso de Jimmy, la causa se señaló como una exposición a químicos de tipo agudo, pero lo más seguro es que una exposición diaria, consistente, a pesticidas, contaminantes de aire, químicos para el cuidado de la piel, plásticos, aditivos alimentarios y otros compuestos industriales pudieran tener un efecto acumulativo en una persona común. También es probable que esta exposición sea al menos parcialmente responsable por el aumento de reacciones alimentarias y síntomas molestos. ¿Cómo está nuestra exposición a químicos hoy en día? Completamente fuera de control.

Todos estamos sobreexpuestos

Durante los últimos 30 años el uso de químicos en el ambiente aumentó dramáticamente. Una persona común que viva hoy inhalará contaminantes del aire, ingerirá residuos de pesticidas, aplicará químicos de cremas en su piel, comerá aditivos químicos en alimentos procesados y más. La peor parte es que estos químicos son invisibles, y sin embargo están literalmente en todas partes.

Actualmente en Estados Unidos se utilizan más de 83 000 químicos, con más de 37 000 millones (sí, *miles de millones*) de kilos de productos que se importan cada día. Eso es más de 125 kilos por persona, ¡al día! (Las cifras se elevaron tanto que, en mayo de 2011, la Academia Americana de Pediatría advirtió oficialmente a los ciudadanos que las regulaciones gubernamentales no estaban regulando casi nada y que muchos de estos químicos ponían en riesgo a las mujeres embarazadas y a los infantes.)

Información reciente indica que sin duda estos químicos están contribuyendo a nuestro aumento pandémico de enfermedades. En 2011 un equipo de investigadores en Suiza publicó un artículo en *Annual Reviews of Physiology* que vinculaba los químicos con el metabolismo alterado de azúcar y grasas. Este tipo de alteraciones, comentan, podría estarnos volviendo más propensos a diabetes y obesidad. Otra investigación, encabezada por el doctor Stephen Genuis, de la Universidad de Alberta, y publicada en el *Journal of Environmental and Public Health*, demostró cómo los químicos están cambiando las funciones de nuestro sistema inmunitario y cómo está aumentando nuestro riesgo de alergias, asma y eczema.

Dos científicos de la Escuela Pública de Salud de Harvard, los doctores Grandjean y Landrigan, también estudiaron los efectos negativos de los químicos, enfocándose en su impacto en los niños. Hasta ahora han clasificado 11 químicos comunes en nuestro ambiente como neurotoxinas capaces de dañar las mentes en desarrollo de nuestras futuras generaciones. Éstos incluyen plomo, metilmercurio, policlorobifenilos (PCB), arsénico, tolueno, manganeso, fluoruro, clorpirifos, diclorodifeniltricloroetano (DDT), tetracloroetileno y éteres de bifenilos polibromados (PBDE).

En conclusión, hay una lista muy larga de enfermedades y condiciones que se están vinculando con la exposición a químicos, y sospecho que esta lista sólo se hará más grande.

Los químicos y la intolerancia alimentaria

Dado que nuestra meta en la dieta de eliminación es crear un ambiente interno tranquilo y en calma, debemos considerar el impacto de los químicos en el ambiente y su potencial para provocar reacciones alimentarias en ti. El enfoque suele colocarse sobre la inflamación y su conexión con la intolerancia alimentaria, sobre la que hablé en el capítulo 1, pero la realidad es que la inflamación es meramente una respuesta o una reacción de las células inmunitarias a los invasores dañinos. Cuando las células inmunitarias reaccionan en exceso frente a sustancias *inofensivas*, como partículas de alimentos, algo las está programando para que actúen de esa manera; los químicos están causando PTIT.

Los químicos cambiarán el comportamiento del sistema inmunitario directa e indirectamente. Directamente, toxinas como el mercurio pueden dañar las células inmunitarias, causando un cambio en sus funciones. Las toxinas también pueden dañar a otras células del cuerpo, requiriendo que las células inmunitarias se involucren y ayuden a limpiar el desorden con químicos inflamatorios (una clase de situación de "fuego contra fuego"). De cualquier forma, el resultado es un cambio en la respuesta inmunitaria y un incremento general de la inflamación. De manera indirecta, las toxinas pueden hacer dos cosas principalmente: pueden matar los microbios beneficiosos y pueden interferir con los nutrientes en nuestro cuerpo.

Muchos químicos tóxicos, como metales pesados, pesticidas, cloraminas (en el agua potable), desinfectantes para las manos y conservadores matan las bacterias beneficiosas y otros microbios que viven en nuestro tracto intestinal. Como leíste en capítulos anteriores, estos mismos microbios literalmente entrenan a nuestras células inmunitarias sobre cómo responder al ambiente, tanto que algunos científicos están empezando a llamar al sistema inmunitario el "sistema de interacción microbiana". Si desbalanceamos nuestros microbios por exponerlos a químicos, seguramente la respuesta de nuestro sistema inmunitario también se saldrá de balance.

¿Cómo funciona esto? Veamos la información reciente sobre el herbicida Roundup, por ejemplo. El Roundup, comúnmente utilizado en cosechas transgénicas, está patentado como biocida, lo que significa que es un asesino conocido de microbios, como las bacterias.

Al ser el herbicida de mayor uso en el planeta, se aplican cientos de millones de kilos de Roundup y herbicidas químicamente similares cada año. Aunque apenas están empezando a surgir artículos científicos sobre lo que esto puede significar para las bacterias que entran en contacto con él, los datos preliminares no se ven bien. Parece que el glifosato, el ingrediente activo del Roundup, puede desequilibrar la proporción entre bacterias beneficiosas y patógenas.

Un estudio de 2012, publicado en *Current Microbiology*, mostró que las bacterias se comportan de forma muy distinta cuando se exponen al Roundup. Las bacterias que pueden causar enfermedad, como ciertas variantes de salmonella, demostraron ser altamente resistentes al glifosato, mientras que las bacterias beneficiosas, como especies particulares de bifidobacterias y lactobacilos, son moderada o altamente susceptibles a los efectos dañinos de este herbicida. En otras palabras, muchas de las bacterias beneficiosas murieron en la exposición al glifosato, mientras que algunas de las malas pudieron sobrevivir. Este desequilibrio intestinal es la receta para el desequilibrio del sistema inmunitario.

Los pesticidas y ciertos químicos encontrados en medicamentos también pueden provocar indirectamente que las células inmunitarias reaccionen de más, bajando los niveles de vitamina D. Esta vitamina es una de las sustancias calmantes del sistema inmune más potentes dentro de la dieta humana. Cuando los niveles de vitamina D están bajos, tienes mayor riesgo de desarrollar intolerancia alimentaria y otros problemas de salud. Un estudio publicado en *Mayo Clinic Proceedings*, en 2013, asoció los niveles adecuados de vitamina D con la reducción de cáncer, diabetes, enfermedad cardiaca, enfermedades autoinmunes, intestino irritable y dolor muscular. Numerosos estudios han demostrado cómo los químicos en los medicamentos y los pesticidas pueden bajar los niveles de vitamina D y causar deficiencias. (¿Estás tomando suficiente vitamina D? Lee más al respecto en el capítulo 5, en la sección "Toma el sol", en la página 140.)

Entre más grande sea tu exposición a los químicos, es más probable que permanezcas en un estado de inflamación y desarrolles reacciones alimentarias. El lado bueno es que puedes tomar medidas para evitar tu exposición desde hoy; la conciencia de ello es el primer paso. La investigación y la información que se exponen aquí no pretenden abrumarte, sino darte las herramientas para identificar dónde y cuándo puedes hacer cambios. En el resto de este capítulo descubrirás los químicos importantes del ambiente a los que debes poner atención, así como algunas estrategias para minimizar tu exposición. También asegúrate de leer el capítulo 5, donde comparto algunas recomendaciones sobre cómo apoyar a tus sistemas de desintoxicación.

Químicos interruptores endocrinos

Muchos de los químicos sobre los que escuchamos en las noticias interrumpen nuestras funciones hormonales normales. Dado que las hormonas se producen por el sistema endocrino, estos químicos se llaman químicos interruptores endocrinos (QIE). Los QIE actúan como estrógenos en el cuerpo, contribuyendo al aumento de peso, a los desórdenes inmunitarios y al cáncer. Cuando un bebé está expuesto a estos químicos en el vientre de su madre, será más propenso a tener células inmunitarias que reaccionen excesivamente a las proteínas del ambiente, incluyendo los alimentos. Algunos de los QIE más utilizados son el bisfenol-A (BPA) y los ftalatos:

- **Bisfenol-A (BPA):** más de 6 000 millones de BPA se utilizan en la industria cada año. Originalmente, el BPA se usaba como un estrógeno sintético que se añadía al alimento de los animales para engordarlos, que es probablemente la causa de que las investigaciones conecten pequeñas exposiciones con la modificación del metabolismo de grasas en los humanos. El BPA se añade actualmente a plásticos para hacerlos más maleables y suaves. Lo encontrarás en el revestimiento de las latas, en recipientes y botellas de plástico, y en el recubrimiento del papel térmico con que se imprimen los recibos del supermercado.

• **Ftalatos:** estos compuestos químicos también se añaden a plásticos y pueden encontrarse en muchos de los mismos lugares donde hay BPA. Cuando se usan en pisos de vinil, pueden desprenderse hacia el aire y adherirse a las partículas de polvo, que a su vez inhalaremos. Un artículo de 2012, publicado en *ASN Neuro*, comentó que una mujer embarazada, expuesta a este tipo de piso, era susceptible de tener una función tiroidea interrumpida, y que sus hijos tenían mayor probabilidad de ser autistas.

Los ftalatos también se usan para fijar colores y aromas en los artículos de cuidado personal (cremas, perfumes, colonias, lociones para después de afeitar, geles para el cabello y bloqueadores solares) y en artículos del hogar (aromatizantes, suavizantes para la secadora y velas aromáticas). Pueden absorberse por la piel e inhalarse. Cuando la doctora Susan Duty y su equipo, en la Escuela Pública de Salud de Harvard, analizaron el impacto del uso de productos de cuidado personal en los niveles de ftalatos de 406 hombres, encontraron que el uso de un solo elemento, como colonia o loción para después de afeitar, aumentaba los niveles de ftalatos en la orina en 33 por ciento.

Reduce tu exposición

• **Elige lo natural.** Busca productos orgánicos con bases de ingredientes naturales, libres de color, fragancia y ftalatos. También asegúrate de que el término *parfum* no esté en la etiqueta.
• **Suda.** Cuando el doctor Genuis y sus colegas compararon la cantidad de ftalatos eliminados del cuerpo por sudor y por

orina, encontraron que la eliminación del sudor era mayor. De hecho, la concentración de ftalatos presente en el sudor era el doble que la de la orina. Suda hoy para ayudar a liberar estas toxinas de tu cuerpo. El germen de brócoli y las sales de Epsom también pueden ayudar a limpiar las células y los tejidos de químicos (para más sobre estas estrategias, ve el apartado "La vida es difícil: ¡date un baño!" en el capítulo 5, en la página 139).

• **Come alimentos frescos.** Un estudio publicado en *Environmental Health Perspectives*, en 2011, encontró que comer una dieta "fresca", libre de alimentos enlatados, botellas de plástico y alimentos preparados o envueltos en plástico, reduce la exposición de BPA en 66 por ciento.

Policlorobifenilos (PCB)

Los PCB se utilizaron ampliamente como materiales eléctricos e industriales hasta 1979. También se usaron en casi todos los tipos de aislantes, pinturas, plásticos y productos de goma. Aun cuando muchos PCB se prohibieron hace décadas, todavía aparecen en la sangre de muchas mujeres embarazadas y en la sangre del cordón umbilical de nonatos.

También se ha visto que algunos PCB aumentan drásticamente el riesgo de diabetes (más de 30 veces, de acuerdo con una investigación publicada en *Diabetes Care*, en 2006), contribuyen a la obesidad, aumentan el riesgo de cáncer y reducen la fertilidad. Además, investigadores del Departamento de Neurología de la Universidad de Kentucky determinaron que los PCB pueden "comprometer la integridad intestinal" y alterar la permeabilidad del intestino: primeros precursores del síndrome de intestino irritable.

La exposición alimentaria a PCB más común viene de pescados grasos y aceites de pescado sin purificar. También encontrarás PCB en carnes altas en grasa y productos animales, pero las investigaciones muestran que la mayor fuente de exposición para la gente es el salmón de granja. En 2014 se consumía más salmón de granja que carne de res. El salmón de granja puede tener más de 40 veces los PCB encontrados en otros alimentos.

Reduce tu exposición

- **Busca lo silvestre.** Consume pescado, particularmente salmón, etiquetado "silvestre". Además del salmón, muchos otros tipos de pescado se reproducen en granja.
- **Corta la grasa.** Si no puedes garantizar que un pescado es silvestre, quita todas las partes de grasa y la piel; los PCB se acumulan en los tejidos grasos.
- **Remplaza tus electrodomésticos viejos y tus lámparas.** Las televisiones, los refrigeradores y las lámparas de luz fluorescente hechas antes de 1979 pueden liberar partículas PCB en tu hogar y oficina.

Mercurio en amalgamas y contaminación del aire

En enero de 2013, delegados de más de 140 países se reunieron en una convención en Génova para discutir los terribles riesgos de tener demasiada exposición al mercurio en el planeta. Muestras de cabello de humanos y muestras de piel de peces de todo el mundo están demostrando que ya sobrepasamos el límite seguro de mercurio en nuestro ambiente. Este mercurio puede matar a las bacterias beneficiosas en nuestros intestinos (y en nuestro ambiente), cambiar la función de nuestras células inmunitarias, alterar nuestra digestión y dañar nuestro cerebro.

La exposición al mercurio viene regularmente de amalgamas de plata en los dientes y de peces predadores (ve más sobre el pescado en el capítulo 8, en el apartado "Elige mejores proteínas", en la página 189). La fuente más grande de mercurio en el planeta proviene de la contaminación del aire. La quema de carbón ha ocasionado que se distribuyan millones de kilos de mercurio por todo el planeta con la contaminación del aire (7.15 millones de kilos en 2010 solamente).

LA NUBE QUÍMICA

¿Sabías que la NASA ha estado monitoreando algo llamado "la nube café"? Ésta es una nube masiva de aire contaminado que flota sobre la India y China. Puede ser elevada por una corriente y llegar a la costa oeste de Norteamérica en siete días. De hecho, las pescaderías en Alaska están atribuyendo un aumento de 20% en los niveles de mercurio del pescado al aumento de contaminación en China y la India.

Ahora hay dos veces más mercurio en los primeros 100 metros de océano de lo que había hace un siglo, y los peces depredadores tienen 12 veces más mercurio, comparado con tiempos preindustriales.

Reduce tu exposición

- **Elige lo sostenible.** Elige fuentes de energía sostenibles al optar por subsidios de sol o viento en tu recibo de luz.
- **Revisa tu consumo de zinc y selenio.** Asegúrate de que tu consumo de zinc y selenio sea óptimo. El zinc es un cofactor de la enzima metalotioneína que puede transportar el mercurio fuera del cuerpo. El selenio es un cofactor de las enzimas de desintoxicación (peroxidasa glutatión) y otras proteínas (selenoproteínas) que pueden reducir tu riesgo de daño por mercurio.

- **Usa sulfuro para apoyar la desintoxicación.** El germen de brócoli y los nutrientes para desintoxicar con base de sulfuro ayudarán a aumentar el metabolismo y la excreción de mercurio de tu cuerpo. Lee más sobre estas estrategias de desintoxicación en el capítulo 5.

Desinfectante para las manos (triclosán) y conservadores en el cuidado de la piel (parabenos)

Muchas cremas, lociones y bloqueadores solares contienen "conservadores", por ejemplo, químicos que están diseñados para matar bacterias y otros organismos. Dos de los conservadores más utilizados en los productos para el cuidado de la piel son los parabenos y el triclosán. Los parabenos se utilizan para asegurar que los organismos no sobrevivan en el tubo o la botella de crema, y el triclosán es un antimicrobiano (mata microbios) potente, utilizado en desinfectantes para las manos, cremas, champús e incluso pastas de dientes.

Tanto el triclosán como los parabenos pueden absorberse a través de la piel, donde pueden alterar tus funciones hormonales y tu respuesta inmunitaria a los alimentos. El problema con estas sustancias es que matan muchas de las bacterias beneficiosas que son esenciales para la absorción de nutrientes y la digestión.

En 2012, investigadores de la División de Alergias e Inmunología Clínica de la Universidad Johns Hopkins se propusieron determinar si había un vínculo entre la exposición de triclosán y parabenos y las sensibilidades alimentarias. Después de evaluar los niveles químicos y las respuestas alergénicas en más de 800 niños, encontraron que los niños con niveles elevados de triclosán en su orina tenían un aumento de casi 400% de sensibilidades alimentarias. Incluso cuando el triclosán se elimine de tu agua potable, continuará matando microbios en el ambiente, como algunos de los que tu sistema inmunitario ama tener cerca.

Reduce tu exposición

- **Opta por el tomillo.** Elige desinfectantes para las manos que tengan aceite de tomillo en lugar de triclosán. Es más efectivo y no es tóxico.
- **Revisa la etiqueta.** Busca productos para la piel que digan "libre de parabenos". Si no es libre de parabenos, devuélvelo a su lugar. Muchas marcas se están alejando del uso de parabenos, así que debes poder encontrar muchas buenas opciones sin estos conservadores tóxicos.

Aditivos alimentarios

Las empresas de químicos han estado haciendo dinero con la inclusión de endulzantes artificiales, colorantes, rellenos y conservadores durante casi medio siglo. Entre más investigaciones salen a la luz, podemos ver qué tan dañinas son algunas de estas sustancias para nuestra salud.

Tartrazina: también conocida como "colorante amarillo número 5", se usa en helados, dulces (no, el color amarillo de esos panditas no es natural), masas para pastel y otros productos procesados. La tartrazina es uno de muchos colorantes que se han estudiado durante décadas, particularmente en relación con el comportamiento de los niños. Algunos estudios han sugerido conexiones entre el consumo de colorantes alimentarios y el comportamiento parecido al trastorno de déficit de atención e hiperactividad (TDAH), especialmente en los que están genéticamente predispuestos a la hiperactividad. Una investigación adicional del profesor Neil Ward y su equipo en la Universidad de Surrey, en Inglaterra, conectó el consumo de tartrazina con la disminución de zinc, cuyos bajos niveles se han vinculado con el comportamiento hiperactivo y la disminución de la función inmunitaria.

Colorante caramelo: este colorante se utiliza principalmente en refrescos, pero también lo encuentras en papas, postres empacados, pepinillos y vinagre. Una investigación financiada por el gobierno de Estados Unidos ha demostrado que el consumo de colorante caramelo está vinculado con el cáncer de hígado, pulmón y tiroides en animales. La Oficina de Evaluación de Peligros a la Salud Ambiental de California estableció 29 microgramos como el tope, dado que ésta es la cantidad asociada con el aumento de riesgo de cáncer; sin embargo, se ha visto que ciertas marcas de refrescos tienen entre 30 y 195 microgramos por lata. Fíjate en lo que compras; si ves "colorante caramelo" entre la lista de ingredientes, devuélvelo a su lugar.

Benzoatos: también listados como benzoato de sodio y benzoato de potasio, se usan como conservadores para evitar que los alimentos procesados tengan moho y bacterias. Cuando se combinan con vitamina C, los benzoatos forman benceno, un químico conocido por provocar cáncer.

Aceite vegetal bromado (AVB): el AVB se ha usado mucho en refrescos de sabor cítrico, bebidas energéticas y jarabes para cocteles, para prevenir la separación de los diversos ingredientes en las bebidas. Consumirlo en grandes cantidades ha llevado a lesiones en la piel, pérdida de memoria, dolores de cabeza y fatiga.

Hidroxianisol butilado (HAB) e hidroxitolueno butilado (HTB): estos conservadores suelen estar en las paredes de los empaques usados para alimentos como papas fritas, embutidos, cereales y mantequilla. Los fabricantes de alimentos no requieren mencionarlos en la etiqueta. Los Institutos Nacionales de la Salud, en Estados Unidos, indican que el HAB "se anticipa razonablemente como un carcinógeno humano", y tanto el HAB como el HTB están prohibidos en Inglaterra por sus efectos promotores de cáncer.

Reduce tu exposición

- **Come alimentos sin etiquetas.** Cuando comes sólo alimentos enteros y frescos, ¡no tienes que preocuparte de aditivos alimentarios en lo absoluto! Ésta es realmente la solución más simple y poderosa para todo este problema.
- **Haz compras inteligentes.** Compra alimentos y productos de tiendas que apoyen los ingredientes sanos, y siempre elige orgánico.
- **Pon atención a las etiquetas.** Vuélvete un investigador de etiquetas y mantén los ojos abiertos al buscar ingredientes no deseados, como los aditivos mencionados en este capítulo, así como otros nombres de químicos que no puedas reconocer.

Pesticidas

La palabra *pesticida* literalmente significa "asesino de plagas". Su principal *modus operandi* es matar, y estamos rociando cientos de millones de kilos de estos químicos asesinos en nuestro planeta cada año.

¿Es posible que estemos contribuyendo a los desequilibrios de nuestro aire, agua, tierra, fuego y cuerpo al matar organismos con estos químicos? Parece lógico; sin embargo, muchas de las empresas de químicos aseguran al público que los niveles de químicos son demasiado pequeños como para tener un efecto. Yo las retaría a regresar a la ley de la física que indica: "a toda acción corresponde una reacción opuesta" y a leer los miles de artículos que señalan el hecho de que muchos químicos, especialmente los que imitan hormonas, pueden funcionar en dosis extremadamente pequeñas. De hecho, con los que imitan o interrumpen la función hormonal, las pequeñas cantidades pueden ser más tóxicas que las grandes.

CUANDO LOS QUÍMICOS SE ACUMULAN

Los doctores Laura Vandenberg, Theo Colborn y Tyrone Hayes, junto con un gran equipo de investigadores, publicaron dos artículos magistrales —uno en *Endocrine Reviews*, en junio de 2012, y otro en *Reproductive Toxicology*, en julio de 2013— en los que expusieron lo equivocado de la ideología actual sobre la seguridad de los químicos interruptores endocrinos. Explicaron que los análisis actuales para toxicidad, en los cuales los investigadores añaden concentraciones de químicos a animales hasta que demuestran efectos negativos, no funcionan cuando se aplican a hormonas que imitan las humanas. En prácticas actuales, los análisis se llevan a cabo con dosis mayores de químicos durante sólo 90 días. Las pruebas no revelan nada sobre dosis más pequeñas durante largos periodos de tiempo, que es más como sucede en la vida real. La mayoría de nosotros estamos expuestos a químicos durante periodos mucho más grandes que 90 días; estamos frente a décadas de exposición acumulada.

Pequeñas cantidades de estos químicos imitadores de hormonas circulando por el cuerpo orquestarán miles de reacciones que regulan nuestro estado de ánimo, energía y crecimiento celular. Circulan en partes por millón, partes por billón y partes por trillón. Si tenemos un aumento de estas alteraciones hormonales durante un largo periodo, podrían alterar nuestra salud lentamente, tomando décadas para manifestarse como cáncer, daño a órganos u obesidad. Estos investigadores hicieron la pregunta obvia: ¿por qué sólo estamos investigando los efectos tóxicos a corto plazo de químicos que imitan nuestras hormonas?

El herbicida más utilizado comúnmente en el planeta es Roundup, u otros herbicidas que contienen glifosato, el ingrediente "activo" en Roundup. En 2008 se producían 620 000 toneladas de glifosato globalmente.

Durante años, Monsanto y otras empresas de químicos han estado diciendo que Roundup y el glifosato no son tóxicos y son lo suficientemente seguros para beber (se encuentran residuos de estos herbicidas regularmente en los suministros de agua). Después de una demanda del procurador general de Nueva York contra Monsanto, en 1996, y numerosos estudios científicos, parece que es todo lo contrario. Los siguientes casos se han vinculado con la exposición al glifosato:

- Toxicidad en el cerebro (*Journal of Toxicology*, 2014)
- Alteración de sistemas reproductores masculinos (*Free Radical and Biological Medicine*, 2013)
- Alteración del equilibrio del microbioma (*Current Microbiology*, 2013)
- Daño a hígado y riñones (*Environmental Sciences Europe*, 2011)
- Malformaciones celulares (*Chemical Research in Toxicology*, 2010)
- Daño al hígado (*Environmental Toxicology and Pharmacology*, 2009)

Y la lista sigue. Lo que es todavía más perturbador es cómo funciona este herbicida. Sucede de dos formas: como *biocida*, el Roundup funciona para matar microbios en el ambiente. Los animales expuestos a residuos de glifosato muestran cambios radicales en su microbioma intestinal. Esto es probable porque el glifosato no mata los microbios patógenos, como la salmonela y el clostridium, pero sí elimina muchas de las especies beneficiosas, como lactobacilos y bifidobacterias. Esto deja un desequilibrio intestinal vulnerable a la enfermedad, y puede no sólo afectar animales, sino personas que comen frutas y verduras cubiertas de residuos de pesticidas o beben agua con pesticidas.

Una investigación realizada por la doctora Monika Krüger y su equipo, publicada en 2014 en el *Journal of Environmental and Analytical Toxicology*, encontró que la mayoría de los animales y las personas analizadas tenía glifosato en su orina, pero esto no fue la parte sorprendente. El estudio también reveló que "los humanos con enfermedades crónicas tenían residuos de glifosato significativamente más altos en la orina que la población sana". La doctora Nancy Swanson, autora y antigua cirujana de la Armada de Estados Unidos, encontró que mientras se elevaba el uso de glifosato, también aumentaban los rangos de muchas enfermedades y condiciones, incluyendo diabetes, obesidad, muertes por falla renal terminal, cáncer de tiroides e infecciones intestinales.

La tierra también queda afectada por los efectos esterilizantes del glifosato. El doctor Robert Kremer, profesor de microbiología de terrenos en la Universidad de Missouri, y otros especialistas escribieron en 2011 un artículo que abordaba el tema de cómo el aumento del uso de herbicidas es responsable por un cambio drástico en nuestro contenido de microbios en la tierra. Cuando los organismos promotores de vida no se encuentran en la tierra, las plantas no absorben tantos nutrientes por sus raíces y son más propensas a enfermarse.

Como un potente *mineral quelante*, el glifosato se adhiere fuertemente a minerales esenciales, como manganeso, zinc y calcio, dejándolos fuera de los procesos vitales normales.

Ya sería bastante malo que el glifosato fuera todo lo que tuviéramos que considerar, pero no es el único químico encontrado en herbicidas como Roundup. Hay otros, llamados surfactantes, los cuales dañan las paredes celulares de las plantas lo suficiente para permitir que el glifosato entre en las plantas. Estas sustancias son cientos, si no es que miles de veces más tóxicas que el glifosato solo.

Reduce tu exposición

- **Come alimentos orgánicos y compra sólo alimentos libres de OGM.** Éstas son medidas esenciales que debes adoptar. Sigue leyendo para descubrir por qué.

Alimentos genéticamente modificados

¿Qué es un organismo genéticamente modificado, u OGM? Es un organismo al que le cambian una secuencia de su ADN para que produzca diferentes proteínas. Después de leer cientos de artículos científicos sobre alimentos genéticamente modificados y pesticidas (como Roundup) asociados con alimentos genéticamente modificados (GM), no comprendo cómo pudieron aprobarse siquiera para ser parte de nuestros suministros de comida. Y después de muchas entrevistas con renombrados genetistas y fitopatólogos, estoy convencido de que fue, ciertamente, una muy mala decisión.

Para más información, investigaciones, entrevistas y videos sobre los OGM, visita nuestra página web, www.wholelifenutrition.net/learn/gmo-free. Encontrarás que hay demandas documentadas, que demuestran que incluso científicos de la FDA (Administración de Alimentos y Medicamentos) en Estados Unidos no pensaban que estos alimentos eran seguros, y ve los artículos donde se muestra que las cosechas GM no son "sustancialmente equivalentes" a sus contrapartes no modificadas, como se ha hecho creer al público.

También encontrarás información que revela que las plantas GM repelían plagas que ahora son resistentes a sus efectos, y que muchas semillas son resistentes a los pesticidas rociados en las cosechas GM. Incluso los ingenieros más brillantes no pudieron vencer a la naturaleza por mucho tiempo. Mientras tanto, hemos saturado gran parte del orbe con millones de kilos de herbicidas que aumentan la enfermedad renal, los defectos de nacimiento, el daño cerebral y una larga lista de otras condiciones con vínculos sin confirmar, pero sospechados.

Lo peor es que los alimentos GM están por todas partes de nuestro abastecimiento de comida. Se estima que entre 70 y 80% de todos nuestros alimentos procesados contienen ingredientes genéticamente modificados, y se ha confirmado que muchos de éstos contienen niveles científicamente inseguros de pesticidas. Está documentado que la soya, el maíz, las semillas de algodón y la canola tienen grandes concentraciones.

Roundup es el herbicida más utilizado en las cosechas GM. Las estadísticas muestran que el aumento colosal en el uso de Roundup está directamente ligado al aumento de cosechas genéticamente modificadas. Desde 1996 (cuando se introdujeron las cosechas GM), hasta 2010, había:

- Un aumento de 1427% en la aplicación de glifosato al maíz y la soya
- Un aumento de 1000% del índice de muertes por infecciones intestinales
- Un aumento de 550% del índice de incidencia de constipación crónica
- Un aumento de 205% del índice de incidencia de síndrome de intestino irritable

De igual forma, la gran mayoría de las cosechas agrícolas producidas son genéticamente modificadas para soportar el rocío directo de grandes cantidades de Roundup. Como resultado, se dice que están "listas para Roundup", y en Estados Unidos, por ejemplo, se puede ver que estas palabras están peligrosamente vinculadas:

- Canola (90% de las cosechas de Estados Unidos, aproximadamente)
- Maíz (88% de las cosechas de Estados Unidos en 2011, aproximadamente)
- Algodón (90% de las cosechas de Estados Unidos en 2011, aproximadamente)
- Soya (94% de las cosechas de Estados Unidos en 2011, aproximadamente)
- Betabel (95% de las cosechas de Estados Unidos en 2010, aproximadamente)

Estas cifras pueden marearte y por supuesto hacer que te preguntes si hay manera de evitar las cosechas GM y los pesticidas. Sí hay formas; la más simple y la más directa para minimizar tu exposición es comprar siempre orgánico, tanto como puedas.

Reduce tu exposición

- **Compra orgánico** (sigue leyendo para más información sobre alimentos orgánicos).
- **Compra sólo azúcar 100% de caña**, si es que compras azúcar.
- **Evita todos los aceites de soya, maíz, semillas de algodón y canola.**

Dile adiós a lo convencional y dale la bienvenida a lo orgánico

Mi meta para ti es tomar los hábitos que desarrolles durante la dieta de eliminación y conservarlos a largo plazo en tu estilo de vida, y nada podría ser más importante que adoptar el hábito de comprar alimentos orgánicos.

Para que puedas dejar atrás tus síntomas, es esencial que hagas el compromiso de llevar sólo alimentos orgánicos a tu hogar. He visto a muchos clientes reaccionar a alimentos cargados con químicos, cosechados o sembrados convencionalmente, como para no hacer esta recomendación. En mi práctica, he visto que el cambio a alimentos orgánicos ayuda a los niños a mejorar su estado de ánimo y su función cerebral; los adultos mejoran su artritis e incontables personas experimentan alivio en desórdenes dolorosos y dérmicos. Muchas personas evitan los productos orgánicos por el costo, pero eso es una falta de visión; el costo de comer alimentos cubiertos de residuos de pesticidas o productos de cosechas GM será mucho mayor a la larga.

Muchas de las personas que van a verme tienen preguntas sobre los alimentos orgánicos, y es posible que tú también. Éstas son tres de las preguntas más comunes:

1. ¿Son realmente más nutritivos?
2. ¿Sí valen el costo extra?
3. ¿Realmente saben mejor?

La respuesta más corta a las tres preguntas es un ensordecedor "¡sí!", pero analicemos un poco más a fondo por qué es así.

1. Orgánico = más nutrición

Antes, la nutrición era cuestión de proteínas, carbohidratos, grasas, vitaminas y minerales, pero ahora sabemos que hay mucho más que considerar, específicamente la constitución bioquímica de los alimentos. Cuando hablamos de lo que nutre mejor al cuerpo humano, debemos considerar la bioquímica, los mensajes dentro de los alimentos que comes.

En esto, las plantas han demostrado tener el mejor potencial para afectar nuestra salud. Décadas de investigaciones han revelado que las plantas son unas verdaderas maravillas bioquímicas, con decenas de miles de fitoquímicos. Estos químicos pueden crear cambios profundamente beneficiosos en tus células e incluso alterar la expresión de tus genes. El campo de la nutrición finalmente está poniendo atención y promoviendo las plantas como las estrellas que son.

Pero no todas las plantas, así como las frutas y verduras que producen, son iguales. El ambiente en el que crecen determina directamente qué tan saludables son para ti o cuántos de esos compuestos beneficiosos importantes están presentes. Cosas como mordeduras de insectos, la competencia con las hierbas, los cambios de nutrientes en la tierra, los cambios de temperatura y la radiación del sol obligarán a una planta a producir más compuestos protectores para poder sobrevivir.

La agricultura convencional que usa herbicidas, pesticidas y fertilizantes está diseñada para reducir el estrés sobre las cosechas. Pero éstos erradican o cambian todos los retos naturales que harán que la planta produzca compuestos protectores. El resultado: los alimentos cultivados convencionalmente serán menos nutritivos.

Los investigadores de la Universidad de Newcastle, en Inglaterra, lo confirmaron. Después de realizar un análisis extenso de la información sobre productos convencionales y orgánicos, la doctora Kirsten Brandt y otros especialistas encontraron que la producción orgánica en realidad tenía niveles 16 por ciento más altos de todos los compuestos protectores analizados, excepto betacarotenos (esto es lógico, pues los betacarotenos son un "bloqueador solar" natural de las plantas y la exposición al sol no cambia entre lo orgánico y lo convencional). La revisión también citó aminoácidos esenciales más elevados en proteínas y mayores niveles de vitamina C en alimentos orgánicos.

Como era de esperarse, los orgánicos contenían consistentemente menos residuos de pesticidas, micotoxinas (toxinas producidas por hongos que crecen en las cosechas) y menos nitratos (compuestos potencialmente tóxicos por el uso de fertilizantes).

Un análisis reciente de investigadores de la Universidad de Stanford también concluyó que los cultivos convencionales tenían residuos significativamente más altos de pesticidas. Además, determinaron que las prácticas en granjas convencionales han contribuido al aumento de bacterias resistentes a los antibióticos.

De acuerdo con el renombrado experto en productos orgánicos, el doctor Charles Benbrook, de la Universidad de Washington, los beneficios más significativos y comprobados de los alimentos y cultivos orgánicos son:

• Una reducción en los químicos que han demostrado ser peligrosos para el desarrollo de los niños.

- Un equilibrio más saludable de ácidos grasos omega-6 y omega-3 en carnes y productos lácteos orgánicos.
- La eliminación virtual de prácticas industriales que crean peligrosas bacterias resistentes a los antibióticos.

Cuando consideres estas conclusiones, mi esperanza es que te sientas motivado a comprar y comer sólo alimentos cultivados orgánicamente. ¿Todavía no te decides? Aún hay más.

ALIMENTOS PARA EL PENSAMIENTO

"Con el tiempo, creo que el análisis imparcial junto con la ciencia moderna mostrará con mayor claridad que cultivar y consumir alimentos orgánicos, especialmente en conjunto con dietas saludables, ricas en alimentos enteros y frescos, es una de las mejores inversiones promotoras de la salud que podemos hacer hoy como individuos, como familias y como sociedad", dijo el doctor Charles Benbrook, investigador del Centro de Agricultura Sustentable y Recursos Naturales, de la Universidad de Washington.

---

2. El precio de los alimentos cargados de químicos

Cuando compras alimentos orgánicos, no sólo estás maximizando la cantidad de nutrientes que obtienes de ellos, sino que estás votando para reducir la cantidad de químicos presentes en nuestro ambiente. Estás invirtiendo en una mayor salud para las generaciones futuras y ayudando a modificar las prácticas agrícolas que nos amenazan a cada uno de nosotros.

Cuando las granjas convencionales usan pesticidas y fertilizantes, los residuos pueden acumularse en las corrientes de agua y contribuir a brotes de algas tóxicas, llamadas "mareas rojas". Éstas producen toxinas que pueden matar la vida marina o envenenar peces y mariscos, volviéndolos inseguros para el consumo humano.

Investigaciones científicas también han demostrado que los pesticidas y los fertilizantes pueden tener un efecto más directo en los granjeros y en la gente que vive cerca de las plantaciones. Un estudio encontró que los niños cuyas madres vivieron en 500 metros a la redonda de áreas donde se usaron pesticidas eran 4.1 veces más propensos a desarrollar autismo. Estos hallazgos se corroboraron en un artículo de 2014, publicado en *Environmental Health Perspectives*, el cual mostraba que los hijos de madres que estuvieron dentro de 1 500 metros a la redonda de sitios donde se rociaban pesticidas eran 60% más propensos a ser autistas.

Un impresionante artículo en la edición de febrero de 2006 de *Environmental Health Perspectives* determinó que *todos* los niños que consumían dietas convencionales en su estudio tenían niveles elevados de dos pesticidas potentes (malatión y clorpirifos) flotando en su sangre. Cuando pusieron a estos niños en dietas orgánicas, los niveles eran casi indetectables después de sólo unos días. Un artículo de abril de 2011, publicado en la revista *Time*, titulado "Exposure to Pesticides in Pregnancy Can Lower Children's IQ", mencionaba cómo los niveles elevados de pesticidas comunes se han asociado con reflejos anormales en infantes, bajo desarrollo en niños de dos años, comportamientos similares al TDAH en niños de cinco años y bajos puntajes de IQ en niños de siete años.

¿Podemos costear alimentos orgánicos? Si no hacemos nuestro mejor esfuerzo para lograrlo, los costos a largo plazo en el declive de la salud y el bienestar serán astronómicos.

3. ¡Los alimentos orgánicos simplemente saben mejor!

Los alimentos orgánicos saben mejor que los alimentos cultivados convencionalmente. Podrías pensar que suena loco, pero es cierto. Si no has probado productos frescos orgánicos, ¡te espera una sorpresa! Los sabores se disparan en tu boca, dando un sabor limpio y puro. La textura es completamente diferente; nunca has mordido zanahorias más crujientes, o probado un mejor brócoli. Tu experiencia culinaria mejorará. Los sabores se vuelven todavía mejores si eliges productos cultivados localmente, de un mercado agrícola, o si los cultivas tú mismo. Hierbas frescas, lechugas o ejotes de una maceta en tu patio consentirán a tus papilas gustativas de por vida.

Una mejor nutrición, un mejor sabor, una mejor salud y un mejor planeta. Simple y sencillamente... lo orgánico es en verdad mejor.

Cómo la dieta de eliminación te ayudará a reducir tu exposición

Sabemos que los aumentos exponenciales en sobrepeso inexplicable, fatiga crónica, depresión, intestino irritable, dolor de articulaciones y problemas en la piel son paralelos al aumento de nuestra exposición diaria a los químicos. Si experimentas cualquiera de estos síntomas, vale la pena poner atención especialmente a tu ambiente y a tu consumo de químicos. No te sientas abrumado por la necesidad de poner atención, siéntete empoderado por tu nuevo conocimiento.

Espero que adoptes muchas de las medidas que delineé en este capítulo para minimizar tu propia exposición a químicos, y considera también que, al seguir la dieta de eliminación, automáticamente estarás reduciendo de forma drástica tu consumo de pesticidas y aditivos alimentarios. Asegúrate de revisar el capítulo 5 para más información sobre cómo maximizar tu desintoxicación.

SEGUNDA PARTE

Preparándote para la dieta de eliminación

Capítulo 5

10 pasos y 10 suplementos para ayudarte

Ahora que conoces todos los increíbles beneficios que se obtienen con la dieta de eliminación, ¡espero que estés emocionado de experimentarlos por ti mismo! Mi meta es encaminarte hacia el éxito para que puedas experimentar una vida libre de los síntomas que te han acosado durante tanto tiempo y te sientas mejor que nunca.

Parte de lo esencial para obtener los mejores resultados en este programa es estar totalmente preparado antes de empezar. Así que antes de embarcarte en la primera fase del programa, este capítulo delinea los diferentes tipos de apoyo que están disponibles para que puedas tener éxito en la dieta de eliminación. Usa estas estrategias para ayudarte a preparar todo antes de que empieces el programa, y regresa a ella a lo largo del programa para reducir el estrés y aumentar la calma. Tomar estas medidas por adelantado producirá grandes beneficios por sí solo.

Como sucede con muchos nuevos retos, es mejor reforzarte lo más posible para que puedas aceptar ese reto mejor, así que empieza aplicando estas medidas positivas de apoyo hoy para que tu motivación y tu ímpetu vayan en la dirección correcta.

1. Crea una tribu de alimentación

Durante los siguientes meses vas a cambiar todo lo que tiene que ver con tu alimentación. Comprarás nuevos alimentos, prepararás nuevos alimentos y comerás nuevos alimentos. Remplazarás todos tus hábitos regulares con nuevos hábitos y rutinas. Esto puede ser un tiempo muy emocionante y revitalizante, pero también puede ser un poco abrumador. ¡Es mejor si pides refuerzos!

Hemos visto las transformaciones más impresionantes en comunidades, grupos y familias durante la dieta de eliminación. Parece que la unión sí hace la fuerza. El efecto de un cambio en la dieta y la salud parece magnificarse cuando hay otras personas con quienes compartir la experiencia; la gente se emociona y se inspira al ver a amigos y colegas perder peso, experimentar menos síntomas y sentirse de maravilla.

Ésta es la razón de que recomiende que un amigo, pareja, familiar, compañero de entrenamiento o de trabajo se una a tu dieta de eliminación; en verdad puede crear una situación que sea divertida y estimulante. Pueden compartir las compras y la cocina, así como las comidas. Puedes tener a una persona que sienta lo mismo sobre no poder comer queso o chocolate, o más importante, que celebre contigo mientras vea desaparecer tu peso, dolor y fatiga.

Busca compañeros de dieta en todas partes. ¿Qué tal tu iglesia o tu círculo de lectura? O incluso considera hacer el reto en tu lugar de trabajo. Hemos visto gente poner un premio de dinero para la persona que pierda más peso y que tenga el cambio de salud más espectacular.

2. Apóyate en nosotros

Hemos creado un grupo de apoyo y damos materiales adicionales en nuestra página web, www.wholelifenutrition.net, para facilitar más tu vida. Incluso si no logras formar tu propia tribu en casa, ¡nos encantaría tenerte como parte de la nuestra! Visita nuestra página web y revisa todos los recursos que ofrecemos.

3. Establece tu forma de pensar

Para ayudarte a empezar con el pie derecho, quiero que empieces a tener pensamientos positivos sobre tu próxima experiencia, pero ¿qué pasa si no puedes entrar de lleno a ese espacio mental? Es útil detenerse por un momento y hacer un rápido ejercicio mental.

Toma un momento y contempla tus peores pensamientos sobre tu próxima experiencia con la dieta de eliminación. Podría ser algo como "¡Esto será imposible!" o "¡No habrá forma de que pueda pasar 24 horas sin café o sin queso!" Ponlos todos sobre la mesa. Luego, igual de fácil, quiero que digas lo contrario: "¡Por supuesto que puedo hacerlo!" y "El café y el queso no son para tanto. ¡Puedo hacerlo!"

Pequeños y simples cambios en tu forma de pensar pueden cambiar tu vida. Al tomar control de tus pensamientos, estás tomando el control de tu actitud. Practica tus pensamientos positivos, dilos en voz alta, escríbelos o cuéntaselos a tus amigos y familia, y muy pronto encontrarás que tienes una actitud buena ¡sin importar lo que pase! Especialmente cuando sabes que estos retos valdrán mucho la pena cuando empieces a sentirte mejor.

4. Documenta tus descubrimientos alimentarios

Quiero que empieces a verte como un detective en busca de molestos alimentos sospechosos que están detrás de tus síntomas y tu sufrimiento. Empieza llevando un diario a todas partes. Escribe todos los alimentos que comes y las bebidas que consumes, y luego, si notas cualquier síntoma, escríbelo también. ¿Te parece un tanto tediosa esta tarea? Confía en mí. Es mucho menos tedioso que perder de vista los alimentos que te causan sufrimiento. Y si lo consideras un experimento emocionante, escribir este diario puede ser muy divertido. Algunas de tus reacciones a los alimentos pueden ser muy engañosas. Puede que te sientas sólo un poco cansado o con gases después de comer ciertos alimentos, o puede que se te enrojezca la piel y tus fosas nasales empiecen a gotear un poco. Estos eventos pueden parecer normales y para nada relacionados con algún alimento, hasta que escribas sobre ellos y empieces a ver las conexiones entre las cosas que comes.

Una vez que empieces a documentar tus síntomas, seguramente empezarás a ver que ocurren dentro de cierto lapso después de comer un alimento en particular. Elimina el alimento y seguramente perderás el síntoma. Sin escribirlo, probablemente nunca puedas identificar claramente estas conexiones.

No debes subestimar las lecciones que puedes aprender de escribir tu diario. Yo he releído mis diarios de años pasados y he podido encontrar qué contribuye a mis síntomas actuales de fatiga, pensamiento nublado, dolor de articulaciones, problemas para evacuar, erupciones, estados de ánimo alterados y más.

Ahora sé qué pregunta hacerme: ¿es la fructosa de las manzanas verdes? ¿Es la contaminación cruzada de gluten en la granola que acabo de comprar? Si conoces los síntomas asociados con un alimento en particular (porque escribiste sobre ellos en tu diario), rápidamente puedes encontrar al culpable y detener los síntomas. Tú también descubrirás las preguntas adecuadas que debes hacerte y podrás identificar las respuestas una vez que termines la dieta de eliminación.

Es una gran idea empezar a registrar todo tan pronto como puedas. Personalmente, yo llevo dos diarios cuando hago la dieta de eliminación (sigo el programa periódicamente cuando siento que es tiempo de renovarme). Uno es el diario de tamaño grande que contiene la mayoría de las notas, y el otro es un diario de bolsillo que va a todas partes conmigo, incluyendo al baño. ¿De qué otra forma podría estar pendiente de mis evacuaciones?

También puedes usar nuestro diario de la dieta de eliminación para registrar tu dieta y cualquier síntoma que puedas experimentar. Verás una versión de muestra aquí, pero para una versión en PDF que puedes imprimir, visita nuestra página web, www.wholelifenutrition.net.

Hoja de muestra del diario de la dieta de eliminación

Tu diario se convertirá en una herramienta increíble mientras te encuentras en el programa de la dieta de eliminación. Mantén tu diario contigo en todo momento. El día que comiences la dieta, toma nota de lo que comes en el desayuno, en la comida y en la cena, así como tus colaciones. También, asegúrate de incluir la cantidad de agua que bebes a lo largo del día. ¿Sabías que la deshidratación puede provocar síntomas similares a una sensibilidad alimentaria? Asegúrate de beber suficiente agua para hidratar tu cuerpo y ayudar en la desintoxicación.

Hay una columna junto a lo que comiste, donde puedes añadir cualquier síntoma que experimentes después de consumir esa comida en particular. Asegúrate de llenar esta parte unas horas después de comer. Puedes añadir palabras como inflamado, con gases, con náuseas, o puedes añadir cosas como un intestino tranquilo, me siento energizado y con la mente clara. Toma nota de otros síntomas, como dolores de cabeza, niebla mental, dolores musculares, presión en las fosas nasales, escurrimiento nasal, mal aliento, olor corporal y palpitaciones cardiacas.

Día: 7	Fecha: _22 de marzo de 2014_	
Fase: 1 ② 3	**Prueba alimentaria (sólo en la fase 3):** _N/A_	
Desayuno Hora: 7:30	450 mililitros de agua, luego 3½ tazas de licuado de moras y chía	Toneladas de energía Evacuaciones: suaves, formadas
Comida Hora: 12:00	Guisado de pavo, ensalada de lechuga baby, aderezo diosa verde	Me siento bien, feliz, ligera, con energía
Colación Hora: 2:30	450 mililitros de agua, 1 manzana verde grande	Inflamada 30 minutos después de comer
Cena Hora: 7:00	Té de menta con jengibre, quinoa cocida, pollo rostizado, espárragos al vapor, puré de camote amarillo	Todavía me siento inflamada, con gases y molesta
Bebidas	Bebí cerca de 2¼ litros de agua en todo el día, 2 tazas de té casero de menta y jengibre	
Notas adicionales • Evacuaciones • Horas de sueño • Infecciones • Eventos sociales • Ciclo menstrual • Situaciones estresantes	Dormí profundamente durante 7 horas, día 26 del ciclo menstrual, me siento bien en general, con la mente despejada.	

5. La vida es difícil: ¡date un baño!

La vida ya es lo suficientemente estresante sin que cambies completamente tu dieta. Por eso será específicamente muy importante, mientras te preparas para la dieta de eliminación, que dejes tiempo libre cada día para relajarte y permitir que el estrés se disipe.

Una de las mejores formas de lograrlo es tomar un baño, pero no cualquier baño: uno con sales de Epsom. Disfrutar un largo baño caliente con dos tazas de sales de Epsom funcionará de maravilla para calmar tu cuerpo y tu mente. Las sales de Epsom contienen magnesio y sulfato, los cuales tranquilizarán tus pensamientos acelerados, permitiendo que tus músculos se relajen, y le darán a tu hígado una oportunidad para metabolizar eficientemente tanto alimentos como toxinas.

Cuando estés totalmente en calma, tu cuerpo cambiará de la modalidad "pelea o huye" a la de "descansa y digiere". Esto permitirá que tu intestino esté tranquilo y se dé tu recuperación celular. Mientras haces cambios alimentarios drásticos, estos baños te darán un respiro del estrés excesivo e impulsarán la desintoxicación, haciendo que puedas disfrutar mucho más tu aventura en la dieta de eliminación.

Los baños con las sales de Epsom también pueden aliviar muchas otras fuentes de molestias, por ejemplo:

- Ansiedad
- Fatiga
- Síntomas de gripe
- Dolores de cabeza
- Insomnio
- Dolor de articulaciones
- Tensión o espasmos musculares
- Pensamiento acelerado

Si tu piel tiende a ser seca, asegúrate de añadir ¼ de taza de bicarbonato de sodio al baño. Tu piel se sentirá muy suave después.

6. Toma el sol

El calor del sol sobre tu piel relajará tu sistema nervioso, mientras que la luz del sol puede cambiar los neurotransmisores en tu cerebro para mejorar tu estado de ánimo. Esas razones por sí solas son suficientes para darte un baño de sol, pero hay más.

Cuando la luz del sol de una fuerza en particular toca tu piel desnuda, puede cambiar la forma de una molécula de colesterol bajo la superficie, formando vitamina D3. Esta sustancia viajará entonces a tu hígado, donde se vuelve algo llamado 25 hidroxivitamina D; esto es lo que tu médico analiza para ver si tienes suficiente vitamina D para una salud óptima.

La vitamina D es importante para muchas funciones vitales del cuerpo. De hecho, si tan sólo pudieras analizar *un* nutriente para asegurarte de que tienes suficiente, la vitamina D estaría en los primeros lugares de mi lista.

¿Cuál es el nivel ideal de vitamina D? Actualmente hay cierta polémica alrededor de lo que se considera "adecuado". Muchos médicos dirán que algo entre 25 y 32 ng/ml es suficiente, pero después de leer miles de artículos al respecto, de escuchar a expertos de renombre mundial discutir el tema y de impartir cátedras por todo Estados Unidos sobre esta vitamina, me inclino hacia algo entre 40 y 60 ng/ml. Con estos niveles altos he visto que la densidad ósea, la función inmunitaria y la prevención de enfermedades se optimizan.

Éstas son algunas de las mejoras más comunes que veo con niveles óptimos de vitamina D:

* Mayor energía
* Tracto intestinal más tranquilo

- Mejor función tiroidea
- Aumento de densidad ósea
- Mejora en dolores de articulaciones
- Menos dolor de espalda y cuello
- Estado de ánimo más optimista
- Mejora de condiciones de la piel

La próxima vez que vayas al doctor, pide un análisis de 25 hidroxivitamina D. Puesto que obtener la vitamina D adecuada a través de la comida es extremadamente difícil, es recomendable una exposición al sol responsable o tomar suplementos. Una dosis responsable del sol se adquiere al exponer tu piel al sol durante el tiempo necesario para que se enrojezca o se oscurezca ligeramente, sin que se queme. Esto se conoce como una dosis eritematosa mínima o DEM. En personas de piel clara, esto puede lograrse con 15 o 20 minutos; para una persona con piel aceitunada, puede tomar entre 30 o 45 minutos, y para alguien de piel oscura, puede tomar 120 minutos o más. Entre más piel expongas, mejor.

Basado en el hecho de que 100% de nuestra piel puede darnos aproximadamente 10 000 unidades de vitamina D, sabemos que la exposición de 6% de nuestra piel (manos, cuello y rostro) sólo nos dará alrededor de 600 unidades de vitamina D. Las investigaciones indican que un adulto necesita aproximadamente 3 500 unidades al día, así que intenta exponer 35% de tu cuerpo durante tus ratos libres al sol.

ALIMENTOS PARA EL PENSAMIENTO

Si te gustaría una forma más precisa y conveniente de determinar tus necesidades, también puedes usar una aplicación en tu teléfono, como D-minder.

Aplicar bloqueador solar inhibirá la formación de vitamina D, así que espera hasta después de alcanzar tu DEM para aplicarlo. Incluso un factor de protección solar (FPS) bajo reducirá la conversión de vitamina D en tu piel hasta 92.5%, y un FPS de 15 la reducirá en 98 por ciento.

En otoño e invierno es posible que no puedas obtener la vitamina D adecuada del sol, así que es probable que debas tomar un suplemento para mantener tus niveles saludables. Incluso, la gente que tiene un historial de cáncer de piel debería limitar su exposición al sol y apoyarse en suplementos. Ve la sección de "Suplementos para ayudarte en la dieta de eliminación", en la página 148, para saber cómo obtener suficiente vitamina D cuando la luz del sol no está disponible o no es recomendable para ti.

7. Toma más sopa

Las abuelas tienen razón. Todo mundo se siente mejor después de un buen plato de sopa. Todos los compuestos vegetales milagrosos de las hierbas, verduras y especias tienen tiempo de concentrarse en cada buena cucharada caliente. Si eliges preparar caldo de pollo o consomés, los aminoácidos prolina y glicina que curan el intestino te ayudarán a calmar y reparar cualquier daño, mientras que promueven la desintoxicación y una tonificación muscular óptima. Dado que las sopas están bien cocidas, son fáciles de digerir y suelen ser toleradas por personas con un tracto intestinal molesto.

Además, ¡las sopas son fáciles de preparar! Sólo picas los ingredientes, los echas en una olla y calculas el tiempo. Listo. De esta manera tienes comida para días, si no es que semanas. Si preparas una gran porción es fácil guardar las sobras. Así es como lo hacemos nosotros en casa:

• Vierte la sopa cocida en frascos de vidrio limpios para que se enfríe, dejando unos cuantos centímetros del borde para que la sopa se expanda.

- Congela los frascos (sin las tapas para dejar que la sopa se expanda y evitar que los frascos se revienten) y espera hasta que la sopa se congele (por lo general, después de una noche).
- Coloca las tapas al día siguiente y deja la sopa en el congelador para cuando la necesites.

Guardar sopas o consomés en tu congelador puede hacer que tu vida y tu dieta de eliminación sean más fáciles. Cada vez que tengas hambre, sólo corre al congelador, saca tu frasco de sopa, viértela en una olla y disfruta. Añade algunas verduras frescas o carne y tendrás una comida deliciosa, nutritiva y rapidísima.

8. Prepara licuados

¿Qué es más fácil de preparar que una sopa? ¡Un licuado! Durante la dieta de eliminación es una gran idea tener tu congelador lleno de muchas frutas orgánicas y tu refrigerador cargado con verduras de hoja verde. Añadir algunas semillas de cáñamo o de chía molida puede sacarte de un apuro. Realmente no hay nada más sencillo que sacar cosas, echarlas en una licuadora y encenderla.

¿Te parece raro preparar un licuado de fruta y verdura? Está bien si es así, especialmente si no estás acostumbrado a comer muchas frutas y verduras frescas en tu dieta regular. Uno de los mayores beneficios de la dieta de eliminación es que ayuda a reprogramar tus papilas gustativas para que se te empiecen a antojar los alimentos completos y frescos, en lugar de los procesados y artificiales. Así que casi desde el principio de la dieta de eliminación descubrirás ¡qué tan delicioso puede ser un licuado fresco como éste! En verdad no puedes equivocarte al echar un montón de ingredientes sanos a una licuadora y molerlos.

Éstos son los productos básicos para preparar tus licuados:

Frutas orgánicas frescas o congeladas

- Cerezas
- Frambuesas*
- Fresas*
- Mangos
- Manzanas
- Moras azules (las silvestres también son muy buenas)*
- Papaya*
- Peras
- Piña*
- Plátanos*

Verduras y hojas verdes orgánicas frescas

- Aguacate
- Col blanca
- Col rizada
- Jengibre
- Pepino

Semillas orgánicas

- Chía molida (o entera si tienes una licuadora de alta potencia)
- Semillas de cáñamo

Los licuados no sólo son fáciles, cuando se preparan con los ingredientes correctos pueden proveer una cantidad increíble de beneficios para tu salud. No estoy hablando del típico licuado que consigues en una franquicia, el cual puede estar cargado de azúcar y otros ingredientes reactivos, como lácteos y saborizantes artificiales. Estoy

* Indica las frutas que son bajas en carbohidratos fermentables (es decir, oligosacáridos, disacáridos, monosacáridos y polioles, o FODMAP; ve la página 238 para más información sobre la dieta baja en FODMAP). Las frutas y otros alimentos con niveles altos de estos carbohidratos fermentables son devorados (fermentados) por las bacterias intestinales, lo que puede provocar inflamación, gases y síntomas de intestino irritable.

hablando de los licuados saludables, hechos con alimentos sólo frescos, enteros, que hidratan tu cuerpo.

Por ejemplo, si licuaras col rizada, jengibre, moras azules, piña, chía molida y agua, tendrías una de las bebidas antioxidantes más potentes que pudieras imaginar.

La *col rizada* contiene sulforafano, un desintoxicante potente y un antioxidante químico.

El *jengibre* es un antiinflamatorio increíble gracias a sus gingeroles, los cuales han demostrado beneficiar a 75% de quienes sufren dolor de articulaciones y a 100% de quienes sufren dolores musculares.

Las *moras azules* son ricas en antocianinas, antioxidantes poderosos que protegen la función cerebral.

La *piña* está repleta de vitamina C; sólo una taza de esta fruta tropical excede tu requerimiento diario.

La *chía* es una fuente fantástica de fibra y ácidos grasos omega-3. Se ha demostrado que menos de tres gramos de chía molida al día aumentan el ácido graso antiinflamatorio omega-3, ácido eicosapentaenoico (EPA) en 39 por ciento.

¿Ves qué tan fácil (y delicioso) puede ser beber a tu salud? Y esto es sólo la punta del iceberg. Un señor vino a mi oficina porque quería perder peso. No estaba dispuesto a dejar el gluten ni los lácteos ni cualquier otro alimento para alcanzar su meta. Lo único que estaba dispuesto a hacer era beber un licuado verde todas las mañanas. Después de 28 días, ¡había perdido siete kilos!

Las mejorías más comunes que veo con el consumo de licuados verdes:

* Mejor estado de ánimo
* Piel sana
* Más energía
* Pérdida de peso

Asegúrate de revisar todas las grandes recetas de licuados en el capítulo 11.

9. Cultiva tu propia hortaliza

Cultivar cosas es divertido. Realmente divertido. Y en el caso de germinar tu brócoli, puede ser una de las cosas más sanas que hagas por ti mismo.

En 1992 un equipo de científicos de la Universidad Johns Hopkins buscó por todo el mundo los compuestos milagrosos que pudieran proteger nuestras células del cáncer y los encontraron en un grupo común de verduras que la mayoría de nosotros comemos, llamado verduras crucíferas. Éstas son:

* Arúgula
* Berros
* Brócoli
* Col blanca

* Col rizada
* Coles de Bruselas
* Coliflor
* Rábanos

La forma como nos protegen es fascinante. Estas verduras contienen un químico llamado sulforafano, el cual permite que nuestros genes produzcan más proteínas antioxidantes y desintoxicantes. Los antioxidantes normales, como la vitamina C, pelean contra los radicales libres directamente y nos protegen durante aproximadamente seis horas después de haber sido expuestos a químicos dañinos. Pero el sulforafano es un protector aún más poderoso: incrementa la habilidad de cada una de nuestras células de secretar cientos de químicos antioxidantes y desintoxicantes durante más de 72 horas.

Las investigaciones han demostrado que cuando las personas comen alimentos altos en sulforafano, están protegidas de contaminación, metales pesados, pesticidas y muchos otros componentes. ¿Y qué alimento es particularmente alto en sulforafano? El germen de brócoli. Tiene más de *20 veces* la cantidad de sulforafano que el brócoli normal.

¡Así que empieza a germinar! Ve el video instruccional en nuestra página web y la receta en la página 379. Compra después todos los materiales que necesitarás y empieza a hacerlo. Les aconsejo a todos mis clientes empezar a germinar semillas de brócoli y la mayoría se han vuelto adictos a este proceso saludable y divertido. No sólo experimentan cambios notables en su salud cuando comen el germen, sino que parecen adorar el proceso de ver cómo sus pequeñas plantas crecen en su cocina. Los niños también adoran ser incluidos en este proceso.

10. Ten una cocina fermentada

Las bacterias beneficiosas (es decir, los probióticos) son nuestros amigos. Culturas de todo el mundo lo han sabido durante milenios, que es por lo que aún encontrarás alimentos fermentados en sus gastronomías. Al disfrutar alimentos fermentados, como el chucrut, el kéfir, el yogur, los pepinillos y las carnes fermentadas, estarás introduciendo bacterias beneficiosas increíbles en tu dieta. Es una tradición más que comprobada, que vale la pena continuar.

Una vez vino a verme un joven para agradecerme por la información sobre verduras fermentadas que habíamos compartido en nuestro blog y en nuestros libros. Me dijo que lo salvó de meses de severos dolores intestinales. Después de que una operación de hernia lo dejó con una infección, sus doctores le dieron un tratamiento de antibióticos. Poco después, empezó a tener una inflamación terrible, gases, calambres y evacuaciones erráticas, los cuales continuaron durante meses.

No fue sino hasta que empezó a comer chucrut que comenzó a sentirse mejor. Después de dos semanas de un consumo regular, sus síntomas casi habían desaparecido. Algunos meses después, dijo: "¡Soy un hombre nuevo!", y todo por comer chucrut.

Las bacterias beneficiosas contenidas en los alimentos fermentados pueden crear un cambio profundo en el ambiente intestinal. Ayudan a restablecer el equilibrio, lo que puede calmar las molestias digestivas, prevenir infecciones y estimular tu sistema inmunitario, así como aumentar tu energía para reponer varios nutrientes importantes, incluyendo muchas vitaminas B.

La forma más fácil de empezar tu aventura hacia los alimentos fermentados es con verduras lactofermentadas. Su proceso es casi tan simple como preparar un licuado. Sólo tienes que picar algunas verduras, acomodarlas en un frasco de vidrio con agua y sal, cerrar la tapa y esperar. Estarán listas para disfrutarse aproximadamente siete días después. (Ve a la página 375, en el capítulo 11, para ver algunas recetas fáciles de preparar.)

Puedes comer estas verduras solas —son fantásticas como colaciones y guarniciones—, pero también son un condimento excelente. A varios de mis clientes les gusta usar verduras fermentadas de esta manera para añadir sabor a platillos por lo general simples. Personalmente, me he dado cuenta de que añadir chucrut o coliflor fermentada a la calabaza hervida u horneada realmente puede resaltar el sabor; la mezcla agridulce es sorprendente. Incluso, todavía no encuentro algún platillo que no se lleve bien con ejotes fermentados como guarnición. Sucede algo mágico cuando los ejotes se fermentan durante algunas semanas. Incluso nuestros hijos se los comen como si fueran dulces; los frascos desaparecen rápidamente de la cocina.

Para hacerte el cuento corto… los alimentos fermentados saben muy bien, son divertidos y fáciles de preparar, y te ayudarán a sentirte bien.

Suplementos para ayudarte en la dieta de eliminación

Hay unos cuantos suplementos que me gusta recomendar a la mayoría de las personas antes y durante la dieta de eliminación. Los suplementos te ayudarán durante el programa en una gran variedad de formas.

Es importante considerar que esta información no deber remplazar de ninguna manera lo dicho por tu propio médico. Para recomendaciones de marcas específicas, puedes ver la sección de recursos al final de este libro o visitar www.wholelifenutrition.net para más información.

1. **Multivitaminas.** Muchas personas no obtienen sus requerimientos esenciales de nutrientes cada día. Esto se debe en parte a nuestros suelos desmineralizados y el ambiente contaminado. Pero también es producto de un tracto intestinal disfuncional (que no absorbe adecuadamente los nutrientes) y de una mala dieta. Estos factores se combinan para hacer tan común la desnutrición hoy en día.

   Simplemente añadir multivitaminas de alta calidad, que puedan absorberse fácilmente, puede ser un paso enorme en la dirección correcta hacia recuperar tu salud. En mis clientes he visto cómo el multivitamínico correcto produce una mejoría drástica.

2. **Vitamina D.** Si tus niveles de vitamina D no están dentro del rango de 40 a 60 ng/ml y no tienes una exposición al sol adecuada, puede ser necesario tomar suplementos de vitamina D3. (Ve también el apartado "Toma el sol", en la página 140.) Asegúrate de tomar también vitamina K2 junto con la D3, pues trabajan juntas para fijar el calcio. (Ve la sección de recursos en la página 381 para recomendaciones de suplementos.)

3. **Ácidos grasos esenciales**. Un producto de aceite de pescado purificado puede ser muy beneficioso para personas que no consuman cantidades regulares de pescado. Muchas personas se beneficiarán de tomar una combinación de entre 1.5 y 3 gramos de ácido eicosapentaenoico y ácido decosahexaenoico (DHA) al día. Es importante que elijas un producto de alta calidad, pues puede haber contaminación con aceites de pescado que tengan metales pesados, PCB y otros contaminantes marinos.

4. **Magnesio.** El magnesio es el mineral más importante en el cuerpo humano, pues es cofactor de más de 300 enzimas. Ayuda a regular el azúcar en la sangre y la presión, y mantiene tus músculos relajados. El magnesio también tiene la honorable tarea de transportar algo llamado trifosfato de adenosina (ATP). Ésta es tu moneda de cambio celular o lo que tu cuerpo necesita para producir energía. Cuando las cosas salen mal con el ATP, tus células tienen problemas para funcionar. Como resultado de esta disfunción, puedes sentirte fatigado, agitado y desganado (ve el cuadro en la página 151 para otros síntomas de deficiencia de magnesio).

Tu cuerpo también requiere niveles adecuados de magnesio para digerir y desintoxicar, y para ayudar a regular las evacuaciones. Tener evacuaciones irregulares, especialmente constipación, puede provocar que las pareces del intestino delgado reabsorban las toxinas que tu cuerpo ha intentado sacar con tanto esfuerzo. Ésta es una de las razones de que te sientas tan mal si has estado constipado durante algunos días.

Una de las formas más seguras de provocar evacuaciones nuevamente es tomar suplementos de magnesio. La mayoría de la gente puede evacuar más fácilmente después de tomar entre 400 y 600 miligramos de citrato de magnesio. Algunos practicantes de la salud recomendarán hasta 1 000 miligramos si un paciente sufre de constipación. Por favor considera que esto puede provocar una evacuación en un lapso de seis horas (es decir, no querrás estar lejos de un baño). Otras formas de magnesio, como el glicinato o taurato de magnesio, tienden a ser más ligeras para tu intestino y pueden ser más adecuadas para la gente que no padece constipación.

Como una dosis de mantenimiento, muchos practicantes de medicina funcional recomiendan suplementos diarios de 200 o 400 miligramos para asegurar un estatus adecuado de magnesio. Baños frecuentes con sales de Epsom también pueden ayudarte a alcanzar tu requerimiento de magnesio. Consulta con tu practicante de la salud para determinar qué suplemento de magnesio es mejor para ti.

¿TIENES DEFICIENCIAS DE MAGNESIO?

Si tienes una deficiencia de magnesio puedes experimentar cualquiera de los siguientes síntomas:

- Nunca te sientes realmente despierto; siempre estás cansado
- Te asustan los ruidos muy fuertes
- Seguido te sientes ansioso y no te puedes calmar
- Tienes pensamientos acelerados
- Tienes dolores musculares (cuello, espalda y quijada son los más comunes)
- Dificultad para quedarte y mantenerte dormido
- Espasmos en las piernas o los pies
- Adormecimiento y hormigueo en las piernas, los pies y los dedos de los pies
- Pérdida del apetito
- Pulso acelerado o anormal
- Antojos de carbohidratos y problemas para regular el azúcar en la sangre (resistencia a la insulina)

---

5. **Carbón activo.** Cuando alguien termina en una sala de emergencias por una exposición aguda a químicos tóxicos, suele usarse carbón activo como tratamiento. Esto es porque el carbón activo se adhiere a las toxinas del tracto intestinal y ayuda a eliminarlas del cuerpo.

Cuando estás haciendo grandes cambios en tu dieta, puedes liberar toxinas que hayan estado atrapadas en las células y los tejidos de tu cuerpo. Este tipo de liberación tóxica puede producir síntomas de letargo, dolor de articulaciones y dolores de cabeza. Es posible que estos síntomas de desintoxicación aparezcan mientras estás haciendo la dieta de eliminación. Tener una botella de carbón activo puede ayudarte a neutralizar estas toxinas, lo que mejorará cualquiera de estos síntomas o reducirá el tiempo que debas tolerarlos. Sigue las instrucciones del producto que elijas.

6. **¡Sulfuro al rescate!** Cuando estás expuesto a una toxina, casi siempre llegará al hígado. Es ahí que la mayor parte de la "desintoxicación" tiene lugar. Si el cuerpo está pasando por un proceso que puede provocar una purga de toxinas —como la dieta de eliminación—, el hígado necesitará toda la ayuda que pueda obtener. Ahí es donde entra el sulfuro.

El cuerpo utiliza los compuestos a base de sulfuro para neutralizar las toxinas. Estos compuestos tienen nombres como sulfato, glutatión, taurina y metionina. Éstas son algunas medidas que puedes tomar para optimizar tu desintoxicación:

- **Asegúrate de comer germen de brócoli**, una de las sustancias promotoras de desintoxicación más potentes del planeta. No sólo aumenta por mucho la capacidad de nuestras células de producir enzimas desintoxicantes, sino que también aumenta tu producción de glutatión, un neutralizador de toxinas extremadamente importante.
- **Come alimentos ricos en sulfuro**, como brócoli, coles de Bruselas, ajo, rábanos, arúgula y cebolla.
- **Toma baños con sales de Epsom.** Hay dos ingredientes principales en estas sales: el magnesio y la sal llamada sulfato. Esta fuente de sulfuro puede pasar rápidamente a tu cuerpo a través de tu piel y aumentar tus reservas de sulfuro.
- **Toma un suplemento para eliminar toxinas**, diseñado para proveer los ingredientes necesarios para excretar toxinas reactivas. El mejor producto, respaldado por investigaciones, se llama acetilcisteína (NAC). La cisteína es el componente más importante de un antioxidante principal del cuerpo, llamado glutatión. Cuando tienes más glutatión, es mejor que puedas desintoxicarte. Cuando tienes más NAC, tienes más glutatión. Hay muchos otros productos que fun-

cionan de maravilla para desintoxicar, y sugiero que le preguntes a tu médico sobre ellos.

7. **Probióticos.** Hemos hablado de cómo puedes obtener bacterias beneficiosas de los alimentos fermentados (ve la página 375), pero también puedes obtenerlas de suplementos probióticos. Estoy seguro de que has escuchado sobre ellos y probablemente te has preguntado si son tan buenos como dicen.

La verdad es ésta: depende de demasiados factores para saber si funcionarán para tu condición o tus síntomas en específico. Hay algunas cepas de bifidobacterias y lactobacilos respaldadas por excelentes investigaciones. Algunos tienen extraordinarios resultados en condiciones como diarrea del viajero, infecciones de *C. difficile* y colitis ulcerativa. Recomiendo ampliamente que busques un practicante de medicina funcional para ayudarte a navegar por este campo siempre creciente de información.

Cuando elijas un probiótico, busca lo siguiente:

- **Busca una marca renombrada de suplementos.** Los probióticos son organismos vivos. Si no se les trata bien (por ejemplo, si son expuestos a calor o a una humedad excesiva) o se les alimenta adecuadamente, o si se combinan con organismos competitivos, estarás comprando una botella de microbios muertos. Asegúrate de validar la marca que elijas por medio de un practicante experimentado que esté familiarizado con probióticos.

- **Revisa la botella.** Cuando busques la cantidad de probióticos en la botella, revisa que las unidades formadoras de colonias (UFC) estén enlistadas como "al momento de embotellarse" o "al momento de la caducidad". Si los probióticos dicen "al momento de embotellarse", entonces necesitas poner atención a las fechas de la botella. Entre más fresca sea la botella, mejores resultados tendrás. Así que busca el producto que tenga la fecha más reciente.

- Toma una selección diversa de organismos. Las investigaciones continúan demostrando lo importante que es tener una amplia variedad de organismos en el tracto intestinal. Cada organismo tiene un trabajo en particular, y es difícil determinar cuál te beneficiará más sin un análisis de laboratorio adecuado. En un futuro cercano podrás tener una muestra de tu microbioma de diferentes partes de tu tracto intestinal y tener una recomendación específica para la condición en particular que estés padeciendo. Hasta que eso suceda, intenta tomar una gran variedad de probióticos con la guía de tu profesional de salud para ver qué productos pueden mejorar más tus síntomas.

8. **Berberina.** Para las personas que tienen desequilibrios intestinales, como SBID, intestino irritable o intestino inflamado, generalmente recomendaré una prueba con extracto de berberina. Los alcaloides amarillos y amargos encontrados en la berberina se han utilizado durante siglos para equilibrar nuestros microbios intestinales. La ciencia actual muestra su eficiencia para regular el azúcar en la sangre, así como el peso corporal. La dosis estándar para un adulto varía entre 300 y 1 500 miligramos de berberina al día.

9. **Meriva.** Muchas personas que padecen artritis, dolores de espalda, dolores y molestias musculares, intestino irritable y otros síntomas de inflamación, recurren a medicamentos antiinflamatorios prescritos o comerciales. Desafortunadamente, uno de los efectos secundarios principales asociados con estos medicamentos es el daño intestinal. Si las investigaciones recientes revelan que mucha de nuestra inflamación se origina en el intestino, y los medicamentos que estamos usando para calmar la inflamación están dañando al intestino; ¿no parece un tanto contraproducente?

Por fortuna, hay opciones naturales mejores que están entrando ya al mercado. Un artículo de 2013, publicado en el

Journal of Pain Research, mostró que un suplemento del extracto de una planta derivada de la cúrcuma, conocido como Meriva, es tan efectivo para disminuir el dolor como el acetaminofén (Tylenol). Y no sólo disminuye el dolor, también disminuye la inflamación. Un artículo de *Alternative Medicine Review*, de 2010, demostró el poder de Meriva para disminuir significativamente los rangos de inflamación de la proteína C reactiva altamente sensible (PCR) en pacientes con artritis.

Meriva también tiene un historial limpio sobre molestias intestinales o daño al hígado. De hecho, muestra todo lo contrario. Estudios sobre enfermedad de inflamación intestinal o enfermedad de hígado graso muestran que los químicos vegetales encontrados en Meriva pueden ser buenos protectores tanto del intestino como del hígado. En pocas palabras, Meriva disminuye el dolor y la inflamación sin los efectos secundarios adversos de los medicamentos comúnmente utilizados. Sin embargo, sí hay efectos secundarios. Pero son buenos. Meriva y otros suplementos a base de cúrcuma se utilizan para prevenir cánceres también.

La dosis de mantenimiento de Meriva como antiinflamatorio se recomienda entre 1 y 1.5 gramos (1 000 y 1 500 miligramos) al día. El artículo sobre reducción de dolor mostraba una dosis de cuatro gramos (4 000 miligramos).

10. **Enzimas digestivas.** Si has sufrido de terribles gases, inflamación, evacuaciones sueltas múltiples al día o evacuaciones urgentes que flotan, o ves muchos pedazos de alimentos sin digerir en tu excremento, tomar enzimas digestivas puede cambiar tu vida.

En general, las enzimas a base de animales, con enzimas pancreáticas derivadas del cerdo y la bilis de buey son excelentes para la gente con una digestión lenta. Sin embargo, durante la dieta de eliminación recomiendo enzimas a base de plantas, dado que muchas de las enzimas derivadas de animales tendrán tanto ingredientes de res como de cerdo. Por lo general recomiendo tomar enzimas digestivas con cada comida antes de empezar la dieta de eliminación y durante toda la dieta. Si alguien tiene sensibilidad al aspergillus, un microbio usado en la preparación de algunas enzimas vegetales, es mejor si las evitas por completo.

Sigue las instrucciones de la botella del producto que compres. Si estás sufriendo de terribles náuseas, inflamación, calambres y evacuaciones erráticas, es posible que debas tomar más enzimas de las recomendadas en la etiqueta, pero asegúrate de consultar con un practicante entrenado en medicina funcional antes de hacerlo.

Si tienes evacuaciones urgentes y flotantes, elige un producto diseñado para la digestión de grasas que tenga una cantidad significativa de lipasa. Ve la sección de recursos al final de este libro para recomendaciones de marcas.

Las enzimas digestivas pueden ayudarte a:

• Controlar el crecimiento excesivo de bacterias en el intestino delgado (SBID).
• Aumentar tu capacidad de absorber nutrientes de tus alimentos, permitiéndote tener más energía y vitalidad en general.
• Disminuir la diarrea y la constipación.
• Aliviar los gases, las náuseas y la inflamación.

Quiero que tengas en mente que todas estas medidas y suplementos están pensados para proveerte un apoyo máximo mientras te preparas y sigues la dieta de eliminación. No son esenciales, pero en muchos casos proveerán impulsos físicos y mentales que sólo te facilitarán el proceso. Implementa lo que puedas, toma nota de lo que tiene éxito para ti y modifica o elimina lo que no. Recuerda que éste es sólo el inicio de tu viaje hacia crear una dieta personalizada que promueva una salud absoluta.

Capítulo 6

La cocina de la eliminación

¡Ahora empieza lo divertido! Uno de los mejores beneficios de la dieta de eliminación son todos los alimentos deliciosos que comerás para promover tu salud y aumentar tu bienestar general. La mayoría de las personas encuentran inspiración en la dieta de eliminación para comer una dieta más variada, llena de una nueva sazón y nuevos sabores deliciosos, y esta aventura culinaria empieza antes de que des tu primer paso en la fase uno del programa. Empieza al preparar tu cocina para esta emocionante aventura hacia una mejor salud, un bocado a la vez.

Antes de comenzar la dieta de eliminación, prepárate para el éxito al asegurar que tengas el equipo y los alimentos necesarios en tu cocina. Es importante que empieces a pensar en tu cocina como el epicentro de tu bienestar; desde ese espacio crearás las comidas que repararán tu intestino, restaurarán tu metabolismo y eliminarán tus síntomas. Arréglalo con el conocimiento de que un poco de esfuerzo inicial generará nada menos que resultados positivos para toda tu vida.

Tendrás mayor éxito en la dieta de eliminación si te tomas el tiempo de preparar todo antes de sumergirte de lleno en ella.

Renueva tus accesorios de cocina

Lo que utilizas en tu cocina importa. Quieres que los materiales y las superficies que utilizas para cocinar estén libres de contaminantes y químicos. En general, deberías buscar tener más utensilios hechos de vidrio, madera o acero inoxidable, y menos de plástico y materiales sintéticos. Antes de que empieces la dieta de eliminación, intenta:

- **Purgar tu cocina de ollas, sartenes y moldes antiadherentes.** Hay químicos en las superficies antiadherentes que se han vinculado a desórdenes tiroideos, infertilidad, desórdenes de desarrollo y más.
- **Eliminar los contenedores de plástico.** Remplázalos con vidrio o acero inoxidable. Cuando se exponen al calor, al frío y a ciertos ácidos (como los que se encuentran en el vinagre, el limón o los productos con jitomate), los compuestos del plástico pueden filtrarse hasta tus alimentos y modificar tus células inmunitarias para que sean más alergénicas, lo que puede llevar a un aumento de asma, eczema y reacciones alimentarias. Como expuse en el capítulo 4, el bisfenol A y los ftalatos del plástico también pueden interrumpir el metabolismo del azúcar en la sangre, provocando un aumento en el riesgo de desarrollar diabetes tipo 2 y obesidad.

También querrás invertir en algunos electrodomésticos que sean recursos invaluables durante la dieta de eliminación. Estos elementos te ayudarán a preparar las recetas del capítulo 11, escrito exclusivamente para ayudarte a nutrir y sanar tu cuerpo. Es probable que ya tengas algunos de estos elementos, pero asegúrate de conseguir los que no:

- Procesador de alimentos
- Licuadora de alta potencia o extractor de jugos

- Bastón de inmersión de acero inoxidable
- Extractor de cítricos de madera
- Prensa de ajo
- Rallador de acero inoxidable
- Nuevas tablas de madera para picar que no hayan estado contaminadas con gluten
- Cuchillos filosos de alta calidad
- Tazas y cucharas medidoras
- Cucharas grandes de bambú o de madera que no se hayan contaminado con gluten
- Espátulas de acero inoxidable
- Escurridor grande de acero inoxidable
- Colador fino
- Olla grande de acero inoxidable con tapa
- Olla pequeña de fondo grueso, de acero inoxidable, con tapa
- Sartén profunda grande, de acero inoxidable o hierro
- Sartén de hierro grande
- Prensadora de tortillas, de acero
- Frascos de vidrio de boca ancha
- Contenedores de vidrio y acero inoxidable de diferentes tamaños

Prepárate para obtener el máximo beneficio de tus comidas

Tendrás más éxito en la dieta de eliminación si utilizas las sobras. Entre más comidas frescas prepares, mayor será tu motivación para usar cada pedazo de los deliciosos alimentos que hayas cocinado. Y ten presente que sólo porque hayas cenado un alimento de cierta manera, no significa que debas comerlo de la misma forma al día siguiente. Éstas son algunas de nuestras preparaciones favoritas con sobras:

- Pollo al horno con sobras de calabaza y un poco de ensalada de hojas verdes. Guárdalo todo en un contenedor de acero inoxidable para una comida simple y deliciosa.
- Añade frijoles cocidos y verduras al vapor a sobras de quinoa, y mézclalo con tu aderezo para ensalada favorito de la dieta de eliminación (ve las páginas 348 a 355 para aderezos).
- Mezcla sobras de salmón con col rizada hervida, zanahorias al horno y rebanadas de aguacate para una comida rápida y saludable.
- Calienta las sobras del caldo de pollo y verduras, o cualquiera de las sopas incluidas en el capítulo 11, y guárdalas en un termo de acero inoxidable para llevar. Las sopas son perfectas para los días en que estés ocupado o tengas el tiempo justo, y están llenas de nutrientes.

Para obtener el máximo beneficio de tus alimentos, asegúrate de guardar los elementos en contenedores al vacío. Usa estos lineamientos para determinar cuánto tiempo pueden durar los alimentos:

- La carne cocida durará en refrigeración hasta cinco días.
- El salmón cocido durará en refrigeración hasta tres días.
- Las verduras cocidas durarán en refrigeración hasta siete días.
- Los granos enteros cocidos y los frijoles durarán en refrigeración entre cinco y siete días.

CÓMO COMPRAR HIERBAS Y ESPECIAS

Las hierbas y especias comienzan como ingredientes frescos y enteros que se muelen para usar en la cocina. Es importante saber que los ingredientes originales sean de alta calidad. Busca especias que sean orgánicas y libres de gluten. También puedes intentar cultivar tus propias hierbas. Cultivar una hortaliza de orégano, tomillo, menta, salvia, cebollín y romero es mucho más fácil y más satisfactorio de lo que pudieras imaginar. Añade un poco de lavanda para que puedas tener un atisbo de su fragancia tranquilizadora mientras estás cosechando sus beneficios.

Abastece la cocina de tu dieta de eliminación

Cuando compramos comida, estamos comprando el bien más importante de nuestra vida. ¿Por qué es tan importante? Porque desde el nivel celular hasta el exterior, tus decisiones alimentarias te forman. ¿Quieres una grandiosa cabellera y una piel hermosa, una mente clara, ojos definidos y un intestino tranquilo? Come alimentos enteros, llenos de nutrientes. Es así de simple.

Piensa en las compras como una habilidad. Seguro sabes cómo hacerlo, pero es algo que puedes mejorar. Ésta es la forma de ser un comprador más inteligente:

EL MERCADO EN EVOLUCIÓN

Muchas de las tiendas de alimentos locales reconocen el creciente interés en dietas libres de gluten y de lácteos, así como en dietas libres de otros alimentos reactivos. Recorre las tiendas naturistas de tu localidad para aprovechar lo que tienen que ofrecer.

---

1. **Encuentra una tienda que conozca mucho más que tú sobre alimentos orgánicos y frescos.** Pregunta en tus tiendas y comercios naturistas locales si tienen un nutricionista en su personal para que pueda mostrarte algunas de las joyas nutricionales de la tienda.
2. **Localiza el mercado orgánico más cercano y visítalo seguido.** No hay una mejor comida que la que se prepara con productos muy frescos y orgánicos, escogidos ese mismo día. Las zanahorias y los chícharos tendrán un sabor lo suficientemente dulce como para un postre, y las moras y las hojas verdes te darán un estímulo antioxidante. También puedes conocer a gente muy amable e instruida en estos mercados. Muchos tendrán antecedentes sólidos de agricultura sustentable y algunos incluso darán consejos fabulosos para cocinar los productos

que les compras. Ahí mismo es donde es más probable que te enteres de productos animales sustentables.

3. **Busca un carnicero local o un abastecedor de carne que trabaje con animales orgánicos, de pastoreo.** No sólo tendrás las carnes más frescas, sino que apoyarás un sistema de cría que preservará la vida en este planeta durante muchas generaciones venideras.

En la tienda

No te estreses; ya tenemos preparada una lista de compras para ti. Éstos son todos los alimentos que necesitarás abastecer para la dieta de eliminación.

Lista de compras de la dieta de eliminación

(Visita nuestra página web, www.wholelifenutrition.net, para una versión en PDF de esta lista)

Granos enteros
- Arroz blanco
- Arroz integral (de preferencia, orgánico y germinado)
- Arroz salvaje
- Harina de amaranto
- Harina de arroz integral (de preferencia, orgánico y germinado)
- Harina de quinoa
- Quinoa

Leguminosas
- Alubias
- Frijoles blancos
- Frijoles negros
- Frijoles pintos
- Frijoles rojos
- Frijoles verdes

Leguminosas (cont.)
- Garbanzos
- Harina de garbanzos (de preferencia, orgánicos y germinados)

Carnes y pescado
- Anchoas
- Bacalao
- Callo de hacha silvestre
- Cordero: molido (orgánico)
- Pavo: pechuga o muslo con hueso, molido (orgánico)
- Pollo: entero, pechuga y muslo (orgánico)
- Salmón salvaje

Frutas
- Cerezas
- Ciruelas
- Dátiles: secos o frescos, sin conservadores ni aditivos
- Durazno: fresco o seco, sin conservadores
- Granada
- Higos: secos o frescos
- Mandarina
- Manzana
- Melón
- Moras: moras azules, zarzamoras, frambuesas, fresas
- Papaya
- Pera
- Piña
- Plátano
- Uvas

Verduras
- Acelgas
- Aguacate
- Ajo
- Alcachofa
- Apio
- Berros
- Betabel
- Brócoli
- Calabacitas: todos los tipos
- Calabaza
- Camote
- Cebolla
- Champiñones

Verduras (cont.)

- Chícharos: congelados y secos
- Cilantro
- Col berza
- Col blanca
- Col china
- Col rizada
- Coles de Bruselas
- Coliflor
- Ejotes
- Espárragos
- Espinacas
- Hinojo
- Hojas de mostaza
- Jengibre
- Lechuga (todos los tipos, excepto iceberg)
- Mizuna
- Nabo
- Pepinillos: hechos en casa, sin pimientos
- Pepino
- Perejil
- Zanahoria

Verduras del mar

- Arame
- Dulse
- Hijiki
- Kombu
- Nori

Semillas y mantequillas

- Chía: cruda
- Mantequilla de semillas de calabaza: cruda
- Semillas de calabaza: crudas
- Semillas de cáñamo: crudas
- Semillas de girasol: crudas

Aceites y vinagres

- Aceite de coco virgen
- Aceite de oliva extravirgen
- Vinagre de coco crudo orgánico
- Vinagre de manzana crudo orgánico

Endulzantes

- Azúcar de coco
- Jarabe de maple puro
- Miel de abeja cruda

Tés herbales

- Albahaca morada
- Astrágalo
- Bardana
- Jengibre
- Manzanilla
- Melisa
- Menta
- Olmo
- Ortiga
- Raíz de diente de león
- Regaliz
- Rooibos
- Rosa
- Valeriana

Hierbas y especias secas

- Canela: molida y en raja
- Cardamomo: molido
- Cilantro: molido
- Comino: semillas molidas y enteras
- Cúrcuma: molida
- Eneldo: seco
- Hojas de laurel
- Jengibre: molido
- Nuez moscada: molida
- Orégano: seco
- Pimienta negra
- Tomillo: seco

Otros ingredientes

- Aminoácidos de coco
- Arruruz en polvo (asegúrate de que provenga de una fábrica libre de gluten)
- Leche de coco (enlatada, orgánica)
- Sal de mar (como sal rosa, sal gris y sal rosa del Himalaya)
- Sazonador vegetal orgánico
- Vainilla en polvo (cruda orgánica)

TERCERA PARTE

Cúrate a ti mismo con la dieta de eliminación

Nuestro programa de la dieta de eliminación empieza con una fase de desintoxicación (fase 1), seguida de una fase para equilibrar los alimentos neutros (fase 2) y termina con una fase de reintroducción (fase 3), donde poco a poco añadirás alimentos potencialmente reactivos.

Una sugerencia general es ser estratégico sobre el tiempo en que programas tu dieta; es mejor no hacerla durante las vacaciones. Los alimentos en vacaciones pueden ser una gran tentación para ti e impedir que tengas éxito en la dieta, y los niveles elevados de estrés durante la temporada navideña tampoco ayudan. Por supuesto, si tus síntomas demandan una atención inmediata y resulta ser fin de año, haz lo que sea mejor para ti. (Son sólo galletas; puedes vivir sin ellas, incluso si son las mejores que hace tu abuela.)

Todos los alimentos permitidos en las fases 1 y 2 de la dieta de eliminación son neutrales para la mayoría de la gente. Si en algún momento no te sientes bien después de comer alguna de las preparaciones, registra tus síntomas y los alimentos que consumiste en tu diario de la dieta de eliminación, y elimina los alimentos molestos de tu dieta.

Hemos delineado algunas formas para que puedas modificar tu dieta basándonos en reacciones adicionales a alimentos, como las sensibilidades FODMAP y la indigestión por almidones. Ve a la página 238 para más información sobre cómo personalizar aún más la dieta de eliminación con estas consideraciones.

Una nota final antes de empezar: si sigues la dieta de eliminación como está diseñada, le dedicarás aproximadamente dos meses a este programa. Es un compromiso, pero quiero que lo pongas en perspectiva frente a una vida de lidiar con síntomas que sólo empeorarán si no haces algo al respecto. Recuerda que la inflamación descontrolada y crónica del cuerpo puede llevar a más que una molestia: está vinculada a diabetes, enfermedad cardiaca, infarto cerebral, Alzheimer, esclerosis múltiple, problemas tiroideos, enfermedad de la vesícula y artritis, entre otras condiciones y enfermedades.

Al seguir la dieta de eliminación, no sólo te librarás de tus síntomas, sino que pondrás fin a uno de los precursores de enfermedades más peligrosos que la ciencia ha visto jamás.

Mi meta es que tú emerjas, como muchos de mis clientes han hecho, del otro lado de la dieta de eliminación con una forma poderosa y personalizada de comer que te dé la calidad de vida que mereces.

Capítulo 7

Fase 1: desintoxicación, días 1 y 2

Felicidades. Sólo por llegar a esta parte del libro probablemente ya hiciste un compromiso firme con tu salud y tu bienestar. Sólo estás a unos días y algunas comidas de sentirte mejor de lo que te has sentido en años (o tal vez mejor de lo que te has sentido nunca), de perder peso, sanar tu intestino, reducir la inflamación e incrementar tu salud en general.

La dieta de eliminación inicia con una poderosa fase de desintoxicación que empezará rápidamente tu curación. Durante los siguientes dos días empezarás a tranquilizar a tu sistema inmunitario y a limpiar tu intestino. Al comer con el fin de crear un intestino limpio y tranquilo, te prepararás para lograr los resultados más precisos y sorprendentes durante las siguientes dos fases de la dieta. Piensa en estos días iniciales de limpieza como un viaje al spa para rejuvenecer tu sistema digestivo.

Durante esta fase comerás sólo jugos de verduras frescos, licuados verdes y purés de verduras cocidas hechos en casa. Un día normal sería algo como esto:

- Licuado verde para desayunar
- Comida temprano con un litro de puré de verduras
- Dos a cuatro tazas de jugo de verduras fresco como colación a media tarde

- Un tazón de puré de verduras para cenar
- Tés herbales, agua purificada y agua de coco fresca libremente durante todo el día

Debes planear comer esto durante dos días como mínimo. Si tienes varios problemas de salud, puedes extender esta fase para un máximo beneficio. Por ejemplo, si estás experimentando gases, náuseas e inflamación, o constipación y calambres, puedes elegir las recetas que sean de FODMAP (ve la página 238 para más información sobre la dieta FODMAP) y extender la fase de desintoxicación a cuatro o más días. Dada la específica y restrictiva selección de alimentos que se comen durante esta fase, no debería sobrepasar siete días; necesitas una dieta mucho más rica y diversa para ayudar a tu salud a largo plazo.

Los alimentos y los nutrientes que pertenecen a esta fase se han elegido con cuidado para lograr tres metas:

- Reducir la inflamación en el intestino y las células inmunitarias
- Dejar descansar el tracto digestivo
- Proveer una cantidad alta de antioxidantes vegetales

La lista completa de alimentos que puedes comer y los que debes evitar durante la fase 1 se encuentra en la página 179. Recuerda, la dieta de eliminación no es sólo cuestión de eliminar irritantes, sino de llenar tu cuerpo con alimentos curativos y nutrientes que repararán el daño de años de alimentos reactivos e irritantes. Déjame decirte un poco más sobre los ingredientes que te ayudarán a cultivar un ambiente tranquilo para tu experimento con la dieta de eliminación.

Verduras ricas en fitonutrientes

Sólo durante las últimas décadas, científicos han encontrado más de 40 000 químicos diferentes en plantas que pueden ser tan importantes, si no es que más, como las vitaminas y los minerales que todos conocemos.

Las plantas interactúan con su ambiente así como nosotros lo hacemos, por lo que están expuestas a hierbas competitivas, insectos, radiación del sol, cambios de temperatura, infecciones fúngicas y otros factores de estrés, así que producen compuestos defensivos conocidos como fitoquímicos. Un par de ejemplos son los carotenoides, los cuales actúan como el bloqueador solar de las plantas, y el sulforafano, el cual trabaja como un pesticida natural. Los propios compuestos que protegen a estas plantas también nos protegen.

Al comer muchas verduras, confiamos en que la Madre Naturaleza nos dé los mejores beneficios para la salud posibles. Cada vez que comes muchas verduras, les estás dando señales a tus células que las harán más fuertes y más sanas. La comida no es sólo sabores y micronutrientes, sino también información, y las verduras dan mensajes que promueven una salud y una curación óptimas.

Cuando alimentos como el germen de brócoli (más sobre estos germinados promotores de la salud en la página 146) llegan al cuerpo, cargan compuestos como sulforafano, el cual literalmente enciende la habilidad de tus células de producir un antioxidante poderoso y proteínas para desintoxicar.

Éstos son otros de los magníficos compuestos que encontrarás en las verduras:

Alicina: compuestos orgánicos que ayudan a liberar el tracto intestinal de malas bacterias y disminuir naturalmente los químicos inflamatorios de tu cuerpo. Obtendrás más cuando comas cebolla, poro y ajo. Obténlos en esta fase al probar la crema verde para desintoxicar (página 270).

Antocianinas: los flavonoides son responsables del hermoso y profundo color rojo y de las tonalidades moradas que encuentras en muchas frutas y verduras. Las antocianinas ayudarán a reducir la inflamación y pelear contra los radicales libres, conocidos por promover un ambiente amigable para el cáncer. Se encuentran en arándanos, ciruelas, col morada y cerezas. Obténlos en esta fase al probar el licuado de col morada y moras (página 255).

Carotenoides: pigmentos de colores que producen los tonos naranjas, amarillos y rojos de las frutas y verduras. Probablemente conoces el carotenoide betacaroteno, el cual se encuentra en zanahorias y es conocido por darles su tonalidad naranja brillante. Otros alimentos, como el brócoli y las espinacas, también lo tienen, pero es posible que no lo notes a primera vista: el color subyacente está oculto por el verde dominante creado por la clorofila. Los carotenoides pueden reducir las mutaciones celulares que llevan al cáncer y pueden inutilizar los químicos inflamatorios antes de que causen daño. Obténlos en esta fase al probar la sopa de shiitake, zanahoria y jengibre (página 271).

Índol: fuerte antioxidante que metaboliza carcinógenos, ayuda en la reparación del ADN y convierte el estrógeno en una forma menos promotora del cáncer. El índol se encuentra en verduras crucíferas, como la col blanca, la col rizada, el brócoli, las coles de Bruselas y la coliflor. Obténlo en esta fase al probar la crema de brócoli y champiñones (página 273).

Agua purificada

Nuestro cuerpo está compuesto principalmente de agua. Cada célula funciona mejor cuando está bien hidratada; tienes más energía, una mejor desintoxicación y una mejor digestión cuando tus células tienen suficiente agua. Eres menos propenso a desarrollar intestino irritable cuando hay un fluido adecuado en tu tracto intestinal. Beber entre ocho y 10 vasos de agua purificada cada día te dará muchos beneficios notables.

Hay una razón por la que recomiendo el agua purificada; varias, en realidad. Una alarmante cantidad de antibióticos, medicamentos y químicos industriales termina en nuestra fuente de agua, y el sistema de filtrado estándar en las ciudades ya no es suficiente para garantizar tu seguridad. Además, muchos pozos también han resultado positivos por residuos químicos.

La buena noticia es que los sistemas de agua por ósmosis inversa pueden proveer un nivel añadido de protección. Si hay altos niveles de plomo, arsénico o cadmio en el agua, un filtro de carbón añadido también sería una buena idea.

Si no tienes un sistema de filtrado en casa y estás limitado a comprar agua embotellada, intenta comprar agua que venga en botellas de vidrio, pues las de plástico pueden contribuir a tu exposición a químicos, como el bisfenol A y los ftalatos. También existen servicios de entrega a domicilio.

Para tener más agua en tu cuerpo, sugiero dejar un litro de agua purificada junto a tu cama cuando te vayas a dormir. Luego, antes de que siquiera te levantes de la cama en la mañana, bebe todo el litro. Observa lo que este simple ritual matutino hace para regular tus evacuaciones y aumentar tu energía. ¡Seguramente te sorprenderá!

Tés herbales

Muchos de nosotros pasamos nuestro tiempo corriendo como locos, tratando de hacer más cosas en un día de lo que es humanamente posible. Para completar la vasta gama de tareas en nuestras listas, solemos apoyarnos en bebidas para llevar, como café, té negro y bebidas energéticas. Aunque algunas personas parecen estar bien con este "cortisol líquido" en su vida, otros las usan sólo para funcionar, por ejemplo: "¡No puedo ir a ningún lado hasta que haya tomado mi café!"

Algunas personas pueden manejar los efectos de la cafeína muy bien, pero para otras, el consumo constante de cafeína será una carga para su hígado. Esto puede disminuir la desintoxicación de químicos tóxicos y debilitar el sistema con el tiempo. La cafeína también es un diurético, así que hace que orines minerales esenciales. También sobreestimula tu cerebro. Algunas personas no se dan cuenta de qué tan ansiosos y faltos de sueño están hasta que eliminan la cafeína de su dieta durante algunas semanas.

Los estudios sobre el café son variados: algunos muestran que el café puede ser beneficioso, mientras que otros muestran que puede ser dañino. Parece que la respuesta es completamente única para cada persona. Todo lo que pido es que elimines la cafeína durante el programa para ver cómo te sientes. Si tu digestión, tu estado de ánimo y tu sueño mejoran muchísimo, déjala. Si no notas una diferencia, siéntete libre de añadir tu taza de café de vuelta a tu rutina diaria después del programa de la dieta de eliminación.

> ### MANEJAR LA ABSTINENCIA DE CAFEÍNA
>
> Si tienes severos dolores de cabeza por abstinencia, puedes añadir una taza de té verde orgánico para quitarte la ansiedad. Sólo reutiliza la bolsita de té si necesitas una segunda taza. Eso te dará un mayor impulso de antioxidantes, pero menos cafeína.

Es importante detenerte y pensar cómo es que terminamos con el café como nuestro bastón. Hay culturas en todo el mundo que toman bebidas hechas con hongos, cortezas, raíces, hojas y flores que tienen efectos beneficiosos para la energía, que son un apoyo inmunitario y promueven la salud en general. Tienen nombres como hongo reishi, ashwagandha, astrágalo, rhodiola, diente de león, bardana, raíz de regaliz, ortiga, manzanilla y flor de la pasión. A diferencia de la cafeína, parecen tener un efecto calmante en el sistema nervioso a la vez que aumentan la energía y las funciones celulares.

¿Suena demasiado bueno para ser verdad? No lo es. Cualquier texto antiguo o reciente sobre herbolaria menciona los beneficios de las hierbas "adaptógenas", las cuales producen y contienen ciertos químicos que pueden estabilizar la función celular y reducir el estrés de las células. Elegir estas plantas te ayudará a promover la calma y dar una fuente de energía libre de estrés.

Si no has intentado preparar tus propios tés herbales todavía, recomiendo ampliamente que empieces. Puede ser una forma increíblemente deliciosa de restaurar tu salud. Busca a un herbolario local y empieza a hacer preguntas; diviértete explorando y experimentando con nuevas mezclas.

También puedes buscar mezclas de té herbal en los estantes de tu supermercado local; sólo asegúrate de que sea orgánico y libre de cualquier saborizante. Las mezclas para desintoxicar y para dormir te ayudarán a relajarte y eliminar sustancias dañinas de tu cuerpo. Ve una lista completa de opciones para tés herbales en la lista de "Alimentos que sí: alimentos para comer", en la página 165.

Agua fresca de coco

Con más de 15 veces la cantidad de potasio que un Gatorade y sólo la mitad del sodio, el agua de coco se considera la mejor bebida isotónica del mercado. Ha demostrado ser una fuente superior de hidratación después de entrenamientos y competencias atléticas. Incluso cuando no estás hidratándote después de entrenar, el agua de coco puede tener grandes beneficios (¡además de que sabe riquísima!). Muchas personas se sienten mejor después de beber agua de coco, y sienten que les da más energía y un pensamiento más claro comparado con el agua normal.

El reto es encontrar agua de coco de buen sabor, que no esté en un contenedor tóxico y que no tenga ningún aditivo. Hay muchas aguas de coco de empaque aséptico (tetra pack) y muchas opciones enlatadas también. Fíjate bien en las latas, pues pueden tener recubrimientos que contienen químicos interruptores endocrinos, como bisfenol A.

Comprar cocos enteros es una mejor opción si los cocos son jóvenes y todavía tienen la cáscara. Los cocos jóvenes que se encuentran envueltos en plástico no suelen ser orgánicos y usualmente tienen residuos de fungicidas, por lo que no recomiendo tocarlos con tus manos. Puedes encontrar cocos verdes enteros por internet, pero el costo de envío puede ser un tanto alto.

Después de años de buscar, encontré dos marcas de agua de coco embotellada que cumplen con casi todos mis puntos. El agua de coco de mejor sabor y la más fresca, cien por ciento cruda y orgánica, en una botella es de Harmless Harvest Company. Su producto no es enteramente perfecto, pues viene en una botella de plástico. Si estás intentando reducir tu consumo de plásticos, prueba el agua de coco Taste Nirvana, la cual viene en botellas de vidrio.

Ahora que ya viste algunos de los ingredientes que encontrarás durante tus días de desintoxicación, exploremos qué más podrás comer, y qué no, durante la primera fase de la dieta de eliminación.

Alimentos para comer y eliminar durante la fase 1: desintoxicación

Lo que excluyes durante la dieta de eliminación es tan importante como lo que incluyes. Si no excluyes los irritantes, no tendrás éxito en el programa, es así de simple. Recuerda que tú eres quien se beneficiará más de comprometerte cien por ciento con la dieta. No te prives del regalo de una salud restaurada.

Utilizarás estas listas durante las primeras dos fases de la dieta de eliminación. En la tercera fase añadirás los posibles irritantes de vuelta lentamente para probar tu reacción; te mostraré cómo hacerlo en el capítulo 9. Puedes visitar nuestra página web, www.wholelifenutrition.net, para descargar un archivo en PDF gratis con estas listas de alimentos. Recomiendo colocarlas en tu refrigerador como referencia.

Alimentos que no: alimentos para eliminar

Todos los granos

- Amaranto
- Arroz
- Avena
- Cebada
- Centeno
- Espelta
- Maíz (ve la lista de maíz en la página 180 para todos los tipos)
- Mijo
- Pan
- Pasta
- Quinoa
- Sorgo
- Trigo

Todas las leguminosas

- Cacahuates
- Chícharos
- Frijoles
- Harinas de frijoles
- Lentejas

Todos los lácteos

- Crema
- Crema agria
- Crema batida
- Helado
- Leche
- Leche condensada
- Leche evaporada
- Mantequilla y ghee
- Queso
- Queso cottage
- Queso crema
- Suero de leche
- Yogur

Huevos

- Huevos de pato
- Huevos de pollo
- Huevos líquidos
- Merengue

Carne y pescado

- Todas (excepto el caldo de pollo casero, página 373)

Toda la soya

- Aceite de soya
- Leche de soya
- Lecitina de soya
- Proteína aislada de soya
- Proteína de soya en polvo
- Proteína vegetal texturizada
- Salsa tamari y salsa de soya
- Tempeh
- Tofu
- Vitamina E

Maíz

- Almidón
- Almidón vegetal
- Dextrosa
- Elote
- Goma vegetal
- Goma xantana
- Harina de maíz
- Jarabe de maíz de alta fructosa
- Maicena
- Maíz congelado
- Maíz para pozole
- Maltodextrina
- Masa
- Polenta
- Polvo para hornear
- Proteína vegetal
- Sémola de maíz
- Sorbitol
- Tortillas de maíz

Levadura

- Extracto autolizado de levadura
- Levadura de cerveza
- Levadura nutricional
- Vinagres (todos, excepto el vinagre de manzana crudo y el de coco)

Todas las nueces y semillas

- Ajonjolí
- Almendras
- Avellanas
- Leche de almendra

Todas las nueces y semillas (cont.)

- Mantequillas de nueces
- Nueces de Castilla
- Nueces de la India
- Nueces pecanas
- Semillas de calabaza
- Semillas de girasol

Todos los cítricos

- Jugo de naranja
- Limas
- Limonada
- Limones
- Mandarinas
- Naranja
- Satsumas
- Toronja

Verduras solanáceas

- Achiote
- Berenjena
- Chile chipotle en polvo
- Chile en polvo
- Curry en polvo
- Jitomate
- Papas
- Pimienta cayena
- Pimientos (dulces y picantes)
- Salsa picante
- Sazonadores picantes
- Tomate verde

Azúcar

- Azúcar
- Azúcar de caña
- Azúcar de coco
- Jarabe de maple puro
- Miel de abeja cruda
- Néctar de agave
- Néctar de coco

Otros alimentos

- Aceites vegetales refinados
- Alcohol
- Cafeína
- Chocolate

Alimentos que sí: alimentos para comer

Carnes
- Caldo de pollo casero (página 373)

Frutas (en jugo o licuado, durante la fase 1)
- Aguacate
- Cerezas
- Ciruelas
- Duraznos (sólo frescos)
- Granada
- Higos (sólo frescos)
- Mandarina
- Manzana
- Melón
- Moras (moras azules, zarzamoras, frambuesas)
- Papaya
- Pera
- Piña
- Plátano
- Uvas

Verduras (en jugo, licuado o sopa)
- Acelgas
- Ajo
- Alcachofa
- Apio
- Berros
- Betabel
- Brócoli
- Calabacitas (todos los tipos)
- Calabaza
- Camote
- Cebolla
- Champiñones
- Cilantro
- Col berza
- Col blanca
- Col china
- Col rizada
- Coliflor
- Ejotes
- Espinaca
- Hinojo
- Hojas de mostaza
- Jengibre
- Lechuga (todos los tipos, excepto iceberg)
- Mizuna
- Nabo
- Pepino
- Perejil
- Zanahorias

PRUEBA ESTO: MIZUNA

Mizuna es una hoja verde oscura, también conocida como mostaza japonesa. Es un poco picante, parecida a la arúgula, y también es parte de la familia crucífera. Úsala en ensaladas, sofritos y sopas. Nosotros la cultivamos en nuestro jardín cada año. ¡Es increíblemente fácil de cultivar y buena para disfrutar!

Verduras del mar
- Arame
- Dulse
- Hijiki
- Kombu
- Nori

Aceites
- Aceite de coco virgen
- Aceite de oliva extravirgen

Tés herbales
- Albahaca morada
- Astrágalo
- Bardana
- Diente de león
- Manzanilla
- Menta
- Olmo
- Ortiga
- Regaliz
- Rooibos
- Rosa

Hierbas y especias
- Albahaca
- Anís
- Canela
- Cilantro
- Clavo
- Comino
- Cúrcuma (en polvo)
- Eneldo
- Hojas de laurel
- Jengibre (en polvo)
- Nuez moscada
- Orégano
- Pimienta gorda
- Pimienta negra (sólo recién molida)
- Tomillo

Otros ingredientes
- Agua fresca de coco
- Carne fresca de coco
- Vinagre de coco crudo, orgánico
- Vinagre de manzana crudo, orgánico

Fase 1: menús de desintoxicación

Los siguientes menús de muestra te darán una idea de cómo comer durante la corta fase de desintoxicación del plan. Puedes intercambiar estos alimentos como prefieras. ¿Se te antoja sopa para desayunar? Cambia tu popote por una cuchara, y adelante. Siempre recomendamos que sigas tu instinto y consumas los alimentos en concordancia con la dieta de eliminación que más se te antojen en ese momento.

Día 1

Desayuno: 2 tazas de licuado verde con piña (página 257)
Comida: 2 a 4 tazas de crema verde para desintoxicar
 (página 270)
Colación: 2 tazas de jugo morado de verduras (página 253)
Cena: 2 a 4 tazas de crema verde para desintoxicar
 (página 270)

Día 2

Desayuno: 2 tazas de jugo de jengibre, zanahoria y pepino
 (página 252)

Comida: 2 a 4 tazas de crema de brócoli y champiñones
(página 273)

Colación: 2 tazas de licuado de col morada y moras (página 255)

Cena: 2 a 4 tazas de crema de coliflor y nabo (página 274)

Recetas de la fase 1

Tendrás suficientes recetas de dónde escoger mientras planeas tus comidas durante la fase 1. Ésta es una lista completa de las recetas que disfrutarás durante esta fase (ve el capítulo 11 para las recetas):

- ✓ Jugo de jengibre, zanahoria y pepino
- ✓ Jugo verde para limpiar
- ✓ Jugo de verduras morado
- ✓ Jugo de betabel e hinojo
- ✓ Licuado de moras y chía
- ✓ Licuado de col morada y moras
- ✓ Licuado de fresa, col rizada y menta
- ✓ Licuado verde con piña
- ✓ Crema verde para desintoxicar
- ✓ Sopa de shiitake, zanahoria y jengibre
- ✓ Sopa de betabel y romero para desintoxicar
- ✓ Crema de brócoli y champiñones
- ✓ Crema de coliflor y nabo
- ✓ Calabacitas horneadas
- ✓ Agua de pepino y menta
- ✓ Té de especias caliente
- ✓ Té de noche
- ✓ Té para las suprarrenales
- ✓ Caldo de pollo
- ✓ Caldo de verduras y algas

Cinco estrategias
para una desintoxicación exitosa

Después de guiar a miles de personas por la dieta de eliminación, he podido identificar las estrategias más destacadas para tener éxito. Puedes empezar el primer día de tu desintoxicación cuando estés listo, pero como dicen, "el éxito tiene su truco", y yo tengo cinco muy importantes que compartir contigo.

1. **Empieza tu diario.** Durante este primer día del plan es importante formar el hábito de documentar cómo te sientes con los alimentos. Esto se volverá todavía más importante mientras empezamos a probar alimentos durante la fase de reintroducción, pero quiero que empieces a practicar el hecho de escuchar a tu cuerpo tan pronto como sea posible. ¿Te sientes cansado o energizado? ¿Tienes mejores evacuaciones? ¿Puedes pensar claramente o te sientes un poco nublado? Escribe todo y lee tus notas para que puedas monitorear tu progreso.

2. **No te enfoques en la pérdida de peso (aunque sucederá).** La dieta de eliminación es para eliminar tus síntomas y consumir los alimentos más nutritivos posibles. Cuando dejan atrás los alimentos y los hábitos irritantes, muchas personas pierden peso. Algunas perderán entre dos y tres kilos durante la primera semana, y después de 28 días, el promedio de pérdida de peso es entre siete y ocho kilos. Algunas personas pueden necesitar más tiempo o intervenciones específicas para impulsar su pérdida de peso. Por ejemplo, puedes necesitar apoyo extra en la desintoxicación, como tomar un suplemento específico, mientras que otros necesitarán reducir su nivel de estrés. Cada individuo responderá de forma diferente. La clave es relajarte y disfrutar tu aventura con la dieta de eliminación. Confía en que tu cuerpo encontrará su equilibrio cuando determines los alimentos que crean la mejor salud para tu sistema único. En

lugar de pensar cuánto peso puedes perder, piensa en cómo se irá todo tu sufrimiento mientras tu energía y tu vitalidad aumentan.

3. **Pon atención a tus evacuaciones.** Cada momento de todos los días, tus evacuaciones hablan. Si son tranquilas y silenciosas, están diciéndote que tu dieta va por buen camino. Si tus evacuaciones son grasosas, dolorosas o sueltas, hay un mensaje ahí. Toma notas mentales o documenta los detalles de tus evacuaciones en tu diario si quieres ser un detective profesional **en tu dieta.**

4. **Aprende a identificar el hambre real.** Muchas personas comen para satisfacer algo totalmente distinto al hambre. Comen por hábito, para llenar un vacío emocional o para satisfacer el antojo bioquímico de algo como queso, chocolate o azúcar. Antes de que cedas ante estos antojos temporales o falsos, quiero que te preguntes: "¿Esto es algo que necesito ahora para reparar y nutrir mi cuerpo, o algo más está provocando esta sensación?" Durante los primeros días de la dieta de eliminación puedes tener algunos deseos increíblemente fuertes de comer alimentos que realmente no tienen sentido. Esto es típico y debes esperarlo. En lugar de tratar de sobreponerte a estos deseos, sólo satisfácelos con alimentos sanos de tu lista de "sí".

5. **Despeja tu agenda.** Puede ser difícil "sobrevivir" las vacaciones, los cumpleaños, la temporada navideña y las fiestas en la oficina cuando estás en la dieta de eliminación. Si puedes programar el plan para el otoño, durante un periodo en que estés libre de esta clase de eventos, aumentarás tu posibilidad de éxito exponencialmente. Si no puedes librarte de alguno de estos eventos, asegúrate de llevar comida extra para que puedas comer ahí.

Capítulo 8

Fase 2: Eliminación, días 3 a 14

Después de terminar la fase 1 del programa, ¡debes estar en camino de sentirte como una nueva persona! Los síntomas que te han acosado durante años están empezando a disminuir y experimentas de primera mano el increíble poder que tiene este programa para cambiar vidas.

En la fase 2, eliminación, seguirás una dieta base que consiste en alimentos antiinflamatorios que normalmente no causan una respuesta inmunitaria en la mayoría de las personas. Si has estado experimentando dolores de articulaciones y musculares, intestino irritable, dolores de cabeza, erupciones, pensamiento nublado, baja energía, aumento de peso, insomnio y depresión, seguramente hay inflamación. Para crear y restaurar el equilibrio, debemos quitar los irritantes inflamatorios y aumentar los nutrientes beneficiosos que entran en tu cuerpo; lograremos ambas cosas durante esta fase.

En los siguientes 12 días quiero que te enfoques en llenar tu plato con alimentos enteros, orgánicos y frescos. Con suerte, tu casa ya está llena de ingredientes nutritivos que se transformarán en comidas hermosas y curativas (para una lista de compras, ve la página 162). Recuerda, estás comiendo para eliminar tus síntomas mientras añades alimentos sanos a tu dieta.

Durante esta fase puedes esperar sentir un montón de cambios en tus síntomas, pero qué tan rápido sientas alivio dependerá de tus síntomas y de tu sistema único. Algunas personas que siguen la dieta de eliminación se sienten peor en los días 3 y 4. Otras empiezan a tener un inicio nublado y luego su energía vuelve. Si sufres de migrañas o asma, espera tu cambio en los días 5 o 7. Muchas personas tendrán goteo nasal hacia el día 7, y los dolores de articulaciones deben aligerarse poco después si es que no sucedió antes. Sé paciente; te sentirás mejor si sigues el programa.

Las guías más importantes durante esta fase serán las listas de alimentos, las cuales encontrarás en la página 215. Lo que la lista no te dice, sin embargo, es cómo asegurar que encuentres los alimentos de mejor calidad. A lo largo de este capítulo compartiré estrategias para seleccionar los alimentos más curativos y sanos.

RECUERDA: LOS PRECURSORES PRINCIPALES SE QUEDAN FUERA

Felicidades, ya has logrado pasar la primera fase sin algunos de los alimentos más irritantes. Seguirás evitando gluten, lácteos, huevos, soya, maíz, cafeína y otros alimentos potencialmente reactivos. Ve la lista completa de alimentos a evitar durante esta fase en la página 215.

Elige mejores proteínas

Las proteínas, y los aminoácidos de los que están hechas, son esenciales para incontables reacciones en el cuerpo humano. Los aminoácidos de alimentos como la carne roja, el pescado, las nueces y las leguminosas son necesarios para crear las enzimas digestivas que usamos para llegar a los nutrientes y las enzimas desintoxicantes que nuestro cuerpo utiliza para procesar las toxinas. También se utilizan para crear neurotransmisores, como serotonina, melatonina y dopamina, que nos permiten ser felices, descansar y estar tranquilos. Tienen un papel esencial también con nuestras células intestinales, las cuales mueren cada tres días y necesitan ser remplazadas por nuevas células. ¿Y de dónde provienen todos los bloques para esas células nuevas? De los aminoácidos. En pocas palabras, si no tenemos un consumo adecuado de proteínas, nuestro cuerpo entero no puede funcionar adecuadamente.

En mi práctica he visto que uno de los suplementos más efectivos que puedo recomendar a la gente que ha estado enferma durante ya cierto tiempo son los aminoácidos. Sólo unos cuantos días de suplementos de aminoácidos de amplio espectro y la gente se siente mejor de lo que se ha sentido después de semanas con otros suplementos (ve aminoácidos en la sección de recursos, en la página 382). Lo he visto como indicación de que la gente con enfermedades crónicas suele estar baja en aminoácidos y le hace bien un poco más de proteína.

El reto de obtener suficiente proteína parte de encontrar fuentes de buena calidad. Nueces, semillas y frijoles son fuentes ricas de proteínas, pero no siempre son fáciles de digerir (a menos de que se preparen adecuadamente) o fácilmente toleradas. Si eres alguien que tiene problemas digestivos y sufre de gases, inflamación, náuseas, diarrea o constipación, podrías considerar consumir más proteínas animales que proteínas vegetales durante la dieta de eliminación. Primero puedes probar tu función digestiva con el reto de la betaína HCL (ve la prueba de tu ácido estomacal en la página 60) y considerar enzimas digestivas. Sin embargo, si tus problemas persisten, te recomiendo obtener tu proteína principalmente de fuentes animales hasta que tus síntomas se calmen.

Las aves orgánicas de libre pastoreo (pollo y pavo) y el pescado silvestre (especialmente el salmón silvestre de Alaska) han demostrado ser fuentes de proteína excelentes que la mayoría de las personas tolera bien durante la dieta de eliminación. Veamos cómo obtener las mejores fuentes de aves y pescado.

Aves

Elegir aves orgánicas o de libre pastoreo es de vital importancia. Las aves que se han alimentado de manera convencional consumieron pesticidas, los cuales terminaron en la carne y en el suelo, y eventualmente en tu cuerpo si las comes. Las aves convencionales también son tratadas frecuentemente con antibióticos y medicamentos desparasitantes que pueden contener químicos tóxicos. Algunos productores de pollos no orgánicos pueden incluso inyectar tartrazina ("color amarillo número 5") y mezclas de sal a la carne empacada para darle un mejor color y una mejor textura.

Hasta 2010, era una práctica común para muchos grandes productores de pollo tratar sus aves con medicamentos para parásitos que contenían arsénico. Esto llevó a niveles de arsénico en el pollo que lo volvían inseguro para su consumo a largo plazo. Al momento de escribir este libro hay una moratoria voluntaria en algunos de los medicamentos más peligrosos con arsénico, pero ciertos productores todavía utilizan medicamentos tóxicos. Evítalos al seleccionar aves producidas orgánicamente.

Pescado

Hay muchas cosas que considerar cuando elegimos qué pescado comer. El tipo de pescado, dónde se pescó y cómo se pescó afectará la calidad, la cantidad de químicos que tenga y la sostenibilidad global de esos bancos de peces para las futuras generaciones.

Cuando compres pescado, asegúrate de que esté firme y no huela demasiado. Que un pescado sea oloroso o suave puede indicar altos niveles de aminas, lo que puede contribuir a reacciones alimentarias.

Obtén buenos granos

Al sacar el gluten, ¿significa que todos los granos quedan fuera? No. Durante esta fase puedes obtener carbohidratos de buena calidad del arroz integral, del arroz silvestre y de la quinoa (de preferencia, germinados y orgánicos).

La gente con problemas de azúcar en la sangre, como diabetes tipo 1 y severa resistencia a la insulina, así como problemas para digerir almidones, se sentirían mejor con una dieta baja o libre de granos. Otros se sienten mejor cuando incluyen algunos granos en su dieta.

Se ha escrito mucho sobre las dietas libres de granos como la solución para nuestros rangos de diabetes, obesidad y enfermedades autoinmunes en aumento. Si no hubiera visto a numerosos clientes bajar sus niveles de azúcar en la sangre, perder peso, bajar sus niveles de colesterol y mejorar sus condiciones autoinmunes y sus problemas de intestino irritable mientras comían granos, tendría la misma opinión. Cuando los granos se comen con moderación y en equilibrio con otros alimentos nutritivos, pueden ser perfectamente saludables. Son incluso mejores para ti cuando los remojas, los germinas o los fermentas. Prueba nuestra receta de dosa en la página 289 a ver si te gusta.

El truco con los granos es que deben ser libres de gluten durante la dieta de eliminación, lo que puede ser algo difícil de garantizar. Con los años he visto a personas tener reacciones idénticas al gluten con el mijo, el sorgo, la avena y el trigo sarraceno. Primero pensé que estas personas podían tener reacciones separadas a estos granos, pero mientras mis clientes reportan más casos de contaminación cruzada y la bibliografía empieza a revelar más casos de estudio, creo que la contaminación cruzada de gluten está detrás de la mayoría de estas reacciones.

La mayoría de la gente se sentirá bien con los granos enlistados en este programa. Si continúas teniendo síntomas como gases, náuseas, inflamación y evacuaciones erráticas, intenta hacer la dieta libre de frijoles primero, y luego libre de granos y libre de frijoles. Una vez que el intestino sane y que las bacterias beneficiosas se restauren, la mayoría de la gente puede digerir y disfrutar de granos enteros libres de gluten, así como de frijoles en su dieta.

Expande tu repertorio de verduras

Ya aprendiste un poco sobre los increíbles fitoquímicos encontrados en tus verduras (ve la página 172); ahora quiero dirigir tu atención al potencial de sabores que tienen. Es tiempo de pensar más allá de la lechuga iceberg y del maíz enlatado. No más ensaladas de comida rápida que no tienen los nutrientes que necesitas para tu desintoxicación y tu experiencia de eliminación. Éstos son algunos consejos para explorar y disfrutar las verduras de esta fase:

- **Conoce nuevas hojas verdes.** ¿Has probado la arúgula o las hojas de mostaza? Son picantes y de gran sabor, ¡y estimulan la producción de enzimas para desintoxicar el hígado! O prueba lechuga romana, lechuga sangría, mizuna, hojas verdes o rojas, y lechuga mantequilla para elevar el nivel de tus ensaladas.
- **Prueba esta colación.** En lugar de permitir que se junten en tu cocina los paquetes abiertos de papas y galletas dulces y saladas, prueba verduras frescas. Rebana pepino, rábanos, nabos, zanahorias y apio, y guárdalos en frascos con agua en tu refrigerador. Estarán esperándote frescos y crujientes.
- **Cambia lo bueno por lo grandioso.** Las espinacas y las acelgas son excelentes hojas verdes, pero son altas en oxalatos, los cuales pueden contribuir a los dolores de articulaciones, la irritabilidad y las molestias intestinales en algunas personas que las comen seguido. Durante la dieta de eliminación, opta por col berza y col rizada en sopas, ensaladas y licuados.
- **Come estos gigantes verdes.** Los ejotes y el brócoli proveerán folatos, vitamina K, magnesio, aminoácidos y más fitoquímicos de los que puedes encontrar.
- **Disfruta los almidones amigables para la digestión.** Las calabazas proveerán algunos almidones sanos, fáciles de digerir, que pueden ayudar a satisfacer el antojo de carbohidratos nada saludables y calmar tu hambre al mismo tiempo.

- **Tómale gusto a estos endulzantes naturales.** Mientras no tengas problemas con inflamación o en tus evacuaciones, la calabaza mantequilla y los camotes pueden ser grandes herramientas para crear colaciones dulces y sabrosas, guarniciones, postres e incluso platillos principales.

Si hay algo que puedes hacer para mejorar tu salud, es comer más verduras. Comer un promedio de ocho porciones al día de frutas y verduras puede disminuir tu riesgo de ataque cardiaco o infarto cerebral hasta 30%. No tengas miedo de expandir tus horizontes de verduras durante esta fase. Puede que descubras algo nuevo en las recetas o en la lista de alimentos aprobados. ¡Prueba!

Come grasas óptimas

Cada célula del cuerpo usa las grasas, pues ayudan a formar parte de las paredes celulares. También se utilizan como combustible, nos ayudan a crear muchas de nuestras hormonas y formar nuestros tejidos cerebrales. Necesitas grasas sanas para mantener un cuerpo sano.

Desafortunadamente, muchas personas obtienen sus grasas diarias de aceites refinados que se extraen con el uso de solventes, como el hexano, en su proceso de producción. Una vez que se extraen, estos aceites son usados en demasía en los alimentos procesados. Los más comunes son de canola, semillas de algodón, soya y maíz. Aproximadamente 90% de las cosechas usadas para producir estos aceites es genéticamente modificado para aguantar el rocío de grandes cantidades de herbicidas.

Cuando consumes alimentos con aceites de canola, semillas de algodón, soya y maíz, probablemente estás ingiriendo tanto los herbicidas como los solventes. Si eso no es lo suficientemente malo, muchos de los aceites poliinsaturados, como el de canola, cártamo, linaza y maíz, fácilmente se echan a perder en almacenamiento o mientras cocinas con ellos.

¿QUÉ TAN RÁPIDO SE ECHA A PERDER EL ACEITE?

Si alguna vez has probado aceite prensado en frío, ya sabes que su sabor no tiene nada que ver con el aceite que compras de un anaquel en el supermercado. Yo tenía un grupo de amigos que trabajaba en una compañía de aceite de linaza, y tuve la suerte de que me invitaran a probar un poco de su aceite prensado en frío. Vertieron un poco del aceite en una taza de muestra, lo probé y quedé sorprendido. El sabor era sorprendente: ligero y con sabor a nuez, con un regusto dulce. Mientras platicábamos, bebía periódicamente del aceite. En menos de cinco minutos empecé a notar un cambio en el sabor. La dulzura quedó remplazada por un regusto amargo. Aproximadamente 20 minutos después, el amargor se tornó en un sabor casi metálico. El contraste era inconfundible. La conclusión es que el aceite puede echarse a perder, y cuando lo hace, sus propiedades nutricionales empiezan a cambiar. Para prevenir que se eche a perder:

- Guárdalo lejos de la luz, en una alacena oscura. También procura comprar aceites en botellas oscuras para minimizar la exposición al sol. Si tienes aceite de linaza, debe guardarse en el refrigerador bien cerrado.
- Elige un lugar para guardarlo lejos de la estufa y el horno si es posible. El calor puede acelerar su descomposición.
- Si está mal, tíralo. Consumir aceite rancio puede aumentar la inflamación.

Para evitar los aceites rancios y la exposición excesiva a químicos durante esta fase, quitarás todos los aceites, excepto el aceite de oliva extravirgen orgánico prensado en frío y los aceites de coco. Puedes consumirlos por las siguientes razones:

- **Aceite de oliva.** Es una grasa monoinsaturada que tiene compuestos antioxidantes protectores, los cuales evitan que se eche a perder tan rápido como otras grasas monoinsaturadas. Algunos de estos compuestos fenólicos protectores (ácido protocatéquico y oleuropeína) han demostrado reducir la incidencia de enfermedad cardiaca y diabetes tipo 2.

- **Aceite de coco.** Contiene grasas saturadas (como el ácido láurico) que son estables a altas temperaturas y no se echan a perder fácilmente. El ácido láurico es un triglicérido de cadena media o TCM, el cual no demanda mucho de tu sistema digestivo. Dado que el aceite de coco contiene TCM, puede absorberse rápidamente en el cuerpo y quemarse como combustible más fácilmente que otras grasas. Los atletas en mi práctica añaden comúnmente TCM a sus licuados para un impulso extra de grasas sanas que les den energía constante sin añadir peso a su cintura. El TCM encontrado en el aceite de coco también matará las levaduras dañinas en el tracto gastrointestinal, lo que ayudará a equilibrar el microbioma.

Apaga tus endulzantes

Todos los endulzantes están en la lista de "no", excepto el azúcar de coco, el néctar de coco, el jarabe de maple, la miel de abeja cruda, la stevia y los dátiles (y deben ser piezas completas, no pedazos).

Como la mayoría de las personas, probablemente disfrutas comer alimentos dulces de vez en cuando, incluso en más ocasiones de las que te gustaría admitir. El problema con la mayoría de los dulces, las galletas y las delicias horneadas es que están llenos de endulzantes refinados. Los endulzantes refinados, como el azúcar blanca y el jarabe de maíz de alta fructosa han sido procesados en algo que no tiene nutrientes ni fibra, sino carbohidratos de rápida absorción. Ésta es una receta para la inflamación. Cuando comas azúcares refinadas, experimentarás los picos extremos en el azúcar de tu sangre y un aumento en la inflamación, y habrás eliminado las oportunidades de comer alimentos más ricos en nutrientes.

Consumir alimentos llenos de azúcar blanca estándar aumenta tu exposición a las cosechas GM. A menos que un azúcar diga "azúcar

100 por ciento de caña" puedes estar seguro de que más de 90% del azúcar viene de cosechas GM de betabel y está contaminada con glifosato y otros químicos.

La buena noticia es que no tienes que abandonar lo dulce, sólo necesitas darte cuenta de que hay opciones más sanas que provienen de la naturaleza. Están la dulce savia del maple y de las palmeras, el néctar de las flores, las hojas dulces y las futas de palmeras tropicales.

Ten en mente que, aun si estos endulzantes son naturales, esto no significa que debas comerlos libremente. Si has estado comiendo una dieta con muchos carbohidratos refinados y azúcares refinadas, tu sentido para determinar cuánta azúcar realmente necesitas para satisfacer tu gusto está trastocado. Cuando des a tu cuerpo y a tus papilas gustativas un respiro de las azúcares procesadas, te sorprenderá notar cómo empiezan a saber los increíbles sabores naturales de las frutas y las verduras frescas.

Usa estos endulzantes aprobados con cuidado, pero también considera mantenerlos fuera de tu dieta hasta el final de la fase 2; hazlo y te reconectarás verdaderamente con tu deseo por lo dulce.

Azúcar de coco y néctar de coco

La savia de las palmeras de cocos puede cosecharse sostenidamente y usarse tanto como un producto líquido (néctar de coco) como un polvo seco (azúcar de coco). El azúcar de coco probablemente elevará menos el azúcar en la sangre porque es alta en azúcares específicas de cadena larga, llamadas fructooligosacáridos (FOS), y en una fibra soluble llamada inulina, la cual provee un índice glucémico más bajo. Las bacterias en nuestro tracto intestinal comúnmente utilizan los FOS y la inulina como alimentos (prebióticos). Si tienes muchos gases o inflamación por un crecimiento excesivo de bacterias en tu intestino, es mejor si limitas tu consumo de azúcar de coco a pequeñas cantidades.

Jarabe de maple

Antes de la introducción del azúcar, en Estados Unidos se buscaba la savia de los árboles de maple para satisfacer el antojo por algo dulce. Como el néctar de coco, el jarabe de maple es uno de los endulzantes disponibles menos refinados. También contiene minerales como zinc, potasio, manganeso y calcio. Recomiendo el jarabe de maple oscuro, de grado B, por su gran sabor y contenido mineral.

Miel de abeja cruda

Mientras las abejas viajan de flor en flor juntando néctar y polen, también concentran otros químicos que encuentran en esas plantas. Cuando eliges miel de abeja cruda, obtienes más pinostrobina, un compuesto potente que eleva las funciones desintoxicantes y antioxidantes de tus células (es casi tan poderoso como el milagroso sulforafano del germen de brócoli).

La mayoría de las personas tolerará pequeñas cantidades de miel de abeja, pero quienes tengan SII o SBID podrían sentir molestias. Ciertas variedades de miel son menos problemáticas que otras. Aunque los expertos en SBID recomiendan las mieles de alfalfa, frambuesa y trébol, yo recomiendo usar miel de trébol silvestre, pues es posible que contenga menos residuos de pesticidas. Sólo pon atención a tus entradas al escribir en tu diario cuando se trate de miel y otros alimentos. Si continúas notando malestares digestivos después de comer miel, limita su consumo.

Stevia

La stevia es una hierba excelente como remplazo natural para el azúcar. Cultivamos esta magnífica planta en nuestro jardín. Si alguna vez tienes oportunidad de probar una hoja de stevia cruda, sabrás exactamente por qué se utiliza como endulzante; es casi 100 veces más dulce que el azúcar.

Lo grandioso sobre la stevia es que puede satisfacer el sabor dulce sin aumentar el azúcar en la sangre y, a diferencia del azúcar, la stevia protegerá tus dientes de caries. El truco de usar stevia es que es extremadamente difícil usarla como remplazo de azúcar en recetas por ser tan dulce. Considérate advertido si planeas usarla para hornear un pastel. Literalmente, hay libros de cocina enteros para enseñarte a usar stevia en la cocina.

Si nunca la has probado, empieza con sólo algunos bocados de cualquier alimento con este endulzante; tiene un regusto interesante que algunos aman y otros no.

Dátiles

Pobres dátiles. Han tenido una muy mala reputación durante mucho tiempo. Debido a una investigación pobre, la gente asumió que los dátiles tienen un índice glucémico extremadamente alto y elevan el azúcar en la sangre de una forma tremenda. Por fortuna, investigaciones recientes muestran que éste no es el caso.

Como un alimento entero, contienen fibra, magnesio, manganeso e incluso una pequeña cantidad de proteína. Los dátiles no deben comerse en grandes cantidades, pero un poco puede dar muchos beneficios. Son magníficos en postres, licuados o simplemente comiéndolos crudos.

Es importante recordar no comprar pedazos de dátiles, sólo los dátiles completos. Los pedazos suelen rociarse con harina que puede estar contaminada con gluten.

Los dátiles contienen oligosacáridos, los cuales pueden ser problemáticos para personas con SBID y SII.

Las especias correctas

Las especias pueden añadir sabores increíbles y esenciales a los alimentos, y si sabes comprar las correctas, puedes agregar sabores sin provocar ningún tipo de reacción alimentaria. Compra este tipo de cosas:

- **Hierbas y especias individuales, no mezclas.** Si compras mezclas de hierbas y especias te arriesgas a que se hayan utilizado agentes antiapelmazantes en el producto. Los agentes antiapelmazantes se utilizan para prevenir que las especias individuales se peguen, y el más común es la harina de trigo.

  Compra hierbas y especias enteras individuales, y prepara tus propias mezclas. Nosotros tenemos un mortero y ralladores a la mano en nuestra cocina para procesar nuestras hierbas y especias. No sólo asegura que no nos estemos exponiendo a ingredientes innecesarios, sino que el sabor de la canela recién molida, o la nuez moscada o el jengibre es algo fuera de este mundo.

- **Especias hechas sin aditivos ni conservadores.** Se pueden añadir otros aditivos y conservadores para asegurar que los aceites volátiles contenidos en las hierbas y especias no se echen a perder. Mientras que esto es bueno para el producto, no siempre es bueno para tu cuerpo. Algunos conservadores y aditivos pueden causar irritación y conllevar una reacción alimentaria. Revisa la etiqueta.

- **Variedades orgánicas.** Es imperativo elegir hierbas y especias orgánicas por encima de los productos convencionales. De acuerdo con un artículo de la Asociación de Consumidores Orgánicos, "Virtualmente todas las especias convencionales vendidas en Estados Unidos se fumigan [esterilizan] con químicos peligrosos que están prohibidos en Europa".

  Muchas de las especias del mundo vendrán de lugares que tengan regulaciones menos estrictas sobre químicos dañinos, como pesticidas y metales pesados. Comprar orgánico bajará tremendamente tu exposición a los químicos.

Por supuesto, la mejor opción es cultivar tus propias hierbas frescas. Las mejores hierbas para empezar incluyen menta y orégano. Son tan fáciles de cultivar que tienes que plantarlas en lugares donde no te importe que se extiendan. Una maceta de cerámica en tu jardín es una de las mejores formas de cultivarlas.

Vinagre

Hay una razón por la que el vinagre ha existido durante más de 10 000 años. Es uno de los líquidos más versátiles que se hayan descubierto. Se ha utilizado como conservador, solvente, agente para encurtir, etc. Y por supuesto, es la mitad del aderezo más utilizado en varias culturas: aceite y vinagre.

Hipócrates alguna vez promovió las cualidades medicinales del vinagre, las cuales derivan parcialmente de sus propiedades ácidas. La acidez del vinagre puede ayudar a tu ácido estomacal en la descomposición de proteínas, puede ayudar a liberar nutrientes de los alimentos y estimular la liberación de enzimas digestivas.

LA MEJOR PAREJA: ACEITE Y VINAGRE

Las culturas nativas eran muy sabias al usar vinagre ácido en sus ensaladas, pues muchas eran y todavía son difíciles de digerir. Marinar las hojas verdes en un ácido ayuda a separar algunas de sus paredes celulares, liberando los químicos vegetales nutritivos y haciéndolos más disponibles para su absorción en el cuerpo. Muchos de estos químicos vegetales no pueden absorberse sin otras grasas en la dieta. Aquí es donde entra el aceite de oliva. Añadir este aceite versátil y sabroso (lleno de grasas buenas) ayuda a sacar la mejor nutrición posible de tu ensalada.

Durante la dieta de eliminación excluirás el uso de todos los vinagres excepto el de manzana crudo y el de coco crudo. Es importante que utilices sólo estos dos vinagres, pues hay múltiples aspectos de los otros vinagres que podrían causar reacciones. Podrías reaccionar a un aditivo o un conservador, al alimento del que se fermenta el vinagre o el organismo utilizado para fermentar el vinagre. Éstos son algunos ejemplos comunes de vinagres a los que mis clientes han reaccionado y por qué:

- Vinagres de malta, los cuales pueden fermentarse a partir de granos con gluten y contener gluten.
- Vinagres balsámicos, posiblemente por grandes concentraciones de feniletilaminas y sulfitos.
- Vinagre de ciruela, por su jarabe de maíz de alta fructosa.
- Vinagre de arroz, por su contenido de azúcar.

Aunque la gente con enfermedad de Crohn, migrañas, ansiedad, hiperactividad y sensibilidad a las aminas debería evitar todos los vinagres, los dos vinagres que, como he descubierto, tolera la población en general, son el de coco y el de manzana crudos. Ambos se derivan de alimentos hipoalergénicos y son fermentados por un organismo conocido como "la madre", la cual parece que la mayoría de la gente tolera bien.

Qué beber

Durante la dieta eliminarás todas las bebidas, menos el agua purificada, el té verde y los tés herbales descafeinados (sin aditivos ni saborizantes), y los jugos de verduras frescos. Esto significa nada de café, té negro, bebidas isotónicas, bebidas energéticas, refrescos ni alcohol.

Quitamos el café y los tés con cafeína porque contienen químicos que pueden reducir tu habilidad para desintoxicarte y son una causa común de irritabilidad e insomnio (más sobre esto en la página 243). La mayoría de la gente también sentirá la necesidad de añadir al café y los tés ciertos elementos que quedan excluidos durante la dieta de eliminación. Éstos incluyen crema, azúcar, leche, cremas deslactosadas y endulzantes.

Los refrescos, las bebidas isotónicas y otras bebidas procesadas suelen contener endulzantes, aditivos, conservadores y colorantes que pueden contribuir a ciertos síntomas, como erupciones, intestino irritable, ansiedad, hiperactividad, dolores de cabeza y más. Combinar un poco de piña orgánica con agua de coco y una pizca de sal de mar en una licuadora puede ser una alternativa más sana a una bebida isotónica.

Muchas bebidas alcohólicas tienen ingredientes que pueden incluir gluten, saborizantes artificiales y colorantes, así como conservadores. Algunos ejemplos:

- **Vino:** sulfitos y aminas
- **Cerveza:** gluten de la cebada
- **Whisky y bourbon:** gluten del trigo y el centeno
- **Ginebra y vodka:** gluten de la cebada o el centeno; también puede contener maíz
- **Mezclas alcohólicas:** jarabe de maíz de alta fructosa, colorantes artificiales

Mientras que las bebidas endulzadas, con cafeína y alcohólicas deshidratarán tu cuerpo y aumentarán la excreción de minerales esenciales en tu orina, el agua purificada y el agua de coco hacen exactamente lo contrario. Te permiten permanecer hidratado todo el día. Estar adecuadamente hidratado durante la dieta de eliminación es imperativo, pues le ayudará a tu cuerpo a sacar las toxinas de tus riñones y por medio de tu sudor. Tomar bebidas nutritivas también asegurará que tengas suficiente flujo sanguíneo para transportar nutrientes, eliminar toxinas de tu cerebro y transportar el oxígeno a cada tejido de tu cuerpo. Además, el tracto intestinal permanece plegable y es menos propenso a daños cuando estamos bien hidratados.

Los tés herbales y los jugos de verduras añadirán fitoquímicos esenciales para incrementar tu función inmunitaria, apoyar cada una de las células que procesan toxinas y producen antioxidantes, y para mantener alto tu nivel de energía.

Alimentos para comer y evitar durante la fase 2: eliminación

Alimentos que no: alimentos para eliminar

Gluten

- Avena (contaminación cruzada con gluten)
- Centeno
- Espelta
- Kamut
- Lentejas (contaminación cruzada con gluten)
- Mijo (contaminación cruzada con gluten)
- Sorgo (contaminación cruzada con gluten)
- Trigo
- Trigo sarraceno (contaminación cruzada con gluten)
- Triticale

Lácteos

- Crema
- Crema agria
- Crema batida
- Helado
- Leche
- Leche condensada
- Leche evaporada
- Mantequilla y ghee
- Queso
- Queso cottage
- Queso crema
- Suero de leche
- Yogur

Huevos

- Huevos de pato
- Huevos de pollo
- Huevos líquidos
- Merengue

Carnes

- Carne de res
- Cerdo
- Manteca
- Sebo

Soya

- Aceite de soya
- Leche de soya
- Lecitina de soya
- Proteína asilada de soya
- Proteína de soya en polvo
- Proteína vegetal texturizada
- Salsa tamari y salsa de soya
- Tempeh
- Tofu
- Vitamina E (con aceite de soya)

Maíz

- Almidón
- Almidón vegetal
- Dextrosa
- Elotes
- Goma vegetal
- Goma xantana
- Harina de maíz
- Jarabe de maíz de alta fructosa
- Maicena
- Maíz congelado
- Maíz para pozole
- Maltodextrina
- Masa
- Polenta
- Polvo para hornear
- Proteína vegetal
- Sémola de maíz
- Sorbitol
- Tortillas de maíz

Levadura

- Extracto autolizado de levadura
- Levadura de cerveza
- Levadura nutricional
- Vinagres (todos, excepto vinagre de manzana crudo y vinagre de coco crudo)

Nueces

- Almendras
- Avellanas
- Cacahuates (en realidad, leguminosas)
- Mantequilla de almendras
- Mantequilla de cacahuate (en realidad, una leguminosa)
- Mantequilla de nueces de la India
- Nueces de Brasil
- Nueces de Castilla
- Nueces de la India
- Nueces de macadamia
- Nueces pecanas
- Pistaches

Cítricos

- Jugo de naranja
- Limas
- Limonada
- Limones
- Mandarinas
- Naranjas
- Satsumas
- Toronja

Verduras solanáceas

- Achiote
- Berenjena
- Chile chipotle en polvo
- Chile en polvo
- Curry en polvo
- Jitomates
- Papas
- Pimienta cayena
- Pimientos (dulces y picantes)
- Salsa picante
- Sazonadores picantes
- Tomates verdes

Azúcar

- Azúcar de betabel
- Azúcar de caña
- Néctar de agave

Otros alimentos

- Aceite vegetal refinado
- Ajonjolí
- Alcohol
- Cafeína
- Chocolate

Alimentos que sí: alimentos para comer

Granos enteros

- Arroz blanco
- Arroz integral
- Arroz silvestre
- Harina de arroz integral
- Harina de quinoa
- Quinoa

Leguminosas

- Alubias
- Frijoles blancos
- Frijoles negros
- Frijoles pintos
- Frijoles rojos
- Frijoles verdes
- Garbanzos
- Harina de garbanzo (de preferencia, orgánico y germinado)

Carnes y pescados

- Abadejo
- Anchoas
- Arenque
- Bacalao
- Callos de hacha silvestres
- Cordero (orgánico)
- Faisán
- Ganso
- Pato
- Pavo (orgánico)
- Pollo (orgánico)
- Salmón silvestre
- Venado

Frutas

- Cerezas
- Ciruelas
- Dátiles (frescos o deshidratados sin conservadores ni aditivos)
- Duraznos (frescos o deshidratados sin conservadores añadidos)
- Granadas
- Higos (frescos y secos sin conservadores ni aditivos)
- Mandarinas
- Manzanas
- Melón
- Moras (moras azules, zarzamoras, frambuesas)
- Papaya
- Peras
- Piña
- Plátanos
- Uvas

Verduras

- Acelgas
- Aguacate
- Ajo
- Alcachofas
- Apio
- Berros
- Betabel
- Brócoli
- Calabacitas (todos los tipos)
- Calabaza
- Camote
- Cebolla
- Champiñones
- Chícharos (frescos, congelados y secos)
- Cilantro
- Col berza
- Col blanca
- Col china
- Col rizada
- Coles de Bruselas
- Coliflor
- Ejotes
- Espárragos
- Espinaca
- Hinojo
- Hojas de mostaza
- Jengibre
- Lechuga (todos los tipos, excepto iceberg)
- Mizuna
- Nabo
- Pepinillos (caseros, sin pimientos)
- Pepino
- Perejil
- Zanahoria

Verduras del mar
- Arame
- Dulse
- Hijiki
- Kombu
- Nori

Semillas y mantequillas
- Chía cruda
- Linaza cruda
- Mantequilla de semillas de calabaza crudas
- Piñones crudos
- Semillas de calabaza crudas
- Semillas de cáñamo crudas
- Semillas de girasol crudas

Aceites
- Aceite de coco virgen
- Aceite de oliva extravirgen

Endulzantes
- Azúcar de coco
- Jarabe de maple puro
- Miel de abeja cruda
- Néctar de coco

Tés herbales
- Albahaca morada
- Astrágalo
- Bardana
- Diente de león
- Manzanilla
- Menta
- Olmo
- Ortiga
- Regaliz
- Rooibos
- Rosa

Hierbas y especias
- Albahaca
- Anís
- Canela
- Cilantro
- Clavo
- Comino
- Cúrcuma (molida)
- Eneldo

Hierbas y especias (cont.)

- Hojas de laurel
- Jengibre (molido)
- Nuez moscada
- Orégano

- Pimienta gorda
- Pimienta negra (sólo recién molida)
- Tomillo

Otros ingredientes

- Agua de coco fresca
- Aminoácidos de coco
- Arruruz en polvo (asegúrate de que venga de una fábrica libre de gluten)
- Carne de coco fresca
- Hojuelas y polvo de agar
- Kudzu

- Leche de coco (enlatada, orgánica)
- Vainilla orgánica cruda, en polvo
- Vinagre de coco orgánico crudo
- Vinagre de manzana orgánico crudo

Fase 2: menús de eliminación y lista de recetas

Hemos ayudado a eliminar las dudas en la planeación de tus menús durante esta fase. Utiliza estos días de muestra para encaminarte sobre lo que debes comer y cómo planear tus comidas, aunque te recomendamos encarecidamente que escuches a tu propio cuerpo. Algunos días no necesitarás tanta comida, a veces puedes tener antojo de una comida basada en carne y otras veces puedes querer comer sólo verduras crudas. Los menús más sanos serán los que tú hagas día con día a partir de los alimentos permitidos para cada fase. Una vez que despejes los alimentos procesados de tu dieta, será más y más fácil escuchar lo que tu cuerpo realmente necesita cada día. Siéntete libre de intercambiar los menús como prefieras.

Día 3

Desayuno: 2 tazas de sopa de verduras sencilla (página 279)

Comida: ensalada de verano con vinagreta de moras azules
(página 300), ½ taza de pollo cocido o salmón silvestre cocido

Colación: 1 o 2 tazas de licuado de col morada y moras
(página 255)

Cena: tacos de frijoles negros, camote blanco y aguacate
(página 328)

Día 4

Desayuno: salchicha de pollo y manzana para desayunar
(página 266) sobre una cama de lechuga, decorada con
germen de brócoli fresco (página 379)

Comida: 2 a 4 tazas de crema verde para desintoxicar
(página 270)

Colación: 1 o 2 tazas de jugo de betabel e hinojo (página 253)

Cena: salmón silvestre horneado con hierbas (página 330),
camote amarillo horneado con coco y canela (página 314),
ensalada de arúgula baby con aderezo diosa verde
(página 350)

Día 5

Desayuno: quinoa hervida y coco para desayunar (página 261)

Comida: 2 tazas de sopa de verduras sencilla (página 279)

Colación: 2 trufas de girasol especiadas con chai (página 359)

Cena: pollo y camote blanco especiados (página 341), ensalada
de arúgula baby con aderezo diosa verde (página 350)

Día 6

Desayuno: 2 a 4 tazas de licuado de menta, fresa y col rizada (página 256)

Comida: hamburguesa de cordero, hierbas y mostaza (página 346), envuelta en hojas de lechuga, con rebanadas de pepino, hojas de menta y una cucharada de crema agria de coco (página 354)

Colación: 2 trufas de girasol especiadas con chai (página 359)

Cena: ensalada de frijoles rojos y arroz (página 319), servida sobre hojas de lechuga, y calabacitas horneadas (página 315)

Día 7

Desayuno: guisado de pavo, col rizada y zanahoria (página 262), con calabacitas horneadas (página 315)

Comida: sopa curativa de col blanca y pollo (página 280)

Colación: rebanadas de manzana, acompañadas con mantequilla de semillas de calabaza

Cena: ensalada primavera con chícharos, salmón y rábanos (página 299), quinoa cocida

Día 8

Desayuno: guisado de camote amarillo y col rizada (página 264), decorado con semillas de calabaza tostadas

Comida: crema verde para desintoxicar (página 270), decorada con salmón horneado y germen de brócoli fresco (página 379)

Colación: trufas de vainilla y coco (página 358), y un puño de moras azules congeladas o frescas

Cena: sofrito de pollo y verduras (página 336), rollos de nori con verduras y arroz (página 322)

Día 9

Desayuno: granola de semillas especiadas (página 269) con leche de vainilla y cáñamo (página 368), y plátano rebanado con moras azules frescas

Comida: caldo de camote amarillo, hinojo y pollo (página 285), ¼ de taza de coliflor, zanahorias y ejotes en escabeche (página 375)

Colación: licuado de menta, fresa y col rizada (página 256)

Cena: tacos de granada y pollo (página 333)

Día 10

Desayuno: cereal cremoso de arroz (página 261), decorado con moras azules frescas y canela

Comida: ensalada de pollo y ajo (página 306)

Colación: col rizada tostada con sal y pimienta (página 316)

Cena: hamburguesa de cordero con hierbas y mostaza (página 346), envuelta en hojas de lechuga, con rebanadas de pepino, hojas de menta frescas y 1 cucharada de crema agria de coco (página 354)

Día 11

Desayuno: 2 o 3 tazas de licuado de col morada y moras (página 255)

Comida: caldo de camote amarillo, hinojo y pollo (página
285), ¼ de taza de coliflor, zanahorias y ejotes en escabeche
(página 375)

Colación: col rizada tostada con sal y pimienta (página 316)

Cena: pasta de quinoa o espagueti de calabaza con salsa para
pasta sin verduras solanáceas (página 355), cocida con pavo
orgánico molido, y ensalada de hojas baby orgánicas

Día 12

Desayuno: licuado verde con piña (página 257)

Comida: guisado de cordero y quinoa para desayunar
(página 265)

Colación: barrita de mantequilla de semillas de calabaza
(página 360)

Cena: rollo de verduras y pollo (página 338), ensalada de hojas
baby orgánicas con vinagreta de calabacita y eneldo
(página 354)

Día 13

Desayuno: guisado de pavo, col rizada y zanahoria (página 262)

Comida: sopa de romero y betabel para desintoxicar
(página 272)

Colación: barrita de mantequilla de semillas de calabaza
(página 360)

Cena: salmón silvestre horneado con hierbas, calabacitas
horneadas (página 315), ensalada de hojas baby orgánicas
con vinagreta de moras azules (página 349)

Día 14

Desayuno: quinoa hervida y coco para desayunar (página 261)

Comida: ensalada primavera con chícharos, salmón y rábanos (página 299)

Colación: col rizada tostada con sal y pimienta (página 316)

Cena: pollo entero horneado con romero (página 339), calabacitas horneadas (página 315), nabos con eneldo en escabeche (página 377), ejotes hervidos

Recetas de la fase 2

Cuando llegues al capítulo 11, encontrarás muchas otras recetas que podrás disfrutar durante esta fase. Ésta es la lista completa:

- ✓ Cereal cremoso de arroz
- ✓ Quinoa hervida y coco para desayunar
- ✓ Guisado de pavo, col rizada y zanahoria
- ✓ Guisado de camote amarillo y col rizada
- ✓ Guisado de cordero y quinoa para desayunar
- ✓ Salchichas de pollo y manzana para desayunar
- ✓ Tortitas de apio y nabo
- ✓ Granola de semillas especiadas
- ✓ Sopa de frijoles rojos y verduras del mar
- ✓ Sopa de frijoles blancos, arroz silvestre y col rizada
- ✓ Sopa de verduras sencilla
- ✓ Sopa curativa de col blanca y pollo
- ✓ Sopa de pollo y verduras
- ✓ Sopa de pavo y verduras
- ✓ Caldo de camote amarillo, hinojo y pollo
- ✓ Sopa de calabaza
- ✓ Dosas de quinoa y frijoles negros

- ✓ Tortillas de arroz integral
- ✓ Panqués de plátano
- ✓ Ensalada primavera con chícharos, salmón y rábanos
- ✓ Ensalada de verano con vinagreta de moras azules
- ✓ Ensalada de calabaza horneada con manzana y semillas de calabaza tostadas
- ✓ Ensalada de col con aderezo de jengibre y cilantro
- ✓ Ensalada romana crujiente con aderezo de especias italianas
- ✓ Ensalada de pollo y ajo
- ✓ Ensalada de pepino y menta
- ✓ Col berza guisada con ajo
- ✓ Col rizada salteada con hongos shiitake
- ✓ Calabaza mantequilla con relleno de salvia
- ✓ Puré de coliflor y nabo con hierbas frescas
- ✓ Tubérculos horneados
- ✓ Coles de Bruselas y coliflor horneadas
- ✓ Camote amarillo horneado con coco y canela
- ✓ Col rizada tostada con sal y pimienta
- ✓ Arroz integral básico
- ✓ Arroz silvestre básico
- ✓ Quinoa básica
- ✓ Ensalada de frijoles rojos y arroz
- ✓ Ensalada de albahaca, rábanos y quinoa
- ✓ Rollos de nori con verduras y arroz
- ✓ *Kitchari* de frijoles verdes y arroz
- ✓ Caldo marroquí de verduras con especias
- ✓ Tacos de frijoles negros, camote blanco y aguacate
- ✓ Salmón silvestre horneado con hierbas
- ✓ Tacos de granada y pollo
- ✓ "Arroz" frito de coliflor con pollo
- ✓ Sofrito de verduras y pollo
- ✓ Hamburguesas de pollo y espinacas
- ✓ Rollo de pollo y verduras

- ✓ Pollo entero horneado con romero
- ✓ Pollo y camote blanco especiados
- ✓ Pechuga de pavo en escabeche
- ✓ Albóndigas de pavo y quinoa con hierbas
- ✓ Hamburguesas de cordero con mostaza y hierbas
- ✓ Vinagreta de moras azules
- ✓ Aderezo diosa verde
- ✓ Aderezo cremoso de ajo y semillas de cáñamo
- ✓ Aderezo cremoso de semillas de girasol y perejil
- ✓ Aderezo de jengibre y manzana
- ✓ Vinagreta de calabacita y eneldo
- ✓ Crema de coco agria
- ✓ Salsa para pasta sin verduras solanáceas
- ✓ Moras frescas con crema batida de coco y vainilla
- ✓ Trufas de vainilla y coco
- ✓ Trufas de girasol especiadas con chai
- ✓ Barritas de mantequilla de semillas de calabaza
- ✓ Paletas de durazno y coco
- ✓ Coliflor, zanahorias y ejotes en escabeche
- ✓ Nabos con eneldo en escabeche
- ✓ Chucrut arcoíris
- ✓ Germen de brócoli fresco
- ✓ Leche de vainilla y cáñamo

Capítulo 9

Fase 3: Reintroducción, días 15 en adelante

Lograste llegar a la fase de reintroducción, ¡felicidades! Si eres como la mayoría de mis clientes, las últimas dos semanas han sido de grandes transformaciones para ti. Muchos de mis clientes me dicen que nunca pensaron que podían sentirse tan bien. Habían estado viviendo con inflamación crónica y síntomas incómodos durante tantos años, que creían que eso era normal. Después de dos semanas de comer alimentos saludables y evitar los alimentos reactivos, ¡espero que también estés disfrutando tu nueva "normalidad"! Piensa en los grandes regalos que te has estado dando al seguir este programa: un sistema inmunitario tranquilo, en calma, y un tracto intestinal nutrido y balanceado. Has perdido peso, reducido tu inflamación y tienes menos síntomas o ninguno, como inflamación, intestino irritable, dolor de articulaciones, fatiga y tal vez muchos otros.

Ahora es momento de la parte verdaderamente emocionante de la dieta de eliminación. Durante las siguientes semanas crearás una dieta personalizada para ti. Aprenderás qué alimentos funcionan mejor con la química de tu cuerpo y cuáles no. Durante esta fase añadirás alimentos nuevamente, uno por uno, para ver si tienes alguna reacción. Reintroducir incluye dos pasos básicos; primero probarás los alimentos y luego documentarás cualquier reacción. A partir de ahí, pasarás al siguiente alimento. Si esto suena complicado, no te preocupes: yo te llevaré por todo el proceso, paso a paso.

Antes de que empieces la fase 3, reintroducir alimentos potencialmente reactivos, quiero que hagas un análisis honesto de cómo te sientes. Responder estas preguntas te ayudará a crear un nivel todavía mayor de personalización de la dieta de eliminación (será como si hubieras ido a mi oficina para un tratamiento personalizado). Hazte estas preguntas:

- ¿Han desaparecido mis síntomas?
- ¿Tengo más energía?
- ¿Ha mejorado mi estado de ánimo?
- ¿He perdido peso?
- ¿Mi piel y mi cabello se ven mejor?

AYÚDAME, ¡TODAVÍA NO ME SIENTO MEJOR!

Si no has experimentado ningún cambio en tus síntomas para el día 15, es hora de parar y considerar lo que puede estar detrás de tu falta de éxito. Usa los siguientes puntos para encontrar tus síntomas y los pasos que debes seguir para aliviarlos. Debes seguir los pasos descritos hasta que sientas alivio (síguelos en el orden establecido). Si reintroduces alimentos antes de que tu sistema esté en calma, no sabrás la verdadera fuente detrás de tus reacciones.

Todavía experimento: fatiga, dolor de articulaciones, dolor de espalda, dolores de cabeza y pensamiento nublado.

Posible culpable: es posible que hayas dejado pasar una fuente de irritación o te hayan faltado los nutrientes principales para disminuir tus síntomas.

Acciones a tomar:
Revisa si hubo contaminación cruzada. Las fuentes escondidas de alimentos irritantes son la principal razón de que mis clientes no

---

experimenten un alivio de estos síntomas. El gluten, la soya y el maíz suelen escurrirse en tu dieta sin que tú lo sepas. Visita nuestra página web, www.wholelifenutrition.net, para leer sobre fuentes ocultas de contaminantes.

Revisa si hay exposiciones tóxicas. Hay tres cosas que se deben considerar porque pueden contribuir a tu inflamación:

Alimentos no orgánicos, especialmente las carnes.

Elementos de cuidado personal: cremas líquidas, cremas, perfumes, colonias, productos para la cabeza y demás, que tienen químicos irritantes. Ve los químicos interruptores endocrinos en la página 110 para más detalles.

Productos del hogar: paños para secar, agentes de limpieza con aromatizantes, pesticidas, detergentes para ropa y lavatrastes, gases tóxicos de materiales de construcción nuevos (pinturas, muebles, pisos, etc.). Aplica tus habilidades como detective en tu dieta para revisar tu ambiente. Si recuerdas la historia de Jimmy en el capítulo 4 (página 104), se sintió mejor cuando fue de campamento. ¿Ha cambiado algo en tu ambiente? ¿Hubo algún momento en que sintieras alivio de tus síntomas?

Busca en la sección de suplementos un apoyo nutricional adicional. Una falta de vitamina D, de ácidos grasos esenciales y de magnesio puede mermar el proceso curativo, mientras que suplementarte con Meriva puede reducir la inflamación (ve la sección de suplementos como apoyo para la dieta de eliminación en la página 154).

Todavía experimento: gases, náuseas, inflamación, diarrea, constipación y condiciones en la piel.

El posible culpable: puedes tener una deficiencia subyacente de sustancias importantes para la digestión, o una intolerancia desconocida a alimentos que no se eliminaron durante las primeras dos fases de la dieta.

Acciones a tomar:
- Prueba tu ácido gástrico y ve si tienes deficiencias (ve la prueba de ácido gástrico en la página 60). Si tienes una deficiencia, toma betaína HCL.

- Intenta con suplementos de enzimas digestivas (ve la página 155).
- Intenta con suplementos de berberina (ve la página 154).
- Come una dieta baja en FODMAP (ve la página 238).
- Considera eliminar todos los granos y frijoles de tu dieta.
- Hazte un análisis de aliento para identificar el sobrecrecimiento de las bacterias del intestino delgado (SBID, ve la página 241).

Cómo funciona la reintroducción

Si has determinado que estás listo para empezar a reintroducir alimentos, permíteme explicarte un poco más sobre el proceso.

Después de dos semanas en las fases 1 y 2, tu sistema debe estar muy tranquilo, lo que hará que quede muy claro cuando introduzcas un alimento que no concuerda con él. Cuando reintroduces alimentos, estás retando o probando los alimentos para ver si tienes una reacción. Estás actuando como un detective de tu dieta, en busca de la fuente de tus síntomas.

Para probar un alimento, comerás el alimento dos o tres veces al día durante tres días seguidos. Si en algún momento de ese periodo notas un cambio en la forma como te sientes, entonces eliminarás el alimento de tu dieta y esperarás hasta que tus síntomas desaparezcan completamente antes de probar el siguiente alimento (esto podría tomar unos cuantos días, una semana o más).

NO CAIGAS EN LA NEGACIÓN

Un error común es descartar la conexión entre alimentos y síntomas, a pesar de la evidencia. Muchos de mis clientes intentaron convencerse de que no es el alimento lo que está haciendo que sus síntomas regresen. Están muy acostumbrados a pensar que debe ser algo más que una vez los hizo sentir síntomas similares. Por ejemplo:

- "Mi fatiga se debe probablemente a que no dormí bien anoche"
- "Esta congestión y este goteo nasal deben ser porque me está dando un resfriado"
- "Me pregunto si este dolor de articulaciones se debe a todo el ejercicio que hice ayer"

Si has seguido las fases del programa fielmente y la reintroducción de un alimento produce tus síntomas, lo más seguro es que el alimento sea la causa. Ésta es la regla que ha salvado a muchos de mis clientes de pasar meses haciendo otra dieta de eliminación: "Cuando dudes, ¡mejor sácalo!" En el momento en que notes los síntomas, deja de comer ese alimento.

Debes permitir a tu sistema regresar a un estado de calma antes de probar otro alimento o te arriesgarás a tener resultados imprecisos. Por ejemplo, si tienes una reacción a los lácteos y pruebas el gluten poco después, tu conclusión puede ser que seas sensible a ambos, cuando en realidad puede sólo ser a los lácteos. Si tomas atajos en esto, te arriesgarás a terminar dentro del pozo de síntomas con ninguna respuesta clara para su causa. Ser paciente prevendrá restricciones alimentarias innecesarias a largo plazo.

Incluso si no tienes una reacción notable, debes probar sólo un alimento a la vez para asegurarte de tener resultados precisos. Si ese alimento no te causa una reacción durante su reintroducción, es seguro mantenerlo en tu dieta durante el resto del programa.

Si un alimento causa una reacción, debe permanecer fuera de tu dieta durante al menos tres meses antes de probarlo de nuevo. Recuerda mantener tu diario detallado en la fase de reintroducción, documentar horas, fechas y respuestas físicas o emocionales específicas (ve la página 137 para más sobre cómo llevar un diario de dieta). Ésta es una lista de las reacciones potenciales al reintroducir alimentos:

- Fatiga, letargo, sentir que "caminas entre melaza"
- Pensamiento nublado, problemas de memoria, sentir que "no estás tan atento como siempre", falta de enfoque
- Mal humor, ansiedad, depresión, agresión, hiperactividad, pensamiento acelerado, insomnio
- Cambios en tus evacuaciones, gases, diarrea, constipación inflamación, reflujo (ERGE), dolor
- Dolor muscular, dolor de articulaciones, dolor de cuello y espalda
- Dolores de cabeza, migrañas
- Goteo nasal, congestión nasal, tos, asma
- Erupciones, eczema, psoriasis, enrojecimiento, urticaria
- Palpitaciones cardiacas, pulso acelerado, respiración acelerada
- Náuseas, vómito
- Adormecimiento, hormigueo

Tu agenda de reintroducción

Para que sea más fácil seguir este programa, ésta es una propuesta de agenda que puedes usar para reintroducir los alimentos. Esta agenda puede variar dependiendo de tus elecciones en alimentos o de tus alérgenos conocidos. Recomendamos que esperes tanto como sea posible para reintroducir lácteos, gluten, soya y maíz, pues mucha gente reacciona a estos alimentos. También tienden a causar fuertes reacciones, así que puede tomar un tiempo (posiblemente semanas) para que los síntomas disminuyan antes de que puedas continuar añadiendo otros alimentos de vuelta. Asegúrate de estar al pendiente de todos tus síntomas en tu diario de la dieta de eliminación; ve la página 138 para un ejemplo, o descarga una versión gratis en PDF de nuestra página web, <www.wholelifenutrition.net>.

Notarás días específicos enlistados junto a los alimentos; por ejemplo, se sugiere que los cítricos se prueben de los días 15 al 17.

Estos días son sólo una opción. Si tienes una reacción a un alimento o alimentos en particular, y necesitas esperar hasta reintroducir el siguiente alimento, el calendario cambiará. También, si ves en la lista un alimento que no es parte de tu dieta normal, no sientas la necesidad de probarlo sólo porque está enlistado ahí. Simplemente sáltate ese alimento y continúa con el otro, y recuerda que una vez que hayas probado un alimento y esté demostrado que está bien para ti, es decir, que no provoque una reacción, puedes dejarlo dentro y continuar probando otros alimentos.

Hemos incluido alimentos y recetas sugeridas para que pruebes cuando reintroduzcas cada alimento. Al inicio de la página 227 también encontrarás una muestra de los días sugeridos junto con opciones para cada comida.

Se recomienda que esperes para probar el *alcohol*, el *café* y el *té negro* hasta que hayas reintroducido los alimentos anteriores.

Si decides añadirlos antes, asegúrate de elegir alcoholes libres de gluten y dejar la crema y el azúcar fuera hasta que estén propiamente probados.

1. **Cítricos.** Añade el jugo de un limón o una lima a los licuados y jugos frescos durante el primer día de la prueba de cítricos. En el segundo y tercer días se valen todos los cítricos, así que añade naranjas, mandarinas y nectarinas. (Es realmente importante asegurarte de que tus cítricos sean orgánicos; de otro modo, puede haber químicos sobre y en los cítricos que causen una reacción.) (Días 15 a 17.)

2. **Verduras solanáceas.** Prepara puré de papas, añade papas picadas a tu caldo de pollo y pimientos a sofritos y sopas. Prepara una salsa marinara con jitomate, y sírvela sobre fideos de arroz o calabaza. Agrega berenjena a un guisado y come moras como colación. Usa ahora curry en polvo, chile en polvo, chile chipotle en polvo y páprika en tus preparaciones. (Días 18 a 20.)

CUIDADO CON LAS SOLANÁCEAS

Algunas personas pueden reaccionar a una variedad de verduras solanáceas y no a otras. Si has notado una conexión evidente entre comer jitomates, pimientos o berenjena y síntomas encendidos en el pasado, sería mejor probarlas por separado durante tres días. Si no has notado una conexión evidente entre las solanáceas y tus síntomas, sólo pruébalas en grupo.

---

3. **Carne de res.** Prepara el caldo de carne sin verduras solanáceas (página 288), prepara carne orgánica de pastoreo, añade carne molida a salsas o prepara hamburguesas, y prepara caldos de carne. (Días 21 a 23.)

4. **Carne de cerdo.** Evita el tocino, las salchichas o el jamón por los aditivos que pueden causar reacciones potenciales. Prepara carnitas de cerdo o costillitas de cerdo, o prepara salchichas caseras usando cerdo orgánico molido y salvia fresca. (Días 24 a 26.)

5. **Ajonjolí.** Usa tahini orgánico en aderezos de ensalada o añade semillas de ajonjolí a ensaladas o sofritos. (Días 27 a 29.)

6. *Nueces de Castilla y nueces pecanas.* Tuesta nueces de Castilla y pecanas crudas en el horno durante 15 minutos a 190 °C y añádelas a ensaladas frescas o a la quinoa hervida y coco para desayunar (página 261). (Días 30 a 32.)

7. **Almendras.** Come mantequilla de almendras con rebanadas de manzana. Remoja almendras crudas durante la noche y prepara leche de almendra cruda con vainilla (página 367), o añádelas a un licuado. (Días 33 a 35.)

8. **Nueces de la India.** Usa mantequilla de nueces de la India crudas y nueces de la India crudas en licuados y postres. Prueba el pudín de calabaza y chía (página 364). (Días 36 a 38.)

9. **Cacahuates.** Usa cacahuates orgánicos horneados o frescos, y cómelos solos como colación, o unta mantequilla de cacahuates horneados orgánica en rebanadas de manzana. (Días 39 a 41.)

CÚRATE A TI MISMO CON LA DIETA DE ELIMINACIÓN

10. **Avellanas, pistaches, nueces de Brasil y nueces de macadamia.** Come nueces orgánicas como colación o añádelas a ensaladas o preparaciones. (Días 42 a 44.)

11. **Azúcar.** Usa azúcar de caña de azúcar orgánica para hornear en lugar de azúcar de coco, o añade un poco a un té herbal. (Días 45 a 47.)

12. **Chocolate.** Usa cacao en polvo o cacao en trozos, y añádelos a licuados, o prepara panqués de chocolate y calabacita (página 363). (Días 48 a 50.)

13. **Maíz.** Usa maíz fresco orgánico en tu bacalao o granos de maíz orgánico congelados. (Días 51 a 53.)

14. **Soya.** Usa tamari, tofu y tempeh orgánicos, libres de gluten. (Días 54 a 56.)

15. **Levadura.** Añade levadura nutricional a ensaladas, sopas y decora platillos con ella. Usa levadura de cerveza y prepara pan de arroz, libre de gluten (ve la página 296). Usa vinagres orgánicos, como balsámico y de vino tinto. (Días 57 a 59.)

16. **Huevo.** Es ideal que sean de libre pastoreo y orgánicos. Prepara huevos revueltos, cocidos u horneados en panqués. Prueba los panqués de camote especiado (página 295). (Días 60 a 62.)

Cuando estés listo para probar los siguientes alimentos, con los que es más probable tener una reacción, espera hasta el día 50 cuando menos y sigue estos lineamientos:

1. **Lácteos.** Usa yogur natural orgánico, leche entera o crema cruda orgánica, y crema agria orgánica. (Días 63 a 65.)

2. **Gluten.** Usa pan de centeno de masa fermentada orgánico, o cebada perlada. (Días 66 a 68.)

3. **Trigo.** Usa granos enteros y harina de trigo orgánico para probar el trigo. Añade otros granos libres de gluten y lentejas una vez que hayas probado el gluten. (Días 69 a 71.)

Nota

Algunas personas pueden tener una reacción al trigo, pero no al gluten. Al probar las reacciones al gluten con centeno y cebada primero, puedes determinar si reaccionas a ambos.

Espera para probar el *alcohol,* el *café* y el *té negro* hasta que hayas reintroducido todos los otros alimentos.

Fase 3: menús de reintroducción y lista de recetas

Mientras te preparas para reintroducir alimentos, usa estos días de prueba para planear tus comidas. Revísalos al menos un par de días antes de que empieces a probar cada alimento. Asegúrate de que tienes todos los ingredientes que necesitarás para preparar las dietas de cada prueba. Recuerda que estarás probando estos alimentos durante un periodo de tres días, así que sé creativo con tus menús.

Cítricos

Desayuno: licuado de moras y chía, con el jugo de 1 o 2 limones o limas (página 254)

Comida: ensalada de col rizada cruda con limón y ajo (página 305), con pechuga de pollo orgánico salteada o salmón silvestre cocido

Colación: tartitas de aguacate y menta (página 361)

Cena: tacos de frijoles negros, camote blanco y aguacate (página 328), servidos con rodajas de limón

Verduras solanáceas

Desayuno: guisado de camote amarillo y col rizada con
variantes (página 264)

Comida: sopa de verduras de verano (página 281)

Colación: zanahoria picada, rebanadas de pimiento morrón rojo,
semillas de calabaza germinadas

Cena: pollo entero horneado con romero (página 339), papas
al horno, ejotes al vapor, ensalada de hojas verdes baby
orgánicas con aderezo cremoso de semillas de girasol y
perejil (página 352)

Carne de res

Desayuno: guisado de pavo, col rizada y zanahoria (página 262),
preparado con carne de res molida en lugar de pavo

Comida: ensalada de calabaza horneada con manzana y semillas
de calabaza tostadas (página 301), decorada con sobras de
salmón cocido o fajitas de bistec a la parrilla

Colación: jugo verde para limpiar (página 252)

Cena: caldo de carne libre de verduras solanáceas (página 288)

Carne de cerdo

Desayuno: 2 salchichas de cerdo orgánico para desayunar,
2 tazas de licuado de fresa, col rizada y menta (página 256)

Comida: sopa de frijoles verdes, calabacita y eneldo (página 277)

Colación: rebanadas de manzana con mantequilla de semillas de
calabaza

Cena: costillas de cerdo orgánicas, puré de camote amarillo y
ejotes al vapor

Ajonjolí

Desayuno: 2 o 3 tazas de licuado de jengibre y moras
   (página 255)
Comida: ensalada de frijoles rojos y arroz (página 319),
   preparada con aceite de ajonjolí prensado en frío y decorada
   con ajonjolí tostado
Colación: humus (sólo casero, página 348), preparado con tahini
   y zanahorias frescas
Cena: rollo de verduras y pollo (página 338), ensalada de col
   rizada cruda con limón y ajo (página 305), decorada con
   ajonjolí tostado, tubérculos horneados (página 313)

Nueces de Castilla y nueces pecanas

Desayuno: quinoa hervida con coco para desayunar (página
   261), decorada con nueces pecanas crudas, picadas
Comida: sopa de pavo y verduras (página 284)
Colación: puñado de nueces de Castilla crudas y unos cuantos
   dátiles
Cena: salmón silvestre horneado con hierbas (página 330),
   ensalada de calabaza horneada con manzana y semillas
   de calabaza tostadas (página 301), decorada con nueces de
   Castilla o pecanas crudas, ligeramente tostadas

Almendras

Desayuno: malteada de fresa y almendras (página 258), quinoa
   hervida con coco para desayunar (página 261)
Comida: hamburguesa de cordero con hierbas y mostaza
   (página 346), envuelta en hojas de lechuga, con rebanadas

de pepino, hojas de menta frescas y una cucharada de crema
agria de coco (página 354)

Colación: galletas de mantequilla de almendras (página 362) o
manzanas cubiertas de mantequilla de almendras
rostizadas

Cena: sopa de pavo y verduras (página 284), ensalada hecha con
hojas de lechuga, zanahorias ralladas, almendras tostadas y
germen de brócoli fresco (página 379), junto con tu aderezo
favorito de la dieta de eliminación (páginas 348 a 355)

Nueces de la India

Desayuno: cereal cremoso de arroz (página 261), decorado con
moras frescas y leche de nueces de la India y vainilla
(página 369)

Comida: rollos griegos de lechuga con pollo (página 342)

Colación: puñado de nueces de la India crudas y frambuesas
orgánicas frescas

Cena: salmón horneado con salsa de nuez de la India y jengibre
(página 332), servido con camote amarillo al horno y col
rizada salteada

Cacahuates

Desayuno: panqué de plátano (página 292), untado con 2
cucharadas de mantequilla de cacahuate orgánica (los únicos
ingredientes deben ser cacahuates y sal de mar), 2 tazas de
licuado verde con piña (página 257)

Comida: guisado de pavo, col rizada y zanahoria
(página 262)

Colación: 2 puñados de cacahuates orgánicos horneados

Cena: pechugas de pollo orgánicas salteadas, camote amarillo horneado, ensalada de verduras crudas ralladas (página 298), decorada con cacahuates orgánicos horneados, molidos

Azúcar

Desayuno: cereal cremoso de arroz (página 261), con azúcar de caña orgánico o azúcar mascabado orgánica

Comida: ensalada verde sencilla con sobras de pollo o salmón horneado, y tu aderezo favorito de la dieta de eliminación (páginas 348 a 355)

Colación: panqué de plátano (página 292), preparado con azúcar de caña orgánico en lugar de azúcar de coco

Cena: 2 pechugas de pollo picadas, marinadas en salsa hecha con algunas cucharadas de aminoácidos de coco, el jugo de ½ lima, 2 cucharadas de azúcar de caña orgánica, jengibre y ajo frescos, salteadas en aceite de coco. Sírvelas con brócoli, cebolla y col china salteados, sobre una cama de arroz blanco o integral

Chocolate

Desayuno: licuado de almendras crudas remojadas o nueces de la India crudas remojadas, agua, plátano congelado y cacao crudo en polvo

Comida: guisado de pavo, col rizada y zanahoria (página 262)

Colación: panqué de chocolate y calabacita (página 363)

Cena: sopa de pollo y verduras (página 282)

Levadura

Desayuno: rebanada de pan de arroz y chía (página 296), untado con mantequilla de semillas de calabaza o mantequilla de almendras, 1 plátano pequeño

Comida: sándwich con 2 rebanadas de pan de arroz y chía (página 296), rebanadas de pavo orgánico, aguacate machacado, mostaza Dijon orgánica y hojas de lechuga

Colación: 1 o 2 tazas de jugo de zanahoria, pepino y jengibre (página 252)

Cena: salmón silvestre horneado con hierbas (página 330), camote amarillo horneado, ensalada de hojas verdes grandes, servida con aderezo balsámico (¼ de taza de aceite de oliva extravirgen, 3 cucharadas de vinagre balsámico orgánico, 2 o 3 cucharaditas de jarabe de maple puro, 1 cucharadita de mostaza Dijon orgánica, ¼ de cucharadita de sal de mar)

Huevo

Desayuno: huevo revuelto con col rizada y calabacita (página 267), tortitas de apio y nabo (página 268), algunas cucharadas de chucrut arcoíris (página 378)

Comida: 2 huevos cocidos con ensalada verde y tu aderezo favorito de la dieta de eliminación (páginas 348 a 355)

Colación: 1 panqué de camote amarillo especiado (página 295)

Cena: sopa de frijoles verdes, calabacita y eneldo (página 277)

Recetas de la fase 3

En el capítulo de las recetas (página 251) encontrarás varias recetas más que puedes probar durante la fase 3. Ésta es la lista completa de recetas:

- ✓ Licuado de jengibre y moras
- ✓ Málteada de moras y vainilla
- ✓ Malteada de fresa y almendras
- ✓ Malteada de chocolate y aguacate
- ✓ Huevo revuelto con col rizada y calabacita
- ✓ Sopa de frijoles verdes, calabacita y eneldo
- ✓ Sopa de verduras de verano
- ✓ Caldo de res sin verduras solanáceas
- ✓ Tortillas de harina de almendras
- ✓ Panqués de zanahoria para desayunar
- ✓ Panqués de camote amarillo especiado
- ✓ Pan de arroz y chía
- ✓ Ensalada de verduras crudas ralladas
- ✓ Ensalada de col rizada cruda, con limón y ajo
- ✓ Ensalada de coliflor cruda con limón y poro
- ✓ Ensalada de quinoa, pepino y eneldo
- ✓ Curry de garbanzos, papas y col rizada
- ✓ Salmón pochado con verduras de verano
- ✓ Salmón horneado con salsa de nueces de la India y jengibre
- ✓ Rollos griegos de lechuga con pollo
- ✓ Humus
- ✓ Aderezo de limón y ajo
- ✓ Aderezo ranchero de nueces de la India
- ✓ Tartitas de aguacate y menta
- ✓ Galletas de mantequilla de almendras
- ✓ Panqués de chocolate y calabacita

✓ Pudín de calabaza y chía
✓ Leche de almendra cruda con vainilla
✓ Leche de nueces de la India y vainilla

Cuando tus alimentos favoritos son problemáticos

Algunos de tus antojos favoritos contienen alimentos que son precursores principales. Pizza, pan con mantequilla, sándwiches de mantequilla de cacahuate, helado, galletas recién salidas del horno, café, papas fritas, donas, puré de papa… Todos están repletos de algunos de los irritantes más comunes. ¿Qué hacer si tu trabajo como detective en la dieta ha revelado que estos alimentos son la fuente de tus molestias?

Muchos de mis clientes se sienten decepcionados cuando descubren que sus alimentos favoritos no les sientan bien, pero esto suele equilibrarse con el hecho de que se sienten mucho mejor para cuando se dan cuenta de esto. En muchas formas, es un alivio finalmente saber la causa del aumento de peso, la niebla mental, los dolores y las molestias, y saber que estos alimentos les darán una vida nueva y más sana, es una motivación suficiente para evitar que extrañen verdaderamente estos alimentos favoritos dañinos. Cuando se enfrentan con la elección "¿quiero el sufrimiento o quiero los alimentos?", eligen dejar los alimentos.

Si tus reacciones no son malas, puede que te preguntes: ¿Qué tiene de malo comer alimentos problemáticos tan seguido? Te advertiría que incluso síntomas "leves" de erupciones de la piel, cambios en tus evacuaciones, fatiga leve y congestión nasal indican que tu cuerpo está bajo un ataque de señales inflamatorias. Esta inflamación en el fondo te dejará más susceptible a la mayoría de las enfermedades. Entre más consumes los alimentos que irritan tu intestino y tu cuerpo, más propenso eres a promover enfermedades autoinmunes y otras.

Para la gente que reacciona al gluten, incluso pequeñas exposiciones pueden ser un gran problema. Un artículo de 2001, escrito por investigadores de la Universidad Bicocca de Milán y publicado en *The Lancet*, mostró que las personas con enfermedad celiaca y que no fueran realmente estrictas para evitar el gluten tenían una probabilidad de 600% de morir de una enfermedad en un lapso de 30 años, comparado con sus contrapartes estrictas.

Una investigación adicional publicada en el *Journal of the American Medical Association*, en 2009, por el doctor Jonas Ludvigsson y otros, hizo eco de este hallazgo, añadiendo la preocupación por los individuos intolerantes al gluten. Encontraron:

- Aumento de 39% de riesgo de muerte en celiacos que hicieron trampa en su dieta
- Aumento de 35% de riesgo de muerte en los que tienen sensibilidad al gluten
- Aumento de 72% de riesgo de muerte en los que tienen inflamación intestinal relacionada con el consumo de gluten

En mi experiencia personal con reacciones alimentarias, peleé contra la verdad durante un tiempo. Yo podía comer burritos con una tortilla de trigo entero y pensar: "es trigo entero, ¡debe ser bueno para mí! ¿Cómo puede ser que un alimento entero sea malo para mí?" O solía pensar: "Tal vez ya se me pasó". Sin embargo, cada vez que comía gluten, le seguían diarrea, dolor de articulaciones, fatiga y mal humor entre dos y 24 horas después. Era como una cruda sin haber salido la noche anterior. Entre más años pasaran, el dolor y el sufrimiento empeoraron, y entonces empecé a preguntarme… ¿en verdad vale la pena? Finalmente me di cuenta de que comer alimentos que me irritaban era como golpearme la cabeza contra la pared y luego preguntarme por qué mi cabeza dolía tanto. Tenía que detenerme.

Si la dieta de eliminación revela que tienes reacciones alimentarias, es completamente natural sentirte atrapado y agobiado al principio, pero debes saber que este sentimiento es sólo temporal. Hay todo un mundo nuevo ahí afuera, uno lleno de recetas fantásticas, restaurantes y nuevas experiencias.

Asegúrate de usar todas las maravillosas recetas en este libro y visita nuestra comunidad por internet para intercambiar ideas y compartir experiencias con otros. Yo solía odiar mis sensibilidades alimentarias por limitarme tanto socialmente. Ahora, las bendigo por obligarme a encontrar alimentos más sanos que han llevado mi vida a un nivel completamente nuevo e increíble. Y en el camino he podido ayudar a miles de personas a reducir su sufrimiento.

Capítulo 10

Preguntas frecuentes y consideraciones especiales

Después de utilizar la dieta de eliminación durante más de una década para ayudar a personas de todas las edades, formas de vida y síntomas, me he topado con casi todas las preguntas y los problemas que puede haber. Espero que las respuestas que te doy aquí te ayuden a hacer cambios o resolver cualquier problema. Si de todas maneras tienes dudas, visita nuestra página web, www.wholelifenutrition.net, y busca en la sección de recursos de la dieta de eliminación.

■ **¿Es normal tener un antojo intenso de queso, pan, azúcar y cafeína, casi como una adicción?**

Sí, especialmente si tienes un historial de adicción en tu familia. Hay compuestos dentro de estos alimentos o producidos después de consumirlos que pueden tener efectos parecidos a las drogas en tu cuerpo. El queso, curiosamente, parece ser el más ofensivo. Tengo clientes que han soñado con queso, pintado cuadros de queso, se sienten ansiosos sin queso, empiezan a temblar sin queso… Es realmente sorprendente lo poderoso que puede ser un antojo de queso.

Pero no tienes que aguantarte todo el tiempo. Consumir una concentración alta de alimentos antioxidantes y desintoxicantes, como el germen de brócoli, la col rizada y los rábanos, puede ayudar, igual que los baños con sales de Epsom y los suplementos multivitamínicos de alta calidad.

Mi mejor consejo si tienes antojos es aguantar. Los síntomas suelen ser peores en los primeros cuatro o seis días, pero mejoran poco después de eso. Si tus dolores de cabeza por cafeína son insoportables, puedes ayudarte con té verde (ve la página 176).

■ **Experimenté más gases de los normales durante los primeros días de la dieta. ¿Es normal?**

Sí, esto es normal para algunas personas. Mientras el intestino se desintoxica, la microflora intestinal cambia. Tu cuerpo puede necesitar un poco de tiempo para ajustarse.

Para algunas personas, especialmente quienes tienen intestinos severamente dañados, los gases y la inflamación pueden ser provocados por desequilibrios bacterianos, intolerancia a la fructosa, insuficiencia de ácido gástrico o una deficiencia enzimática pancreática. Recomendamos eliminar manzana, pera, dátiles, frijoles, cerezas, sandía, espárragos, aguacate, ajos, cebolla y coliflor durante algún tiempo para ver si tus síntomas mejoran. Si tus síntomas persisten, revisa las siguientes recomendaciones.

En lo que respecta a frutas y gases, evitar los alimentos FODMAP es la clave. Lee la siguiente información sobre FODMAP.

■ **¿Qué es la dieta FODMAP, y necesito seguirla?**

FODMAP es oligosacáridos, disacáridos, monosacáridos y polioles fermentados. Éstas son todas las formas de carbohidratos que suelen ser fermentados por bacterias primero. Los carbohidratos que se fermentan fácilmente han demostrado contribuir al SBID.

Si tienes gases, inflamación, diarrea o evacuaciones sueltas después de comer peras o beber jugo de manzana, puedes intentar primero reducir la cantidad de licuados de frutas que bebes en cualquier momento. Si estás tomando ½ litro ahora, divide la cantidad a la mitad, bebe sólo ¼ de litro y ve si te ayuda. El siguiente paso es sacar los alimentos altos en FODMAP durante un tiempo y ver cómo te sientes.

Las reacciones a FODMAP suelen ser temporales y se irán una vez que tu flora intestinal esté equilibrada. Las reacciones usualmente ocurren cuando comes demasiados alimentos ricos en carbohidratos fermentados de una sentada. Por ejemplo, puedes tolerar ¼ de manzana antes de tener una reacción, mientras que la mitad de una manzana puede traer de vuelta la inflamación.

Ésta es una lista de los alimentos comunes en nuestro programa que tienen FODMAP. Debes evitarlos si tus síntomas de inflamación, gases, náuseas, diarrea y constipación persisten (Nota: ya habrás eliminado algunos de estos alimentos durante la dieta de eliminación):

- *Verduras*: cebolla, coliflor, betabel, espárrago, ajo, camote, champiñones.
- *Frutas*: manzana, aguacate, mango, pera, sandía, nectarina, durazno, zarzamoras, cerezas.
- *Granos*: puedes comer quinoa, arroz integral y harina de arroz, arroz blanco, fideos de arroz y pasta de quinoa (libre de maíz). El grano más alto en FODMAP es el trigo. Otros granos que incluyen altos niveles de FODMAP son centeno, cebada y espelta. Considera que ninguno de los granos utilizados en esta dieta de eliminación contiene FODMAP, así que puedes comerlos si sospechas una sensibilidad a FODMAP.
- *Leguminosas*: garbanzos, frijoles negros, frijoles rojos, más de ½ taza de alubias.
- *Nueces*: almendras, nueces de la India, pistaches.
- *Lácteos*: la lactosa de productos lácteos es un alimento alto en FODMAP.

También puedes descargar la aplicación de FODMAP que hicieron investigadores en la Universidad Monash, en Australia, donde se creó la dieta FODMAP. Está disponible en línea, en la página www.med.monash.edu/cecs/gastro/fodmap.

■ **¿Qué es la indigestión de almidones y qué puedo hacer al respecto?**

Los alimentos como las papas, los granos enteros y las leguminosas contienen cadenas largas de azúcares en ellos, llamadas almidones. Nuestras células intestinales sólo pueden absorber azúcares simples, así que nuestro cuerpo tiene que romper estas cadenas antes de que pueda absorberlas y utilizarlas. Las proteínas llamadas enzimas secretadas en nuestra saliva y páncreas pueden romper los vínculos en las cadenas de azúcares hasta que queden pequeños pares de dos moléculas de azúcar, llamados disacáridos. El último y posiblemente el más importante de los pasos para descomponer estas azúcares simples se deja a las enzimas localizadas en la pared intestinal. Los problemas empiezan cuando estas enzimas intestinales no pueden hacer su trabajo. Muchas cosas que irritan el intestino o lo dejan susceptible a daños, como reacciones a sensibilidades alimentarias, toxinas, bacterias, parásitos, estrés y mala nutrición, pueden impedir la actividad de estas enzimas. Curiosamente, hay algunas poblaciones que de entrada tienen menos producción de estas enzimas de disacáridos. Por ejemplo, un artículo de 2011, publicado en la revista *PLoS One*, demostró que los niños autistas eran más propensos a tener niveles de disacáridos más bajos en el intestino, así como un desequilibrio bacteriano. Sin esta actividad enzimática que libera las azúcares para su absorción en el cuerpo, las bacterias locales digieren y consumen estos pares de azúcares (disacáridos). Las bacterias pueden proliferar, llevando a una irritación posterior de la pared intestinal. Estas partículas sin digerir también pueden causar una liberación del fluido del intestino, en un intento por eliminarlas.

Los síntomas resultantes que la gente puede experimentar incluyen gases, náuseas, inflamación, dolor y diarrea. La mala digestión de almidones puede llevar a padecer SBID eventualmente (ve más abajo).

Si experimentas estos síntomas o tienes el diagnóstico de enfermedad de intestino inflamado (enfermedad de Crohn y colitis ulcerativa) o síndrome de intestino irritable, puedes beneficiarte de realizar una dieta de eliminación que excluya todos los almidones complejos.

Para modificar la dieta de eliminación para la mala digestión de almidones, quita todos los granos enteros (arroz integral, arroz blanco, arroz silvestre, quinoa, harinas de granos enteros) y todas las leguminosas. Además, debes eliminar otros almidones complejos, como camotes, jarabe de maple, harina de tapioca, arruruz en polvo, algas, linaza y chía. Tu dieta consistirá en proteínas animales, grasas, verduras, frutas, semillas (de calabaza y girasol) y pequeñas cantidades de miel de abeja cruda y dátiles para permitir que el intestino sane totalmente. Mantén fuera el azúcar, el maíz, la soya, la levadura, los lácteos y el gluten hasta el final de la fase 3. Todos los demás alimentos que probarás son seguros para alguien siguiendo la variación de mala digestión de almidones.

■ **¿Qué es SBID (sobrecrecimiento de bacterias en el intestino delgado) y qué puedo hacer al respecto?**

Cada vez más personas están sufriendo de distensión abdominal e inflamación después de comer. Esto puede ser una señal de un sobrecrecimiento bacteriano en tu intestino delgado. Añade a estos síntomas náuseas, dolor, diarrea, constipación o alternancia de diarrea y constipación que persiste durante más de tres meses, y lo más probable es que tengas SBID.

Normalmente, el tracto intestinal superior tiene muy pocas bacterias en comparación con el tracto inferior. Mientras que el colon es un caldero de bacterias uniéndose con billones y billones de organismos, el tracto intestinal superior está relativamente vacío en comparación. Hay múltiples cosas que aseguran que esta área se mantenga libre de demasiados organismos.

La digestión adecuada de alimentos por el ácido estomacal, las enzimas pancreáticas y las enzimas intestinales de "borde en cepillo" permiten que los alimentos estén en pequeñas partículas que el cuerpo pueda absorber fácilmente. Si los alimentos no se digieren adecuadamente, las bacterias pueden consumirlos y contribuir a su colonización y crecimiento dentro del tracto intestinal superior.

Las contracciones musculares llamadas *complejo motor migratorio* exprimen el contenido del intestino superior y lo obligan a viajar hacia el intestino inferior. Esto saca los alimentos sin digerir y las bacterias del intestino superior aproximadamente cuatro horas después de comer.

La vitamina D ayuda a las células intestinales a secretar su propia versión de un antibiótico, llamado péptidos antimicrobianos, los cuales matarán las bacterias dañinas que intenten colonizar sobre la superficie intestinal. Las células intestinales sanas también secretan inmunoglobulinas (anticuerpos del sistema inmunitario) que se adhieren a las bacterias y les impiden causar daño.

Cuando una persona tiene poco ácido estomacal, pocas enzimas pancreáticas y secreciones biliares, poca secreción de inmunoglobulinas protectoras de las células intestinales, baja función del complejo motor migratorio y poca vitamina D, lo más seguro es que tenga alimento sin digerir en el tracto intestinal superior y SBID. Si se añaden las toxinas, una mala dieta, el estrés y deficiencias nutricionales al daño del tracto intestinal, el SBID puede volverse severo.

Hay algunas cosas que puedes hacer para ayudarte a salir de esto y la mayoría ya se ha mencionado en este libro.

1. Encuentra los alimentos que están irritando tu intestino al hacer una dieta de eliminación.
2. Revisa tu secreción de ácido gástrico y usa un suplemento de betaína HCL con las comidas si es bajo.

3. Busca señales de mala absorción de grasa y toma enzimas digestivas si es necesario.

4. Deja que pase un tiempo adecuado entre comidas (aproximadamente cuatro horas), a menos que te hayan diagnosticado hipoglucemia.

5. Revisa tus niveles de vitamina D y empieza a tomar suplementos si es necesario.

6. Comer preparaciones ricas en champiñones parece aumentar la inmunoglobulina A (IgA) de las células intestinales, lo cual ha demostrado impedir que las bacterias penetren la membrana intestinal, así que protegen las paredes intestinales de daño.

Para modificar la dieta de eliminación para SBID, sigue las variaciones de mala digestión de almidones y pocos FODMAP antes mencionadas. Cuando sea severo, el SBID puede requerir intervenciones fuertes. Las opciones de tratamiento para el SBID también incluyen hierbas microbianas (altas dosis de ajo y berberina), dietas elementales y antibióticos. Para una prueba adecuada y tratamientos para SBID, visita la página www.siboinfo.com.

■ ¿Realmente no puedo tomar café o té durante la dieta?
Me temo que no. El café no está permitido, sólo tés herbales. Prueba con tés de manzanilla, menta, jengibre, hojas de frambuesa y ortiga. Puedes añadir el café negro y otros tés al final de la fase 3 de reintroducción. La cafeína es un estimulante y afecta la desintoxicación del hígado.

Algunas personas tienen dolores terribles de cabeza por la cafeína, así como antojos e irritabilidad que son tan fuertes, que dejan la dieta. Si sientes que tu abstinencia de cafeína es insoportable, toma una taza de té verde o blanco. Puedes añadir un poco de miel de abeja si gustas, para una combinación extra de antioxidantes y apoyos inmunitarios.

Si reúsas la bolsita de té para una segunda taza, obtendrás todavía más antioxidantes y menos cafeína. Asegúrate de beber suficientes fluidos, comer germen de brócoli, tomar baños con sales de Epsom y tener un poco de carbón activo a la mano para disminuir estos síntomas.

■ **¿Qué tal hierbas y especias, puedo comerlas?**

Sí, puedes comer hierbas y especias secas que sean libres de gluten, libres de aditivos y libres de conservadores. Por favor confirma con el fabricante para asegurarte de que estén procesadas en una fábrica libre de gluten. Como mencioné antes, recomendamos altamente las especias orgánicas. Por supuesto, todas las hierbas frescas están permitidas.

■ **¿Cuándo puedo añadir vinagre normal? No lo veo en la lista.**

Mantén todos los vinagres, excepto el vinagre de manzana crudo orgánico y el vinagre de coco crudo orgánico, fuera de tu dieta hasta después de que hayas probado la levadura en la fase 3 de reintroducción. El vinagre contiene levadura y ésta es la razón de que lo eliminemos de la dieta hasta el final. El vinagre de manzana crudo orgánico y el de coco parecen ser tolerados por la mayoría.

Los alimentos fermentados como el vinagre pueden contribuir a dolores de cabeza o ansiedad en algunas personas con sensibilidades a las aminas.

■ **¿Cuándo puedo añadir vainilla?**

Añade extracto de vainilla con alcohol durante la fase de reintroducción, cuando quieras probar el alcohol. Puedes usar vainilla sin alcohol durante todas las fases. Nosotros preferimos usar vainilla cruda orgánica en polvo en muchas recetas, la cual es adecuada para todas las fases.

■ Me duele la cabeza cada vez que como chucrut y verduras fermentadas. ¿Por qué?

Los alimentos fermentados son altos en histamina, lo que puede contribuir a dolores de cabeza, ansiedad o incluso agresión en algunos individuos susceptibles. Si notas un patrón en tu diario de alimentación entre algunos de estos síntomas y el consumo de verduras fermentadas o de vinagres, entonces omítelos de tu dieta.

■ Me parece que algunas veces puedo tolerar cierto alimento y otras veces no. ¿Me podrías explicar?

Algunas veces podemos tolerar sólo una pequeña cantidad de un alimento en particular sin tener una reacción. Otras veces que consumas ese alimento puedes comer más de lo que tu cuerpo puede soportar, así que tienes una reacción. Otra razón de las respuestas variadas a los alimentos tiene que ver con lo que esté sucediendo en el intestino al momento de comer el alimento. Si tu intestino está tranquilo, tus microbios están equilibrados y tienen suficientes nutrientes alrededor para disminuir tu respuesta inmunitaria (vitamina D, ácidos grasos esenciales, Meriva, etc.), un alimento puede causar menos problemas. Si cualquiera de esos factores está fuera de equilibrio en ese momento, lo más seguro es que tengas una reacción. Como leíste en la primera parte de este libro, las toxinas del ambiente pueden alterar muchos de estos factores.

■ ¿Ésta es una dieta anticandida?

No. Aunque esta dieta de eliminación ayudará a bajar el crecimiento de la levadura problemática conocida como *Candida albicans*, no está diseñada para eso. La *Candida albicans* prolifera en un ambiente intestinal que carece de microbios beneficiosos y verduras, y está lleno de comida chatarra. La dieta de eliminación está muy lejos de eso.

■ **¿Puedo beber kombucha durante la dieta?**

No. Aunque el kombucha puede ser tolerado y beneficioso para la salud de la mayoría de la gente, algunas personas no reaccionan bien a las levaduras. Además, dependiendo de muchos factores, parte del azúcar y la cafeína todavía puede estar presente en la preparación. Espera a devolver el kombucha a tu dieta hasta que ya hayas probado la levadura y el azúcar de caña.

■ **¿Qué pasa si quiero hacer trampa?**

Hacer trampa afectará drásticamente tus resultados. Tuve el privilegio de entrevistar a un gastroenterólogo renombrado mundialmente, Alessio Fasano, en 2013. Durante la entrevista me dijo: "Cien por ciento del esfuerzo es igual a cien por ciento de los resultados. Noventa por ciento del esfuerzo es igual a ¡cero por ciento de los resultados!" Desafortunadamente para quienes quieren hacer trampa, una pequeñísima parte de un alimento irritante puede despertar tu sistema inmunitario durante semanas. Y esto tiene todo el sentido del mundo. Tu sistema inmunitario está diseñado para reaccionar a microscópicas bacterias y virus. Una vez que estés expuesto a ellos, tus células inmunitarias permanecerán excitadas en caso de que necesites seguir combatiéndolos. Esto hará imposible señalar si la lista entera de alimentos funciona o no para la química particular de tu cuerpo. Para hacer el cuento corto: hacer trampa cambiará completamente tus resultados en la dieta de eliminación.

■ **¿Por qué dejas afuera el agave?**

Cuando se come fructosa con una cantidad similar de glucosa, como es común en la mayoría de los alimentos naturales, ambos azúcares se absorben considerablemente bien. Cuando el radio de fructosa es mucho más elevado, la fructosa no se absorbe bien y puede provocar síntomas de gases, inflamación y diarrea. El agave es muy alto en fructosa (entre 60 y 90% del azúcar en el agave es fructosa), a diferencia de otros azúcares que tienen un radio más equilibrado de fructosa y glucosa.

■ **¿Mis hijos pueden hacer la dieta de eliminación?**

Los niños que tienen problemas con desórdenes de atención, eczema, malestares estomacales, asma, infecciones en el oído y con mantener su peso pueden beneficiarse enormemente de este programa. El aspecto más importante para que esta dieta funcione para niños es asegurarte de que coman lo suficiente.

Para lograr esto, sáltate la fase 1 —la desintoxicación de dos días— y entra de lleno a la fase 2. Sí se pueden consumir los alimentos dentro de la fase de desintoxicación, pero deben estar equilibrados con otros alimentos. Por ejemplo, tu hijo todavía puede disfrutar de los licuados verdes de la fase 1, sólo no se recomienda que haga un ayuno con ellos. Continúa con la fase 2 durante los 14 días completos.

Para niños con problemas menos severos, como leves casos de eczema, asma o problemas para evacuar, es posible modificar la dieta aún más para hacerla más simple y fácil de seguir. Dado que tú empezarás con la dieta de eliminación, querrás enfocarte en sacar todos los alimentos procesados de la dieta, así como todas las fuentes de gluten, lácteos, huevos, maíz, soya y levadura. Puedes dejar las verduras solanáceas, las nueces y algunos cítricos (sólo limones y limas), así como ajonjolí, carne de res y carne de cerdo (asegúrate de que sea orgánica, de libre pastoreo).

Si tu hijo no responde a esto y todavía tiene problemas intestinales, entonces elimina todos los granos, las leguminosas y las verduras almidonadas de la dieta (papa, camote). Asegúrate de que tenga suplementos de enzimas digestivas y probióticos de alta calidad (ve las recomendaciones en la sección de recursos, en la página 381).

■ **¿Puedo hacer la dieta mientras estoy embarazada?**

Sí, por supuesto. La clave para seguir la dieta de eliminación durante el embarazo es asegurarte de consumir suficientes calorías. Como resultado, puedes preferir una versión menos restrictiva de la dieta de eliminación, que te permita conservar algunos alimentos comúnmente ricos en calorías. Para ello, te ayudará tener acceso a todas las nueces, semillas, carne de cerdo, carne de res, verduras solanáceas y cítricos.

Hacer la dieta de eliminación durante el embarazo puede tener un beneficio tremendo para tu bebé. Si tu intestino está afectado por una sensibilidad alimentaria desconocida, entonces puede que no seas capaz de absorber todos los nutrientes principales que se necesitan para que tu bebé crezca sano. Tanto calmar el intestino como descubrir tus sensibilidades alimentarias es clave.

Para modificar la dieta de eliminación para el embarazo, recomendamos saltarte los dos días de desintoxicación restrictiva (fase 1) y entrar de lleno a la fase 2. Pero dado que las recetas de la fase 1 son increíblemente curativas y ricas nutricionalmente, incluye todas las recetas de la fase 1 durante tu dieta a lo largo del programa.

Todas las recetas de este libro están llenas de nutrientes clave necesarios para un embarazo saludable, así que tenlo presente mientras haces esta dieta, pues le estás dando a tu bebé un tremendo regalo para su salud desde el principio.

Por favor considera que puede ser extremadamente difícil seguir la dieta de eliminación durante el embarazo si eres vegana o vegetariana; esto podrá limitar las opciones alimentarias demasiado y poner en riesgo a tu bebé por no obtener los nutrientes adecuados. Si eres vegetariana o vegana, puedes intentar mejor una dieta libre de gluten y libre de lácteos (si no es que ya eres vegana) durante este tiempo, y tomar suplementos de calcio y vitamina D.

■ **¿Puedo hacer la dieta durante la lactancia?**

Muchas madres lactando eligen seguir una dieta de eliminación si su bebé lactante está experimentando cólicos crónicos, reflujo, irritaciones en la piel, como eczema, así como infecciones del oído. Si el intestino de la madre está desequilibrado y permeable, proteínas de alimentos grandes pueden pasar sin digerirse hasta la leche materna.

Para modificar la dieta de eliminación para lactancia, no hagas los primeros dos días de desintoxicación (fase 1) y entra de lleno a la fase 2. Incorpora las recetas de la fase 1 en tus menús diarios. Tener acceso a todas las nueces, semillas, carne de cerdo, carne de res y verduras solanáceas mientras estás lactando te ayudará a cubrir la demanda extra de calorías mientras estás en la dieta de eliminación.

Sin embargo, puede ser necesario que modifiques tu dieta aún más y evites cosas como ajo crudo en aderezos para ensalada y col rizada cruda, así como otras verduras crucíferas, si tu bebé tiene muchos gases.

Todos los bebés son diferentes; algunos bebés viven de la leche de madres que consumen ajo crudo, brócoli y productos lácteos, mientras que otros bebés pueden irritarse mucho. Éstos son algunos de los alimentos que pueden irritar a un bebé recién nacido y causar cólicos:

- Lácteos
- Ajo y cebolla crudos
- Verduras crucíferas crudas (brócoli, coliflor, coles de Bruselas, col rizada, col berza)
- Cítricos, especialmente naranjas y toronjas
- Cacahuates
- Chocolate
- Cafeína
- Pimientos picantes

La mejor forma para determinar qué está molestando a tu bebé es seguir una dieta de eliminación con las modificaciones mencionadas. Asegúrate de documentar cómo responde tu bebé a los alimentos mientras los reintroduces en tu dieta.

■ **Soy atleta. ¿Esta dieta me proveerá suficientes nutrientes y calorías?**

Por supuesto. Maratonistas, competidores de *crossfit* y otros atletas de deportes extremos han terminado la dieta de eliminación. Sólo asegúrate de que estás comiendo una cantidad adecuada de calorías durante el programa. Esto puede significar muchas colaciones extra y porciones más grandes de carne para cubrir tus necesidades.

Capítulo 11

Recetas

Bienvenido a la sección de recetas de la dieta de eliminación. ¡Éstas serán herramientas deliciosas para aliviar tus síntomas y cambiar tu vida! Aquí encontrarás recetas para todos los estilos de alimentación y variaciones en la dieta.

Unas cuantas notas antes de empezar:

- Todas las recetas están señaladas para fases específicas. Si estás en la **Fase 1**, sólo quédate con las recetas que tengan ese icono. Sin embargo, si estás en la **Fase 2**, puedes disfrutar tanto las recetas de la fase 1 como de la fase 2. Y durante la **Fase 3** de la dieta podrás disfrutar también todas las recetas que digan fase 1 y fase 2.

- También hay variaciones dentro de muchas recetas, que las harán funcionales para otras fases de la dieta. Por ejemplo, una receta puede decir fase 2, pero puede adaptarse para probar ciertos alimentos durante la fase 3.

- Busca el símbolo **Bajo en FODMAP**, el cual indica las recetas que serán mejores para ti si estás siguiendo la variación baja en FODMAP en la dieta.

Para más recetas de la dieta de eliminación, por favor busca *The Whole Life Nutrition Cookbook* y nuestro blog de recetas, www.nourishing meals.com.

LICUADOS Y JUGOS FRESCOS

🥤 Jugo de zanahoria, pepino y jengibre

Rinde 3 tazas aproximadamente

Fase 1 Desintoxicación

Bajo en FODMAP

Usa esta receta durante la desintoxicación de dos días, así como durante toda la dieta.

6 zanahorias grandes
3 pepinos medianos
1 trozo de 5 centímetros de jengibre fresco

Coloca todos los ingredientes en tu extractor de jugos. Sigue las instrucciones del fabricante. Vierte el jugo en un vaso y disfrútalo de inmediato.

🥤 Jugo verde para limpiar

Rinde 2½ tazas aproximadamente

Fase 1 Desintoxicación

¡Nosotros preparamos algunas variantes de este jugo varias veces a la semana! Sé creativo y añade las verduras que quieras. Si el sabor es muy fuerte, sólo añade 1 manzana verde picada a la mezcla y endulzará ligeramente el jugo.

4 o 5 tallos de apio
2 pepinos medianos
1 o 2 tazas de col blanca picada
1 o 2 tazas de piña fresca picada
2 hojas de col rizada oscuras
1 trozo de 2 centímetros de jengibre fresco

Coloca todos los ingredientes en tu extractor de jugos. Sigue las instrucciones del fabricante. Vierte el jugo en un vaso y disfrútalo de inmediato.

🥛 Jugo morado de verduras

Rinde 2 tazas aproximadamente

Fase 1 Desintoxicación

Te sentirás refrescado después de beber este jugo; además, el jugo de col es excelente como tónico para el estómago. Una vez que reintroduzcas los cítricos, intenta añadir 1 limón verde pelado al jugo, ¡eleva los sabores como nada!

¼ de cabeza de col morada
2 pepinos medianos
3 o 4 tallos de apio
½ manzana verde
1 trozo de 2 centímetros de jengibre fresco

Coloca todos los ingredientes en tu extractor de jugos. Sigue las instrucciones del fabricante. Vierte el jugo en un vaso y disfrútalo de inmediato.

🥛 Jugo de betabel e hinojo

Rinde 2 tazas aproximadamente

Fase 1 Desintoxicación

Éste es uno de mis jugos favoritos. Lo he tomado desde que empecé a ir a barras de jugos y pedir mezclas personalizadas. El hinojo añade un agradable sabor dulce. ¡A mí me sabe como si fuera un postre! Utilizo todo el bulbo de hinojo, la parte blanca, los tallos verdes y las hojas.

1 bulbo completo de hinojo cortado en trozos

1 betabel pequeño, cortado en cuartos

1 pera madura, cortada en cuartos

1 puñado de perejil fresco

Coloca todos los ingredientes en tu extractor de jugos. Sigue las instrucciones del fabricante. Vierte el jugo en un vaso y disfrútalo de inmediato.

Licuado de moras y chía

Rinde 6 tazas aproximadamente

Fase 1 Desintoxicación

Bajo en FODMAP

Disfruta este licuado durante todas las fases de la dieta de eliminación. ¡Es rico en compuestos antioxidantes poderosos, llamados antocianinas! Cuando estés en la fase 3 y pruebes las naranjas y otros cítricos, añade 1 naranja pelada a este licuado.

1 taza de moras azules silvestres congeladas

1 taza de arándanos congelados

1 taza de fresas congeladas

2 o 3 tazas de agua

2 cucharadas de chía

1 manojo pequeño de col rizada oscura

Coloca todos los ingredientes en una licuadora de alta potencia y lícualos hasta que adquieran una consistencia suave y cremosa. Puedes guardar el licuado sobrante en un frasco de vidrio en el refrigerador hasta por dos días.

🥤 Licuado de jengibre y moras

Rinde 7 tazas aproximadamente

Fase 3 ▸ Reintroducción (naranjas)

Bajo en FODMAP

Usa este licuado cuando estés probando los cítricos en la fase 3. Este licuado, o una variedad de él, es lo que más preparamos en casa para desayunar y como colación. A veces usamos mandarinas o nectarinas en lugar de naranjas. Si hay muchas semillas en las naranjas, puedes cortar las naranjas a la mitad después de pelarlas y luego usar la punta de un cuchillo para sacar fácilmente las semillas.

3 tazas de agua
½ o 1 manojo de col berza
2½ tazas de moras azules frescas o congeladas
1 taza de cerezas deshuesadas
2 naranjas pequeñas, peladas
1 trozo de 2 centímetros de jengibre fresco

Coloca todos los ingredientes en una licuadora de alta potencia y lícualos hasta que adquieran una consistencia suave. Sírvelo inmediatamente. Puedes guardar el licuado sobrante en un frasco de vidrio en el refrigerador hasta por dos días.

🥤 Licuado de col morada y moras

Rinde 8 tazas aproximadamente

Fase 1 Desintoxicante

Me gusta agregar chía y aguacate a los licuados para añadir más grasa y calorías, lo que ayuda a mantenerte saciado. Este licuado lleno de antioxidantes tiene un hermoso color rojo-morado y está lleno del sabor de las moras. Asegúrate de no añadir más de 3 tazas de col blanca troceada; de lo contrario, ¡el sabor es muy fuerte!

¼ de cabeza de col morada pequeña (2 o 3 tazas picada)

1 aguacate pequeño

2 tazas de moras azules frescas o congeladas

2 tazas de cerezas deshuesadas frescas o congeladas

1 taza de frambuesas frescas o congeladas

½ taza de arándanos frescos o congelados

2 cucharadas de chía

3 tazas de agua

Coloca todos los ingredientes en una licuadora de alta potencia y lícualos hasta que adquieran una consistencia suave y cremosa. Agrega más agua si quieres un licuado más ligero. Sirve inmediatamente.

🥤 Licuado de fresa, col rizada y menta

Rinde 6 tazas aproximadamente

Fase 1 Desintoxicante
Bajo en FODMAP

Nos encanta cosechar fresas en granjas orgánicas locales durante el verano y congelarlas para poder usarlas a lo largo del año. Prueba este licuado de verano usando ya sea fruta fresca o congelada. Algunas veces me gusta añadir la mitad de 1 aguacate o 2 cucharadas de chía para que tenga más grasas saludables.

2 tazas de fresas frescas o congeladas

2 tazas de piña picada

2 tazas de agua

½ o 1 manojo de col rizada oscura

1 manojo pequeño de menta fresca

1 o 2 cucharadas de chía

Coloca todos los ingredientes en una licuadora de alta potencia y lícualos hasta que adquieran una consistencia suave. Pruébalo y añade más col rizada si lo deseas; licua de nuevo. Bébelo inmediatamente.

VARIACIÓN PARA LA FASE 3

Para utilizar este licuado para probar los cítricos en la fase 3, añade el jugo de 1 lima a esta receta.

🥤 Licuado verde con piña

Rinde 6 tazas aproximadamente

Fase 1 Desintoxicante

Éste es otro licuado fantástico para disfrutar durante todas las fases de la dieta. ¡Es uno de nuestros favoritos!

½ piña fresca, pelada y picada (3 tazas aproximadamente)
1 aguacate pequeño deshuesado y pelado
½ manojo de col rizada
1 manojo pequeño de menta fresca
1 manojo grande de cilantro fresco (opcional)
2 o 3 tazas de agua de coco o agua

Coloca todos los ingredientes en una licuadora de alta potencia y lícualos hasta que adquieran una consistencia suave. Pruébalo y añade más piña o col rizada si lo deseas; licua de nuevo. Bébelo inmediatamente.

VARIACIÓN PARA LA FASE 3

Para probar los cítricos en la fase 3, añade el jugo de 1 lima a esta receta.

🥤 Malteada de moras y vainilla

Rinde 4 tazas aproximadamente

Fase 3 ▸ Reintroducción (nueces)

Usa este licuado cuando pruebes las nueces en la fase 3. Si descubriste que no te caen bien las nueces de la India, remplázalas con una cantidad igual de almendras remojadas durante 8 horas en agua filtrada. Este licuado rico en nutrientes me mantiene fuerte durante horas, ¡sin sentir hambre! Si te gustaría un poco dulce, añade ½ plátano o 2 dátiles deshuesados.

¼ de taza de nueces de la India crudas
¼ de taza de nueces de Brasil crudas
2 cucharadas de semillas de cáñamo
1 cucharada de chía
½ cucharadita de vainilla cruda en polvo
2 tazas de agua
1 taza de moras azules congeladas
1 taza de cerezas deshuesadas congeladas

Coloca todos los ingredientes, excepto las moras azules y las cerezas, en una licuadora de alta potencia y lícualos hasta que adquieran una consistencia suave y cremosa. Añade las moras y las cerezas, y licua de nuevo hasta que esté suave. Sirve inmediatamente.

🥤 Malteada de fresa y almendras

Rinde 4½ tazas aproximadamente

Fase 3 ▸ Reintroducción (almendras)

Usa esta deliciosa malteada libre de lácteos para probar las almendras en la fase 3. Remoja las almendras durante una noche para hacerlas más fáciles de digerir y liberar muchos de sus nutrientes. Esto es lo que sucede cuando plantas una semilla en la tierra y le echas agua: se despierta y se prepara para germinar, liberando los nutrientes que utilizará al crecer como una planta. Sirve este licuado como colación o como un desayuno ligero.

½ taza de almendras crudas

2 tazas de agua filtrada

1 plátano pequeño congelado

2 tazas de fresas frescas o congeladas

¼ de cucharadita de vainilla cruda en polvo (opcional)

Coloca las almendras en un tazón pequeño y cúbrelas con agua filtrada. Déjalas remojar a temperatura ambiente entre 8 y 10 horas. Luego cuela las almendras y colócalas en una licuadora de alta potencia junto con las 2 tazas de agua. Lícualas en alta potencia hasta que estén suaves y cremosas. Añade el plátano, las fresas y la vainilla, y licua de nuevo hasta que esté suave. Sirve inmediatamente.

Consejo

Nosotros compramos popotes de metal y de vidrio, y los tenemos a la mano para licuados como éste. ¡Es mucho mejor para el ambiente que el plástico!

🥛 Malteada de chocolate y aguacate

Rinde 4 tazas aproximadamente

Fase 3 Reintroducción (nueces y chocolate)

Usa esta receta durante la fase 3 después de que hayas reintroducido las nueces y estés probando el chocolate. Es un licuado rico en nutrientes, energizante, que funciona bien como desayuno o como colación en la tarde. Me gusta añadir un poco de miel de manuka a los licuados por su magnífica habilidad para impulsar el sistema inmunitario. Puedes omitirla o usar miel de abeja cruda normal. Las nueces de Brasil son una fuente muy rica de selenio, un mineral necesario para una desintoxicación y una función del sistema inmunitario adecuadas.

½ taza de nueces de Brasil crudas
2 tazas de agua
2 plátanos pequeños congelados
½ aguacate
2 a 4 dátiles deshuesados
¼ de taza de cacao crudo en polvo
1 cucharada de chía
1 cucharada de miel de manuka u otra miel de abeja cruda
½ cucharadita de vainilla cruda en polvo
½ cucharadita de canela molida
1 pizca de sal de mar

Coloca las nueces de Brasil y el agua en una licuadora de alta potencia y lícualas hasta que estén suaves. Añade los demás ingredientes y licua hasta que adquieran una consistencia ligera. Bebe el licuado de inmediato o viértelo en moldes para paletas y congélalas para servirlas como postre.

DESAYUNO

⦿ Cereal cremoso de arroz

Rinde 3 o 4 porciones

Fase 2 Eliminación

Bajo en FODMAP

Éste es uno de los desayunos favoritos de nuestros hijos, y tiene alta demanda en nuestra casa. Usamos arroz integral entero, orgánico, germinado y luego molido en nuestra licuadora. También puedes usar un molino de café (uno que no utilices para el café) para moler el arroz finamente. Sírvelo decorado con azúcar de coco, canela molida y moras azules congeladas.

- 1 taza de arroz integral crudo
- 4 tazas de agua
- 1 pizca de sal de mar

Muele finamente el arroz integral en una licuadora de alta potencia o en un molino para café. Debe ser un poco más grumoso que la harina de arroz. Pásalo a una olla pequeña junto con el agua y la sal de mar. Revuelve bien y caliéntalo a fuego alto. Espera a que hierva, mueve continuamente y luego baja la flama a fuego bajo, tapa la olla y déjalo cocer, moviendo ocasionalmente, entre 10 y 15 minutos. Sirve.

⦿ Quinoa hervida con coco para desayunar

Rinde 6 porciones

Fase 2 Eliminación

Bajo en FODMAP

Esta receta de quinoa es una forma rica y nutritiva de empezar tu día. Cuando estés probando las nueces en la fase 3, puedes adaptar esta receta al sustituir la leche de coco con leche casera de almendra cruda con vainilla (página 367) o con leche de nueces de la India y vainilla (página 369). Cuando estés probando los lácteos, sustituye la leche de coco con leche entera cruda o crema.

1½ tazas de quinoa cruda, enjuagada y colada

4 tazas de agua

1 taza de leche de coco

¼ de cucharadita de sal de mar

1 taza de moras azules frescas o congeladas

Acompañamientos opcionales
Jarabe de maple puro o miel de abeja cruda

Azúcar de coco

Semillas de cáñamo

Chía

Canela

Vierte la quinoa, el agua, la leche de coco y la sal de mar en una olla mediana. Tápala y colócala a fuego medio. Baja la flama a fuego bajo y cocínala 20 minutos. Agrega las moras azules y cocínalas entre 3 o 4 minutos más. Revuelve y sirve caliente con los acompañamientos opcionales que elijas.

|◉| Guisado de pavo, col rizada y zanahoria

Rinde 4 a 6 porciones

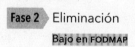

Fase 2 Eliminación

Bajo en FODMAP

¡Este desayuno te nutrirá y te mantendrá satisfecho durante horas! Prepara una porción grande durante el fin de semana y sólo recalienta porciones pequeñas conforme las necesites en una sartén pequeña con algunas cucharadas de agua. Sirve sobre calabaza horneada (página 315) con unas cucharadas de chucrut arcoíris (página 378). También me gusta añadir rebanadas de aguacate a mi porción o rociar todo el platillo con aderezo diosa verde (página 350).

1 cucharada de aceite de oliva extravirgen

½ kilo de pavo orgánico molido

½ o 1 cucharadita de sal de mar

½ cucharadita de comino molido

½ cucharadita de orégano seco

3 o 4 cebollitas de cambray, rebanadas

2 zanahorias grandes, ralladas

3 tazas de col rizada rebanada finamente

Calienta el aceite en una sartén profunda sobre fuego medio. Añade el pavo, la sal, el comino y el orégano, y saltéalos entre 3 y 5 minutos. Luego añade las cebollitas, las zanahorias y la col rizada. Déjalas cocinar hasta que las verduras estén suaves, entre 5 y 7 minutos más. Rectifica la sazón.

Consejo

Este platillo es especialmente beneficioso para quienes experimentan mala digestión de almidones, sensibilidad a FODMAP O SBID.

VARIACIÓN PARA LA FASE 3

Sustituye el pavo molido con una cantidad similar de carne de res orgánica de libre pastoreo cuando pruebes la carne en la fase 3.

|◉| Guisado de camote amarillo y col rizada

Rinde 4 a 6 porciones

Fase 2 Eliminación

Intenta preparar una porción grande este fin de semana y luego recalienta porciones pequeñas para desayunar a lo largo de la semana. Añade sobras cocidas de salmón, pollo, pavo o frijoles cocidos para más proteína.

- 2 cucharadas de aceite de coco o aceite de oliva extravirgen
- 4 tazas de camote amarillo picado en cubos (2 medianos aproximadamente)
- 1 cucharadita de salvia seca molida
- ¼ de cucharadita de comino molido
- ¼ de cucharadita de sal de mar o de pimienta negra recién molida
- 3 o 4 tazas de col rizada picada
- 4 o 5 cebollitas de cambray rebanadas

Calienta el aceite en una sartén profunda sobre fuego medio. Añade el camote, la salvia, el comino, la sal y la pimienta, y saltéalos entre 7 y 10 minutos, bajando la flama si es necesario para evitar que se quemen. Luego añade la col rizada y las cebollitas, y saltéalas unos minutos más.

Revisa que el camote esté bien cocido. Si no, añade unas cucharadas de agua, tapa la sartén y continúa cocinando unos minutos más, hasta que esté listo. Rectifica la sazón.

VARIACIÓN PARA LA FASE 3

Añade 1 pimiento morrón rojo mediano picado al guisado cuando estés probando las verduras solanáceas en la fase 3.

|◉| Guisado de cordero y quinoa para desayunar

Rinde 6 porciones aproximadamente

Fase 2 Eliminación

Este platillo te da energía continua durante toda la mañana. Sustituye el cordero con pavo molido o frijoles rojos si lo deseas. Sírvelo con ensalada de hojas verdes orgánicas frescas o verduras fermentadas, como coliflor, zanahoria y ejotes en escabeche (página 375).

1 o 2 cucharadas de aceite de oliva extravirgen

1 cebolla pequeña, picada

2 calabacitas medianas, picadas

2 cucharadas de hierbas italianas secas

1 cucharadita de sal de mar

½ cucharadita de pimienta negra recién molida

½ kilo de cordero molido

2 tazas de quinoa cocida

1 taza de perejil fresco, picado

Calienta el aceite en una sartén de hierro profunda sobre fuego medio-bajo. Añade la cebolla y saltéala 10 minutos, o hasta que se dore. Agrega la calabacita y saltéala 5 minutos más. Luego añade las hierbas secas, la sal, la pimienta y el cordero. Cocínalos 5 minutos más, o hasta que el cordero esté bien cocido. Añade entonces la quinoa y revuelve. Apaga la flama y agrega el perejil. Rectifica la sazón.

VARIACIÓN PARA LA FASE 3

Añade pimientos morrones rojos picados a esta receta cuando estés probando las verduras solanáceas.

|◉| Salchichas de pollo y manzana para desayunar

Rinde 8 piezas

Fase 2 Eliminación

Puedes preparar esta receta por adelantado, preparar las salchichas y ya sea congelarlas o refrigerarlas antes de cocinar. Saca una o dos a la vez para cocinarlas conforme las necesites. Las salchichas crudas durarán hasta dos días en el refrigerador o seis meses en el congelador. Sírvelas con una ensalada verde y una taza de té herbal para desayunar. También puedes servirlas como sándwich, entre dos hojas de lechuga romana, ¡con tus acompañamientos favoritos!

1 manzana roja, sin semillas, pelada y picada
5 cebollitas de cambray picadas en trozos grandes
3 cucharadas de hojas de salvia frescas
1 cucharadita de sal de mar
½ cucharadita de pimienta negra recién molida
¾ de kilo de muslos de pollo orgánico, sin piel, sin hueso
Aceite de oliva extravirgen o aceite de coco, el necesario

Coloca la manzana, las cebollitas, la salvia, la sal y la pimienta en un procesador de alimentos con la hoja en "s" y muélelas algunas veces. Luego añade el pollo y procésalo hasta que esté molido y la mezcla empiece a formar una bola. No toma mucho tiempo, sólo 30 segundos.

Con las manos aceitadas, forma 8 salchichas con la mezcla y colócalas en un plato o una charola para hornear. Calienta una sartén de hierro grande sobre fuego medio-bajo, luego añade 1 cucharada de aceite. Coloca 4 salchichas en la sartén y cocínalas entre 4 y 5 minutos de cada lado. Repite la operación con las salchichas faltantes. Sirve.

|◉| Huevo revuelto con col rizada y calabacita

Rinde 2 a 4 porciones

Fase 3 Reintroducción (huevos)

Bajo en FODMAP

Usa esta receta para probar los huevos en la fase 3. ¡Asegúrate de usar huevos orgánicos o de libre pastoreo durante la prueba de tres días de los huevos! Esta receta sencilla toma sólo unos minutos y te dejará lleno de energía toda la mañana. Sirve con 1 cucharada de verduras fermentadas para maximizar la digestión.

2 cucharaditas de aceite de coco, más el necesario

1 calabacita mediana, picada

2 tazas de col rizada picada finamente

4 huevos orgánicos grandes

Sal de mar, al gusto

Pimienta negra recién molida, al gusto

2 cucharadas de perejil fresco, picado

Calienta una sartén mediana sobre fuego medio. Añade el aceite de coco. Agrega la calabacita picada y la col rizada picada. Saltéalas 5 minutos, añadiendo 1 cucharada o 2 de agua si es necesario, para ayudar a que se ablande la col.

Mientras se están cocinando las verduras, rompe los huevos en un tazón y bátelos. Antes de añadir los huevos, haz a un lado de la sartén la calabacita y la col rizada, y añade unas cucharadas más de aceite de coco. Esto evitará que los huevos se peguen al fondo de la sartén. Añade los huevos y revuélvelos con las verduras. Cocina, moviendo constantemente, durante 2 minutos. Quita la sartén del fuego y sazona con sal y pimienta al gusto. Decora con perejil.

|◎| Tortitas de apio y nabo
Rinde 4 porciones aproximadamente

Fase 2 Eliminación

Bajo en FODMAP

Se pueden utilizar otras verduras para sustituir las papas cuando se preparan tortitas. Mi combinación favorita es usar apio y nabo. Corto las verduras en trozos y luego uso mi procesador de alimentos con el disco para rallar. Debes tener entre 4 o 5 tazas en total. Sírvelas con salchichas de pollo y manzana para desayunar (página 266) y ensalada de hojas verdes orgánica para una comida balanceada.

¼ de taza de aceite de oliva extravirgen o aceite de coco
Sal de mar, al gusto
Pimienta negra recién molida, al gusto
1 apio mediano, pelado y rallado
1 nabo pelado y rallado

Calienta una sartén de hierro mediana sobre fuego medio-bajo. Una vez que esté caliente, añade el aceite y rocía el fondo de la sartén con la sal y la pimienta. Añade después las verduras ralladas. Cocínalas entre 10 y 20 minutos sin revolver. Asegúrate de que el fuego sea lo suficientemente bajo para que las verduras no se quemen, pero lo suficientemente alto para que se cuezan bien. Ajústalo.

Voltea las tortillas usando una espátula grande y ancha, y cocínalas entre 10 y 15 minutos más. Rectifica la sazón y sirve.

|◉| Granola de semillas especiadas

Rinde 4 tazas aproximadamente

Fase 2 Eliminación

Bajo en FODMAP

Lleva contigo un contenedor pequeño de esta granola de semillas, libre de gluten, como colación, o sírvela para desayunar con leche de vainilla y cáñamo (página 368), decorada con moras frescas. Cuando compres las semillas, busca semillas de calabaza con cáscara, también conocidas como pepitas.

2 tazas de semillas de calabaza crudas

2 tazas de semillas de girasol crudas

3 cucharadas de chía

2 cucharaditas de canela molida

½ o 1 cucharadita de jengibre molido

¼ de cucharadita de sal de mar

¼ de taza de jarabe de maple puro

¼ de taza de aceite de coco derretido

½ o 1 taza de pasas secas (opcional)

Precalienta el horno a 150 °C. Forra una charola para hornear con papel encerado.

Coloca las semillas de calabaza y las semillas de girasol en un procesador de alimentos con la hoja en "s". Procesa hasta que estén troceados. Pásalos a un tazón mediano para mezclar y añade la chía, la canela, el jengibre y la sal, y revuelve. Luego agrega el jarabe de maple y el aceite de coco, y mezcla bien.

Esparce la mezcla sobre la charola y hornéala durante 35 minutos, volteando la granola después de 15 minutos. Sácala del horno y añade las pasas. Déjala enfriar completamente para que se endurezca. Pásala a un frasco de vidrio y guárdala en tu alacena hasta por 10 días.

SOPAS Y CALDOS

|◉| Crema verde para desintoxicar

Rinde 8 porciones aproximadamente

Fase 1 ▶ Desintoxicante

Usa esta sopa durante los primeros dos días de desintoxicación y a lo largo de la dieta; es fácil de digerir, ligera y nutritiva. Añade hierbas frescas adicionales si lo deseas; prueba eneldo, tarragona u orégano. Congela la sopa cuando se enfríe (ve la página 142) en frascos de boca ancha o de 1 litro para usarlos después.

1 cucharada de aceite de oliva extravirgen

1 poro grande picado

1 kilo de calabacitas picadas

½ kilo de ejotes troceados

6 a 8 tazas de agua, caldo de pollo (página 373) o caldo de verduras y algas (página 374)

2 o 3 cucharaditas de sal de mar

2 cucharaditas de tomillo seco

1 manojo de espinacas frescas (4 tazas picadas aproximadamente), enjuagadas

1 manojo grande de perejil fresco

1 manojo grande de albahaca fresca

Calienta el aceite en una olla grande a fuego medio. Añade el poro y saltéalo durante 5 minutos. Luego añade la calabacita, los ejotes, el agua, la sal de mar y el tomillo. Tapa la olla y déjala cocer durante 15 minutos, o hasta que las verduras estén suaves. Agrega las espinacas, el perejil y la albahaca, tapa la olla y déjala cocer 2 minutos más. Luego quita la olla del fuego y usa un bastón de inmersión para hacer puré la sopa ahí mismo en la olla, o pásala con cuidado a una licuadora y hazla puré en partes.

Consejo

Para picar un poro, primero quita las raíces de la punta y luego corta los primeros 3 o 5 centímetros. Rebana el poro a lo largo, por el centro. Enjuágalo bajo el chorro de agua fría para quitar la tierra y luego pícalo.

VARIACIÓN BAJA EN FODMAP

Sustituye el poro con 1 manojo de cebollitas de cambray picadas y usa caldo de pollo o agua, no el caldo de algas.

|●| Sopa de shiitake, zanahoria y jengibre

Rinde 6 porciones aproximadamente

Fase 1 Desintoxicación

Preferimos usar un poco más de jengibre en esta sopa de lo que indica aquí. Si te gusta el sabor del jengibre, entonces añade un trozo de 10 centímetros de jengibre. Si el que tienes es bastante fresco, no hay necesidad de pelarlo; si es un poco viejo, con la piel gruesa, entonces pélalo. Disfruta esta sopa durante todas las fases de la dieta de eliminación.

1 o 2 cucharadas de aceite de oliva extravirgen

1 cebolla pequeña, picada en cubos

1 trozo de 5 centímetros de jengibre fresco, picado

10 hongos shiitake picados

1 kilo de zanahorias peladas y picadas

6 tazas de caldo de pollo (página 373) o caldo de verduras y algas (página 374)

2 cucharaditas de sal de mar

Acompañamientos

Rebanadas de hongos shiitake salteados

Cilantro fresco, picado

Calienta el aceite en una olla mediana sobre fuego medio. Añade la cebolla y saltéala hasta que esté suave, alrededor de 7 minutos. Luego agrega los ingredientes restantes, excepto los acompañamientos, tapa la olla y déjala hervir 30 minutos.

Usa un bastón de inmersión para hacer puré la sopa en la olla, o pásala con cuidado a una licuadora y hazla puré en partes. Decora cada tazón de sopa con hongos shiitake salteados y cilantro picado.

|◉| Sopa de betabel y romero para desintoxicar

Rinde 6 porciones aproximadamente

Fase 1 Desintoxicación

Usa esta sopa durante todas las fases de la dieta; es nutritiva y está llena de compuestos que te ayudarán a desintoxicar tu hígado.

- 2 cucharadas de aceite de oliva extravirgen
- 1 cebolla mediana, picada
- 4 dientes de ajo pelados y picados
- 2 o 3 betabeles mediados, pelados y picados
- 5 zanahorias grandes, peladas y picadas
- 2 o 3 cucharadas de romero fresco, picado
- 1 manojo de perejil fresco
- 2 cucharaditas de sal de mar
- 6 tazas de agua o caldo de verduras y algas (página 374)
- Perejil fresco, picado, para decorar (opcional)

Calienta el aceite en una olla mediana sobre fuego medio. Añade la cebolla y saltéala durante 5 o 10 minutos, hasta que esté suave y empiece a cambiar de color. Agrega los ingredientes restantes, excepto el perejil, tapa la olla y déjala hervir durante 30 minutos.

Haz puré la sopa en la misma olla, usando un bastón de inmersión, o pásala con cuidado a una licuadora y hazla puré en partes, hasta que esté suave y cremosa. Rectifica la sazón. Decora con el perejil fresco, picado, si lo deseas.

> **VARIACIÓN PARA LA FASE 3**
>
> Cuando entres a las últimas etapas de la dieta, decora cada tazón de sopa con 1 cucharada de crema agria orgánica como parte de la prueba de lácteos.

|◉| Crema de brócoli y champiñones

Rinde 6 porciones aproximadamente

Fase 1 Desintoxicación

Usa esta sopa durante todas las fases de la dieta; es fácil de preparar y fácil de digerir. Intenta agregando otras verduras, como calabacita, ajo, nabo, col rizada o espinaca. Añade más caldo si vas a agregar otras verduras.

1 o 2 cucharadas de aceite de oliva extravirgen

1 poro grande, picado

¼ de kilo de brócoli picado

230 gramos de hongos cremini picados

6 tazas de caldo de pollo (página 373) o caldo de verduras y algas (página 374)

2 cucharaditas de tomillo seco

1 cucharada de hojas de orégano fresco

1 manojo de perejil fresco

1 manojo de albahaca fresca

Sal de mar, al gusto

Pimienta negra recién molida, al gusto

Calienta el aceite en una olla mediana sobre fuego medio. Agrega el poro y saltéalo durante 5 minutos, o hasta que esté suave. Luego añade el brócoli, los hongos, el caldo y el tomillo. Tapa la olla y déjala hervir 20 minutos, o hasta que las verduras estén cocidas.

Apaga la flama y añade las hierbas frescas. Haz puré la sopa en la misma olla usando un bastón de inmersión, o pásala con cuidado a una licuadora y hazla puré en partes. Sazona con la sal y la pimienta al gusto. Sirve. Congela la sopa en frascos de boca ancha destapados (ve la página 142) si lo deseas.

|◉| Crema de coliflor y nabo

Rinde 6 a 8 porciones

Fase 1 Desintoxicación

Si no es temporada de nabo, usa más coliflor o prueba con calabacita, zanahoria o brócoli. Usa caldo de pollo o de pavo casero para tener mejores resultados.

    2 cucharadas de aceite de oliva extravirgen
    1 poro grande, picado
    2 o 3 nabos pelados y picados
    1 cabeza grande de coliflor (1 kilo aproximadamente), picada
    8 tazas de caldo de pollo (página 373) o de caldo de verduras
        y algas (página 374)
    2 cucharaditas de tomillo seco
    2 cucharaditas de sal de mar
    ¼ de cucharadita de pimienta negra recién molida
    ½ taza de perejil fresco, picado

Calienta el aceite en una olla grande sobre fuego medio. Agrega el poro y saltéalo hasta que esté suave, alrededor de 5 minutos. Luego añade el nabo, la coliflor, el caldo, el tomillo, la sal y la pimienta. Tapa la olla y déjala hervir a fuego medio. Baja después la flama y déjala hervir a fuego lento durante 20 minutos.

Quita la olla del fuego. Haz puré la sopa en la olla usando un bastón de inmersión, o pásala con cuidado a una licuadora y hazla puré en partes. Agrega el perejil y sirve.

|◉| Sopa de frijoles rojos y verduras del mar
Rinde 6 a 8 porciones

Fase 2 Eliminación

Sirve esta nutritiva sopa como desayuno, comida o cena. Puedes prepararla en la estufa o en tu olla eléctrica. Aunque los frijoles rojos no necesitan remojarse antes, me he dado cuenta de que al usar la olla eléctrica sí es necesario remojarlos primero para que se cuezan bien. Antes de irte al trabajo o a la escuela en la mañana, coloca los frijoles en un tazón y cúbrelos con agua filtrada. Luego, antes de irte a dormir en la noche, cuela los frijoles y ponlos a cocinar en tu olla eléctrica con el resto de los ingredientes. ¡Despertarás con una olla de sopa caliente para servir como desayuno o llevarte para comer! Sirve esta sopa con 1 cucharada de arroz integral hervido si lo deseas.

1 cucharada de aceite de oliva extravirgen

1 cebolla pequeña, picada en cubos

1½ tazas de frijoles rojos (remojados entre 8 y 12 horas)

3 o 4 dientes de ajo machacados

1 trozo de 2 centímetros de jengibre fresco, rallado

3 zanahorias picadas en cubos

2 tallos de apio picados en cubos

8 a 10 hongos shiitake rebanados

1 o 2 tiras de alga wakame, troceada finamente

8 tazas de caldo de pollo (página 373) o caldo de verduras
y algas (página 374)

2 cucharaditas de sal de mar

Acompañamientos opcionales

Cilantro fresco, picado

Vinagre de coco crudo

Aminoácidos de coco

Miso libre de soya y libre de gluten

Si vas a preparar esta receta en la estufa, calienta el aceite en una olla mediana sobre fuego medio. Añade la cebolla y saltéala durante 5 minutos, o hasta que se suavice. Agrega los ingredientes restantes, excepto los acompañamientos, tapa la olla y déjala hervir 45 minutos.

Si utilizas una olla eléctrica, calienta el aceite en una sartén pequeña sobre fuego medio. Agrega la cebolla y saltéala durante 5 minutos, o hasta que se suavice. Pasa la cebolla a la olla eléctrica y añade los demás ingredientes, excepto los acompañamientos. Tápala y déjala cocinar en bajo durante 8 horas, o en alto durante 4 o 5 horas.

Para probar si los frijoles están cocidos, puedes sacar unos pocos y aplastarlos entre tus dedos. Deben estar suaves y aplastarse con facilidad. Si no, sigue cociéndolos hasta que estén listos. Sirve con los acompañamientos opcionales.

Consejo

¿Sabías que las verduras del mar ofrecen una fuente concentrada de minerales traza, sobre todo yodo? El yodo es necesario para crear la hormona tiroidea. La hormona tiroidea es increíblemente importante para funciones normales del cuerpo humano; tan importante, que cada célula tiene un receptor de este increíble "interruptor principal" del metabolismo. ¿Quieres tener un peso y una temperatura corporal perfectamente regulados? Entonces busca una función de la hormona tiroidea que sea óptima. ¿Cómo logras eso? Comiendo una dieta libre de gluten, con alimentos enteros que ayuden a tus anticuerpos autoinmunes de la tiroides, e incluye algas en tu dieta ocasionalmente.

|◉| Sopa de frijoles verdes, calabacita y eneldo

Rinde 6 a 8 porciones

Fase 3 Reintroducción (cítricos)

Sirve esta sopa nutritiva y llena de sabor con 1 cucharada de quinoa cocida o arroz integral, junto con una ensalada verde grande. Esta receta contiene jugo de limón. Úsala para probar los cítricos en la fase 3, u omite el limón y usa esta receta durante la fase 2.

1 o 2 cucharadas de aceite de oliva extravirgen

1 cebolla pequeña, picada en cubos

1½ tazas de frijoles verdes

10 tazas de agua o de caldo de verduras y algas (página 374)

1 o 2 cucharaditas de tomillo seco

1 cucharadita de gránulos de kelp (opcional)

2 calabacitas medianas, picadas en cubos

3 o 4 tazas de espinacas frescas picadas

½ taza de eneldo fresco picado

2 cucharaditas de sal de mar

Jugo de 1 limón (opcional)

Calienta el aceite en una olla mediana sobre fuego medio. Añade la cebolla y saltéala 5 minutos. Luego agrega los frijoles verdes, el agua, el tomillo y el kelp. Tapa la olla y déjala hervir durante 30 minutos.

Agrega la calabacita y déjala cocinar entre 5 y 7 minutos más. Añade las espinacas, el eneldo, la sal y el limón. Déjalo hervir unos minutos más. Rectifica la sazón.

◉ Sopa de frijoles blancos, arroz silvestre y col rizada

Rinde 8 a 10 porciones

Fase 2 Eliminación

Esta sopa caliente es perfecta para prepararla en una noche fría de otoño o invierno. Cualquier frijol blanco está bien. Sirve acompañado de ensalada de calabaza horneada con manzana y semillas de calabaza tostada (página 301) para una comida balanceada. Esta sopa se congela bien; ve la página 142 para las instrucciones para congelar sopa.

- 12 tazas de caldo de verduras y algas (página 374) o caldo de pollo (página 373)
- 1 taza de arroz silvestre crudo
- 1 cebolla mediana, picada en cubos
- 3 zanahorias grandes, picadas en cubos
- 4 tallos de apio picados
- 3 tazas de frijoles blancos cocidos
- 4 tazas de col rizada picada
- ½ taza de perejil fresco, picado
- 1 o 2 cucharadas de romero fresco, picado
- 2 o 3 cucharaditas de sal de mar
- ½ cucharadita de pimienta negra recién molida

En una olla grande, calienta el caldo hasta que suelte el hervor. Añade el arroz y la cebolla, tapa la olla y déjalo hervir a fuego medio 40 minutos. Luego agrega la zanahoria, el apio y los frijoles blancos, y déjalos hervir entre 15 y 20 minutos más.

Agrega la col rizada, el perejil, el romero, la sal y la pimienta, y hiérvelos 5 minutos más. Rectifica la sazón.

VARIACIÓN

Sustituye los frijoles blancos con pollo cocido y picado.

|◉| Sopa de verduras sencilla

Rinde 4 a 6 porciones

Fase 2 Eliminación

Esta sopa es el perfecto desayuno para el día 3, cuando estás saliendo de la fase 1. Ten algunos frascos en tu refrigerador todo el tiempo para que tengas a la mano comidas para llevar. Siéntete libre de utilizar 8 tazas de tus verduras favoritas; prueba la combinación que sugiero abajo, ¡o tu propia creación!

1 cucharada de aceite de oliva extravirgen
1 taza de poro picado
1 taza de cebolla picada en cubos
8 tazas de verduras mixtas picadas (zanahoria, apio, champiñones, calabacita)
6 tazas de caldo de pollo (página 373)
3 tazas de col rizada picada
½ taza de perejil fresco picado
Sal de mar, al gusto
Pimienta negra recién molida, al gusto

Acompañamientos opcionales
Pollo o pavo orgánico, molido, salteado
Pechugas de pollo o pavo orgánicas, cocidas, deshebradas
1 cucharada de hijiki o arame seco
1 cucharada de jengibre fresco rallado

Calienta el aceite en una olla mediana sobre fuego medio. Agrega el poro y la cebolla, y saltéalos entre 3 y 5 minutos. Agrega las verduras mixtas y el caldo, así como los acompañamientos opcionales. Tapa la olla y déjala hervir entre 10 y 15 minutos, o hasta que las verduras estén suaves. Agrega la col rizada y el perejil, y déjalos cocer entre 4 y 5 minutos más. Salpimienta al gusto.

|◉| Sopa curativa de col blanca y pollo

Rinde 6 porciones

Fase 2 Eliminación

Una vez que hayas preparado algunas porciones grandes tanto del caldo de pollo (página 373) como del caldo de verduras y algas (página 374), todo es posible cuando se trata de sopa. Usar uno de estos caldos como base te ayudará a preparar rápidamente una olla de sopa que pueda nutrirte a lo largo de toda la semana. Esta receta puede prepararse fácilmente; sírvela con sobras de arroz integral o blanco.

6 tazas de caldo de verduras y algas (página 374) o caldo de
   pollo (página 373)
350 gramos de muslos de pollo orgánico, sin piel, sin hueso,
   cortados en fajitas
2 cucharaditas de jengibre fresco rallado
1 o 2 cucharaditas de sal de mar
1 rábano pequeño, pelado y rebanado finamente
2 zanahorias grandes, peladas y rebanadas finamente
4 tazas de col blanca picada

Acompañamientos
½ taza de cilantro fresco, picado
3 o 4 cebollitas de cambray, rebanadas
Hojuelas de chile rojo molido (añádelo sólo cuando vayas a
   probar las verduras solanáceas en la fase 3 o si puedes
   tolerar las solanáceas)

En una olla mediana, calienta el caldo hasta que hierva. Agrega el pollo, el jengibre, la sal, el rábano y la zanahoria. Tapa la olla, baja la flama y déjala hervir a fuego lento entre 15 y 20 minutos. Agrega la col blanca y déjala hervir unos minutos más. Rectifica la sazón. Sirve la sopa en tazones y decora cada uno con los acompañamientos que desees.

> **VARIACIÓN PARA LA FASE 3**
>
> Sustituye el pollo con tofu orgánico en cubos cuando estés probando la soya al final de la fase 3.

|◉| Sopa de verduras de verano

Rinde 6 a 8 porciones

Fase 3 ▶ Reintroducción (verduras solanáceas)

Prepara esta sopa cuando estés probando los jitomates y otras verduras solanáceas durante la fase 3. Es perfecta para una noche fría de verano.

2 cucharadas de aceite de oliva extravirgen

1 cebolla dulce mediana, picada en cubos

1 calabacita mediana, picada en cubos

2 tazas de ejotes picados

2 jitomates grandes, picados en cubos

1 manojo de col rizada picada (4 o 5 tazas)

1 o 2 cucharaditas de tarragona seca

1 o 2 cucharaditas de tomillo seco

10 tazas de caldo de pollo (página 373) o caldo de verduras y
    algas (página 374)

1 manojo grande de perejil fresco, picado

2 o 3 cucharaditas de sal de mar

Pimienta negra recién molida, al gusto

Acompañamientos opcionales

2 tazas de garbanzos cocidos

2 tazas de frijoles rojos cocidos

2 tazas de quinoa cocida

2 tazas de pechuga de pollo cocida, picada

Calienta el aceite en una olla grande sobre fuego medio. Agrega la cebolla y saltéala entre 5 y 7 minutos, o hasta que se suavice. Añade la calabacita, los ejotes, el jitomate, la col rizada, la tarragona, el tomillo y el caldo. Revuelve, tapa la olla y déjalo hervir. Cuando suelte el hervor, de inmediato baja la flama y déjalo hervir a fuego lento durante 15 minutos, o hasta que las verduras estén suaves.

Añade el perejil, la sal y la pimienta, así como los acompañamientos opcionales. Déjalos hervir entre 3 y 4 minutos más. Quita la olla del fuego, rectifica la sazón y sirve.

Consejo
Una cucharadita de hierbas secas es igual a 1 cucharada de hierbas frescas. ¡Sustituye las hierbas secas de esta receta con 1 o 2 cucharadas de hierbas frescas picadas!

|◉| Sopa de pollo y verduras
Rinde 10 a 12 porciones

Fase 2 Eliminación

Prepara una olla de esta sopa en el fin de semana para que puedas tener comida lista para llevar para toda la semana. Puedes variar esta receta añadiendo diferentes verduras a la porción de sopa. Intenta con hongos shiitake, té de limón y jengibre rallado para una sopa de inspiración asiática. También puedes añadir tubérculos picados en cubos, como nabos y betabeles, para una sopa de pollo y verduras de invierno.

Caldo
1 (1½ o 2 kilos) pollo orgánico entero
1 cebolla picada
1 cabeza de ajo, cortada a la mitad, a lo largo
3 tallos de apio picados

1 zanahoria picada

3 o 4 ramas de tomillo fresco

2 ramas de romero fresco

1 o 2 cucharaditas de pimienta negra entera

1 hoja de albahaca

1 cucharada de sal de mar

12 tazas de agua filtrada

Sopa

1 cebolla pequeña, picada en cubos

1 poro pequeño, picado

3 o 4 zanahorias grandes, picadas en cubos

3 o 4 tallos de apio, picados en cubos

¼ de kilo de ejotes, cortados en trozos de 5 centímetros

2 o 3 cucharaditas de tomillo seco

3 o 4 tazas de col rizada picada

½ taza de perejil fresco picado

Sal de mar, al gusto

Pimienta negra recién molida, al gusto

Para preparar el caldo, coloca el pollo en una olla grande. Añade los demás ingredientes para el caldo. Tapa la olla y déjala hervir entre 1 y 2 horas a fuego lento. Coloca un colador sobre otra olla, vierte el caldo por el colador y cuélalo bien. Luego pasa el caldo a la estufa. Con cuidado, quita el pollo entero (estará caliente) del colador y déjalo enfriar en un plato. Desecha los otros sólidos.

Para preparar la sopa, coloca la cebolla, el poro, la zanahoria, el apio, los ejotes y el tomillo en la olla con el caldo. Tapa la olla y déjalo hervir entre 15 y 20 minutos, o hasta que las verduras se suavicen.

Desprende toda la carne de los huesos del pollo y corta los trozos grandes en pequeños. Añade la carne de pollo a la olla con las verduras hervidas. Luego agrega la col rizada y el perejil, y déjalo cocinar 5 minutos más. Salpimienta al gusto y sirve.

VARIACIÓN

Añade 1 paquete de fideos de quinoa y arroz precocidos a esta sopa cuando agregues el pollo de nuevo a la sopa.

|◉| Sopa de pavo y verduras

Rinde 10 a 12 porciones

Fase 2 Eliminación

Esta sopa es un buen platillo caliente para invierno. Añade 3 o 4 tazas de arroz silvestre cocido para que tenga más consistencia si lo deseas. Preparar sopa con aves con hueso y piel es un proceso de dos etapas; primero, preparas un rico caldo, luego preparas la sopa. Es muy simple, pero sí requiere algunas horas de cocción, así que planea preparar esta sopa en el fin de semana.

Caldo
10 a 12 tazas de agua
1 (1 o 1½ kilos) pechuga de pavo orgánico, con hueso, con piel
1 cebolla pequeña, picada
1 cabeza de ajo cortada a la mitad, a lo largo
1 zanahoria grande, picada
2 o 3 tallos de apio picados
2 o 3 ramas de romero fresco
2 hojas de laurel
1 cucharada de sal de mar
1 cucharadita de pimienta negra entera

Sopa
1 cebolla pequeña o poro, picada
2 tazas de zanahoria picada en cubos
2 tazas de apio picado en cubos

2 tazas de ejotes picados

3 o 4 tazas de calabaza mantequilla picada en cubos

2 cucharaditas de tomillo seco

1 cucharadita de salvia seca molida

4 tazas de hojas de espinaca baby

1 manojo de perejil fresco, picado

Para preparar este caldo, coloca todos los ingredientes para el caldo en una olla grande y espera a que hierva. Tapa la hoja, baja la flama a fuego lento y déjalo hervir 2 horas aproximadamente, o hasta que la carne se desprenda del hueso con facilidad.

Cuando el pavo esté cocido, coloca un colador sobre una olla grande y cuela el caldo. Pasa la pechuga de pavo a un plato para que se enfríe. Desecha los sólidos del colador. Coloca la olla de caldo en la estufa.

Para preparar la sopa, añade la cebolla, la zanahoria, el apio, los ejotes, la calabaza, el tomillo y la salvia a la olla del caldo. Déjalo hervir a fuego medio durante 20 minutos, o hasta que las verduras estén suaves.

Mientras las verduras se cuecen, quita la piel del pavo y desprende la carne de los huesos. Corta la carne en pedazos y luego añádelos a la olla con las verduras.

Agrega la espinaca baby y el perejil, y revuelve bien. Quita la sopa del fuego y rectifica la sazón.

|◉| Caldo de camote amarillo, hinojo y pollo

Rinde 6 a 8 porciones

Fase 2 Eliminación

Sirve esta sopa caliente en una noche fría de otoño con algunas cucharadas de verduras fermentadas o una ensalada verde grande para una comida balanceada.

2 cucharadas de aceite de oliva extravirgen

1 cebolla grande, picada

1 bulbo de hinojo grande, picado

1 cucharadita de sal de mar

3 o 4 cucharaditas de tomillo seco

1 kilo de muslos de pollo orgánico, sin piel, sin hueso

8 tazas de caldo de pollo (página 373)

6 tazas de camote amarillo pelado, picado (3 pequeños aproximadamente)

1 betabel mediano, pelado y picado

1 calabaza mediana, sin semillas, picada

½ taza de perejil fresco, picado

Calienta el aceite en una olla grande sobre fuego medio. Agrega la cebolla, el hinojo y la sal de mar, y cocínalos entre 10 y 12 minutos, o hasta que las verduras estén muy suaves. Luego añade el tomillo, el pollo, el caldo y el camote. Tapa la olla y déjalo hervir 40 minutos.

Usa la parte de atrás de una cuchara larga para aplastar suavemente el camote y que se despedace. Finalmente se cocerán completamente y serán una crema hermosa. Añade el betabel y la calabaza, tapa la olla y déjalos cocinar 40 minutos más. Agrega el perejil. Rectifica la sazón.

|◉| Sopa de calabaza

Rinde 6 a 8 porciones

Fase 2 Eliminación

Esta sopa es una preparación muy rápida si tienes sobras de pollo cocido y calabaza cocida en tu refrigerador, esperando ser utilizados. Me gusta usar sobras de carne de un pollo horneado entero. Usa cualquier tipo de calabaza. La clave del sabor de esta sopa empieza

¡con un buen caldo de pollo o de pavo casero! Cuando entres a la fase 3 de la dieta y pruebes los cítricos, exprime unas gotas de lima a cada tazón.

5 o 6 tazas de caldo de pollo (página 373)

2 o 3 tazas de calabaza cocida y machacada

2 o 3 dientes de ajo

1 cucharadita de comino molido

½ cucharadita de canela molida

2 tazas de pollo cocido picado

5 cebollitas de cambray, rebanadas finamente

3 tazas de col rizada, acelgas o espinacas picadas

2 cucharaditas de sal de mar

Acompañamiento

Cilantro fresco picado

Licua el caldo, la calabaza, el ajo, el comino y la canela hasta que tenga una consistencia suave de puré. Pasa la sopa a una olla mediana y caliéntala a fuego medio. Cuando suelte el hervor, añade el pollo, las cebollitas, la col rizada y la sal. Tapa la olla y déjala hervir 10 minutos, o hasta que la col esté suave. Rectifica la sazón y decora con el cilantro.

VARIACIÓN PARA LA FASE 3

Agrega rodajas de lima para decorar cuando pruebes los cítricos en la fase 3.

VARIACIÓN BAJA EN FODMAP

Usa calabaza kabocha o japonesa para esta receta, una de las pocas variedades de calabaza baja en FODMAP.

|◉| Caldo de carne sin verduras solanáceas

Rinde 6 porciones aproximadamente

Fase 3 ▶ Reintroducción (carne de res)

Usa esta receta cuando vayas a reintroducir la carne de res en la fase 3. El jugo de granada en esta receta es lo que uso para simular la acidez que los jitomates usualmente le dan al caldo de carne. Busca jugo de granada puro, sin endulzar, no una mezcla de jugos. Sírvelo con calabaza horneada y una ensalada verde grande para una comida balanceada.

1 kilo de caldo de carne orgánico de res de libre pastoreo

1 cebolla pequeña, picada

3 o 4 zanahorias cortadas en rebanadas gruesas

3 o 4 tallos de apio cortados en trozos de 5 centímetros

2 nabos medianos, pelados y cortados en trozos

2 o 3 dientes de ajo machacados

1 cucharadita de tomillo seco

½ cucharadita de salvia seca molida

½ cucharadita de pimienta negra recién molida

1½ o 2 cucharaditas de sal de mar

1 taza de jugo de granada puro

2 cucharadas de arruruz en polvo

½ taza de perejil fresco picado

Mezcla todos los ingredientes excepto el perejil en una olla eléctrica mediana. Tapa la olla y cocínalo en alto entre 3 y 4 horas, o en bajo durante 7 u 8 horas. Rectifica la sazón. Agrega el perejil y sirve.

VARIACIÓN

Sustituye el jugo de granada con caldo de carne casero.

PANES, PANQUÉS Y TORTILLAS

|◉| Dosas de quinoa y frijoles negros

Rinde 8 a 10 piezas

Fase 2 Eliminación

Las dosas son hot cakes o crepas tradicionales de la India, hechas de granos enteros y frijoles remojados y fermentados. ¡Son un gran remplazo del pan! Preparar dosas es un proceso en dos partes; primero, remojas los granos y los frijoles durante la noche, luego los mezclas para formar una masa y la dejas fermentar. Ésta es una de las mejores formas de digerir los granos y frijoles preparados. Sustituye los frijoles negros con frijoles rojos, frijoles chinos, chícharos o garbanzos.

Día 1
1½ tazas de quinoa seca
¾ de taza de frijoles negros secos
1 cucharada de vinagre de manzana
Agua caliente para cubrir, la necesaria

Día 2
1½ tazas de agua
1 cucharadita de sal de mar

Día 3 o 4
Aceite de coco virgen, para cocinar

En el día 1, enjuaga la quinoa en un colador de malla fina. Déjala en un tazón pequeño junto con los frijoles, el vinagre de manzana y el agua caliente. Asegúrate de que el agua cubra la quinoa y los frijoles al menos 3 centímetros más, pues se expandirán en el remojo. Remójalos durante 24 horas.

En el día 2, cuela y enjuaga la quinoa y los frijoles, y colócalos en una licuadora junto con el agua y la sal. Licua hasta que tengan una consistencia suave y cremosa. Vierte la mezcla en un frasco grande limpio o un tazón, tápalo con un paño limpio y deja que la mezcla se fermente entre 24 y 48 horas. Se volverá un poco agria y tendrá algunas burbujas.

Cuando esté lista para cocinar, calienta una sartén de hierro sobre fuego medio. Una vez que esté caliente, agrega unas cucharadas de aceite de coco. Vierte ⅓ o ½ taza de masa en la sartén caliente. Espárcela circularmente para formar una especie de hot cake delgado, usando la parte de atrás de una cuchara. Cocínala 2 minutos de un lado, voltéala y cocínala 1 minuto del otro lado. Coloca la dosa en un plato. Continúa hasta terminar la masa, añadiendo aceite de coco cada vez. Sirve caliente.

|◉| Tortillas de arroz integral

Rinde 6 a 8 piezas

Fase 2 Eliminación

Ésta es una de las recetas más populares de nuestro blog, www.nou rishingmeals.com. Usa estas tortillas para preparar tacos de frijoles negros, camote blanco y aguacate (página 328) o tacos de granada y pollo (página 333). También puedes servirlas junto con tu sopa o tu caldo favorito. Son suaves y maleables cuando están calientes, pero recién salidas del refrigerador, como la mayoría de las tortillas libres de gluten, se romperán. Todo lo que necesitas para hacerlas maleables es colocarlas sobre una rejilla de alambre encima de una olla con agua hirviendo y dejar que el vapor las ablande durante 30 segundos de cada lado. Yo utilizo un tortillero de hierro grande para hacerlas muy delgadas y luego las cocino en una sartén de hierro.

1¼ tazas de harina de arroz integral o harina de arroz integral germinado

¾ de taza de arruruz en polvo o harina de tapioca

½ cucharadita de sal de mar

1 taza de agua hirviendo

Aceite de coco virgen, para cocinar

En un tazón pequeño, mezcla la harina de arroz, el arruruz y la sal. Añade el agua hirviendo y mezcla rápidamente utilizando un tenedor. Amasa la mezcla unas cuantas veces para formar una bola. Debe tener la textura de plastilina. Si está demasiado húmeda y pegajosa, añade más harina. Si está demasiado seca, añade un poco más de agua hirviendo.

Calienta una sartén de hierro grande sobre fuego medio. Divide la masa en 6 u 8 bolas iguales. Coloca un trozo de papel encerado en el fondo de un tortillero, luego coloca una de las bolitas en el centro y cúbrela con una segunda hoja de papel. Presiona para formar una tortilla delgada y redonda.

Añade 1 cucharadita de aceite de coco a la sartén caliente. Con cuidado, quita el papel y coloca la tortilla en la sartén caliente. Cocínala durante 2 minutos de cada lado. Repite el proceso hasta terminar la masa, añadiendo más aceite de coco a la sartén cada vez. Coloca las tortillas cocidas en un plato cubriéndolas con otro plato para mantenerlas calientes y suaves. Déjalas reposar 20 minutos; de esta manera estarán muy maleables para servirlas.

|◉| Tortillas de harina de almendras

Rinde 4 o 5 piezas

Fase 3 Reintroducción (almendras)

Usa esta receta cuando vayas a probar las almendras. Estas tortillas libres de gluten son ¡muy sencillas, maleables y sabrosas! Sírvelas con tus rellenos favoritos: fajitas de pollo, fajitas de res, humus y verduras ralladas, ¡o lo que sea!

1 taza de harina de almendra blanqueada, molida finamente
1 taza de harina de tapioca o arruruz en polvo
½ cucharadita de sal de mar
½ taza de agua hirviendo
Aceite de coco virgen, para cocinar

En un tazón pequeño, mezcla la harina de almendra, la tapioca y la sal. Añade el agua hirviendo y mezcla rápidamente utilizando un tenedor. Amasa la mezcla unas cuantas veces para formar una bola.

Calienta una sartén de hierro grande sobre fuego medio. Divide la masa en 4 o 5 bolas iguales. Coloca un trozo de papel encerado en el fondo de un tortillero, luego coloca una de las bolitas en el centro y cúbrela con una segunda hoja de papel. Presiona para formar una tortilla delgada y redonda.

Añade 1 cucharadita de aceite de coco a la sartén caliente. Con cuidado, quita el papel y coloca la tortilla en la sartén caliente. Cocínala durante 2 minutos de cada lado. Repite el proceso hasta terminar la masa, añadiendo más aceite de coco a la sartén cada vez. Coloca las tortillas cocidas en un plato con otro plato cubriéndolas para mantenerlas calientes y suaves. Déjalas reposar 10 minutos; de esta manera estarán maleables para servirlas.

|◉| Panqués de plátano

Rinde 12 piezas

`Fase 2` Eliminación

Estos panqués son muy simples de preparar y de gran sabor. Cuando estés probando las nueces en la fase 3 o ya hayas comprobado que no te hacen daño, añade ½ taza de nueces de Castilla picadas a la masa.

Intenta untar un panqué caliente con mantequilla de coco y miel de abeja cruda ¡para tener un postre delicioso!

Ingredientes secos
1½ tazas de harina de arroz integral o harina de arroz integral germinado
¼ de taza de azúcar de coco
1 cucharadita de canela molida
1 cucharadita de bicarbonato de sodio
¼ de cucharadita de sal de mar

Ingredientes húmedos
2 tazas de plátanos maduros machacados (4 o 5 grandes)
½ taza de aceite de coco derretido, y el necesario para engrasar
2 cucharaditas de vinagre de manzana crudo

Precalienta el horno a 175 °C. Engrasa un molde para panqués de 12 piezas con aceite de coco o coloca capacillos sin blanquear.

Revuelve los ingredientes secos en un tazón pequeño. En otro tazón, mezcla los ingredientes húmedos. Vierte el líquido en los ingredientes secos y mezcla vigorosamente usando una cuchara de madera. Inmediatamente, llena cada molde de panqué hasta ¾ de su capacidad. Hornéalos entre 20 y 25 minutos. Déjalos enfriar sobre una rejilla.

Consejo
Usa harina de arroz integral orgánico germinado para digerirlos mejor y obtener los mejores nutrientes.

|◉| Panqués de zanahoria para desayunar

Rinde 12 piezas

Fase 3 Reintroducción (almendras, huevos)

Prepara esta receta después de que hayas probado que las almendras y los huevos no te hacen daño. Usa harina de almendra de alta proteína y muy poco endulzante para que estos panqués sean una buena elección como desayuno. Te sentirás saciado durante más tiempo por la grasa y la proteína de la harina de almendra y los huevos. Asegúrate de comprar harina de almendra blanqueada, que es un molido fino.

Ingredientes secos

2½ tazas de harina de almendra blanqueada
¾ de cucharadita de bicarbonato de sodio
¼ de cucharadita de sal de mar
1 cucharadita de canela molida

Ingredientes húmedos

4 huevos orgánicos grandes
1 plátano maduro mediano, machacado (¼ de taza)
¼ de taza de aceite de coco derretido
2 cucharadas de jarabe de maple puro o miel de abeja
1½ tazas de zanahoria rallada
¼ de taza de pasas

Precalienta el horno a 175 °C. Cubre un molde para panqués con capacillos de papel sin blanquear.

En un tazón mediano, revuelve los ingredientes secos y reserva. En un tazón pequeño, mezcla los huevos, el plátano machacado, el aceite de coco y el jarabe de maple. Agrega la zanahoria y las pasas, y revuelve bien. Vierte la mezcla de ingredientes húmedos en la mezcla seca y revuelve.

Sirve cucharadas grandes de la masa en el molde de panqués. Hornéalos durante 30 o 35 minutos. Déjalos enfriar sobre una rejilla.

|◉| Panqués de camote amarillo especiado

Rinde 9 piezas

Fase 3 ▶ Reintroducción (huevos)

Usa esta receta cuando reintroduzcas los huevos en la fase 3. Sírvelos para desayunar, untados con mantequilla de coco y miel de abeja, junto con col rizada salteada y salchichas de pollo y manzana para desayunar (página 266).

Ingredientes secos

½ taza de harina de coco
1 o 2 cucharaditas de canela molida
½ cucharadita de jengibre en polvo
¾ de cucharadita de bicarbonato de sodio
¼ de cucharadita de sal de mar

Ingredientes húmedos

5 huevos orgánicos grandes
½ taza de camote amarillo, cocido y machacado
¼ de taza de aceite de coco derretido
¼ de taza de miel de abeja o jarabe de maple puro
1 cucharadita de vinagre de manzana crudo

Precalienta el horno a 175 °C. Cubre 9 moldes para panqué con capacillos de papel sin blanquear.

En un tazón mediano, mezcla los ingredientes secos. En un tazón aparte, bate los ingredientes húmedos. Vierte la mezcla húmeda en los ingredientes secos y bate hasta incorporar.

Llena los moldes para panqués con la mezcla hasta la mitad. Hornéalos durante 30 minutos. Déjalos enfriar sobre una rejilla. Los panqués durarán a temperatura ambiente, tapados, hasta por cuatro días. Congélalos para guardarlos durante más tiempo.

|◉| Pan de chía y arroz

Rinde 1 pieza

Fase 3 Reintroducción (levadura)
Bajo en FODMAP

Este delicioso pan está diseñado para reintroducir la levadura durante las etapas finales de la fase 3. Está libre de todos los demás irritantes, lo que hace que sea fácil notar si hay una reacción a la levadura. Si descubres que puedes tolerar la levadura, usa esta receta de pan para sándwiches o para tostar (en un tostador dedicado a ser libre de gluten) durante el resto de la dieta. Muele las semillas de chía en un molino de café o en una licuadora de alta potencia.

Ingredientes secos
2½ o 3 tazas de harina de arroz integral o harina de arroz integral germinado
1 taza de arrurruz en polvo o harina de tapioca
1¼ cucharaditas de sal de mar

Ingredientes húmedos
2 tazas de agua caliente (40 o 43 °C)
1 cucharada de jarabe de maple puro
1 cucharada de levadura seca activa
½ taza de chía molida

Engrasa un molde para pan de caja con aceite de coco.

En un tazón grande, revuelve los ingredientes secos y reserva.

Vierte el agua en un tazón de vidrio pequeño. Añade el jarabe de maple y la levadura, y mezcla. Deja que la levadura se active. Debe burbujear o hacer espuma después de unos 5 minutos. Luego añade la chía y mezcla vigorosamente.

Vierte los ingredientes húmedos en la mezcla de ingredientes secos y revuelve con una cuchara de madera. Continúa amasando con tus manos hasta que los ingredientes estén totalmente incorporados. Debe sentirse un poco húmeda y pegajosa. Si está tan húmeda que se pega en tus manos, añade más harina, unas cucharadas a la vez, y amasa hasta mezclar bien.

Coloca la masa en el molde para hornear y cúbrela con una toalla, una bolsa de plástico o un trozo de papel encerado. Deja el molde en un lugar cálido de tu casa y deja que la masa se esponje durante 1 hora.

Precalienta el horno a 175 °C. Hornea el pan durante 50 minutos. Deja que se enfríe en el molde durante 10 minutos aproximadamente, y luego libéralo con cuidado de los costados con un cuchillo y déjalo enfriar sobre una rejilla.

Consejo

Usa harina de arroz integral orgánico germinado para que sea más fácil de digerir y obtengas los mejores nutrientes.

VERDURAS Y ENSALADAS

|◉| Ensalada de verduras crudas ralladas

Rinde 8 porciones aproximadamente

Fase 3 ▶ Reintroducción (cítricos)

Prepara esta ensalada al principio de la fase 3, cuando estés probando los cítricos. Puedes utilizar un procesador de alimentos para rallar las verduras con el disco adecuado. Sirve esta ensalada junto con pescado al horno y quinoa hervida para una comida balanceada.

Ensalada

¼ de cabeza de col morada rallada

¼ de cabeza de col blanca rallada

2 zanahorias grandes, ralladas

1 betabel mediano, rallado

1 taza de cilantro fresco, picado finamente

3 o 4 cebollitas de cambray rebanadas finamente

Aderezo

¼ de taza de aceite de oliva extravirgen

Ralladura fina de 1 lima

3 o 4 cucharadas de jugo de lima recién exprimido

2 o 3 cucharaditas de jengibre fresco rallado

1 o 2 dientes de ajo machacados

½ o 1 cucharadita de sal de mar

Para preparar esta receta, revuelve todos los ingredientes de la ensalada en un tazón grande. Para el aderezo, mezcla todos los ingredientes en un frasco pequeño, tápalo y muévelo para mezclar. Luego vierte el aderezo sobre la ensalada, revuelve y sirve.

VARIACIÓN PARA LA FASE 2

Para hacer esta ensalada aceptable para la fase 2, simplemente omite la ralladura de limón y sustituye el jugo de lima con salmuera de verduras fermentadas o vinagre de coco crudo.

◖◉◗ Ensalada primavera con chícharos, salmón y rábanos

Rinde 2 o 4 porciones

Fase 2 Eliminación

Me gusta preparar salmón extra cuando cocino la cena para que pueda hacer grandes ensaladas para la comida del día siguiente. Usa tu aderezo favorito de la fase 2 (ve las páginas 348 a 355). Me gusta usar el aderezo diosa verde (página 350) con esta ensalada.

8 tazas de mezcla de hojas baby orgánicas
1 o 2 tazas de salmón silvestre cocido
1 manojo de rábanos finamente rebanados
250 gramos de chícharos frescos picados
2 o 3 cebollitas de cambray rebanadas finamente
½ taza de perejil fresco picado

Coloca la lechuga en una ensaladera grande. Coloca encima el salmón cocido, los rábanos, los chícharos y las cebollitas. Decora con el perejil. Sirve con tu aderezo favorito para la fase 2 de la dieta de eliminación (ve las páginas 348 a 355).

VARIACIÓN PARA LA FASE 3

Decora la ensalada con nueces de castilla durante la prueba de nueces en la fase 3.

|◎| Ensalada de verano con vinagreta de moras azules

Rinde 4 a 6 porciones

Fase 2 Eliminación

Puedes preparar esta ensalada ¡incluso si no es verano! Usa moras azules congeladas en el aderezo y cualquier clase de fruta de la fase 2, como manzanas o peras rebanadas para la ensalada.

Ensalada

1 cabeza de lechuga sangría troceada, enjuagada y centrifugada

1 durazno deshuesado y rebanado

1 aguacate rebanado

½ cebolla morada pequeña, rebanada finamente

½ taza de semillas de calabaza crudas, tostadas

Aderezo

½ taza de aceite de oliva extravirgen

⅓ de taza de moras azules congeladas o frescas

3 o 4 cucharadas de vinagre de coco crudo

1 cucharada de miel de abeja cruda

½ cucharadita de sal de mar

Para preparar la ensalada, revuelve en un tazón grande todos los ingredientes y reserva.

Para preparar el aderezo, licua todos los ingredientes y hazlos puré durante 30 segundos o hasta que estén suaves. Vierte la mezcla en una jarrita para servir.

Sirve la ensalada con el aderezo al lado. Guarda cualquier sobrante del aderezo en un frasco de vidrio sellado en el refrigerador, hasta por una semana.

VARIACIÓN PARA LA FASE 3

Sustituye las semillas de calabaza con nueces de Castilla crudas, ligeramente tostadas en el horno, cuando pruebes las nueces durante la fase 3.

|◉| Ensalada de calabaza horneada con manzana y semillas de calabaza tostadas

Rinde 6 porciones aproximadamente

Fase 2 Eliminación

Usa una calabaza pequeña. Pueden encontrarse en supermercados desde mediados de otoño hasta marzo. Sirve esta ensalada con una sopa de frijoles o con salmón horneado para una comida balanceada. Decora con tu aderezo favorito de la fase 2 (ve las páginas 348 a 355).

Calabaza

1 calabaza mediana
1 cucharada de aceite de oliva extravirgen
¼ de cucharadita de sal de mar

Ensalada

1 cabeza de lechuga orejona o arúgula, troceada, enjuagada y centrifugada
1 manzana verde pequeña, sin semillas y rebanada finamente
2 o 3 cebollitas de cambray rebanadas finamente
½ taza de semillas de calabaza crudas, tostadas
¼ de taza de pasas

Precalienta el horno a 200 °C. Cubre una charola para hornear con papel encerado.

Lava la calabaza, córtala a la mitad, a lo largo, y saca las semillas con una cuchara. Coloca una mitad de la calabaza en una tabla para picar, con la carne hacia abajo. Corta la calabaza en rebanadas de 2 centímetros (deben verse como lunas crecientes). Repite la operación con la otra mitad de la calabaza. Acomódalas en la charola para hornear, añade el aceite de oliva y la sal, mézclalas para cubrir y acomódalas en una sola capa sobre la charola. Hornéalas entre 25 y 30 minutos, o hasta que estén suaves. Déjalas enfriar completamente antes de añadirlas a la ensalada.

Pasa la lechuga a una ensaladera grande y añade los ingredientes junto con la calabaza horneada, ya fría. Sirve con tu aderezo favorito para la fase 2 (ve las páginas 348 a 355).

|◉| Ensalada de col blanca con aderezo de jengibre y cilantro

Rinde 6 porciones aproximadamente

Fase 2 Eliminación

Bajo en FODMAP

Sirve esta sencilla ensalada con un poco de pollo o salmón asados para una cena o comida rápida. Nos gusta servirla con "arroz" frito de coliflor con pollo (página 334). Omite el ajo en el aderezo si estás siguiendo la variación baja en FODMAP de la dieta.

Ensalada

1 cabeza pequeña de col blanca rebanada finamente
2 zanahorias grandes, ralladas
4 o 5 cebollitas de cambray rebanadas finamente
¼ o ½ taza de semillas de calabaza crudas, tostadas

Aderezo

⅓ de taza de aceite de oliva extravirgen
3 cucharadas de vinagre de coco crudo

1 o 2 cucharaditas de miel de abeja cruda o jarabe de maple puro

1 trozo (5 centímetros) de jengibre fresco

1 o 2 dientes de ajo (opcional)

½ cucharadita de sal de mar

Acompañamientos opcionales

Pepinos picados en cubos

Col morada rebanada finamente

Pechuga de pollo asada, rebanada

Para preparar la ensalada, revuelve todos los ingredientes en un tazón grande. Decora con los acompañamientos adicionales.

Para preparar el aderezo, licua el aceite de oliva, el vinagre, la miel, el jengibre, el ajo y la sal, hasta formar un puré suave. Luego añade el cilantro y licua en baja velocidad para mezclar.

Sirve la ensalada en porciones individuales y rocía aderezo encima de cada una. De esta manera puedes guardar los sobrantes de la ensalada en el refrigerador sin que estén húmedos por el aderezo. Guarda el sobrante de aderezo en un frasco de vidrio pequeño en el refrigerador hasta por 10 días.

Consejo

Para tostar las semillas de calabaza, calienta una sartén de acero inoxidable grande sobre fuego medio. Añade las semillas de calabaza y muévelas constantemente en la sartén. Después de unos cuantos minutos, deben empezar a inflarse y dorarse un poco. Si se oscurecen mucho, significa que la flama está muy alta. Sácalas de la sartén y déjalas enfriar en un plato antes de añadirlas a la ensalada.

VARIACIÓN PARA LA FASE 3

Cuando pruebes el ajonjolí en la fase 3, cambia el aceite de oliva en el aderezo por aceite de ajonjolí tostado orgánico. Sustituye las semillas de calabaza en la ensalada con ajonjolí tostado.

VARIACIÓN PARA LA FASE 3

Cuando pruebes las nueces en la fase 3, sustituye las semillas de calabaza con nueces de la India o almendras picadas, ligeramente tostadas.

|◉| Ensalada crujiente de lechuga romana con aderezo de hierbas italianas

Rinde 6 porciones aproximadamente

Fase 2 Eliminación

Usa esta ensalada como base y agrega tus verduras favoritas, pechuga de pollo asada, pescado cocido o frijoles cocidos.

Ensalada

1 cabeza de lechuga romana picada
4 o 5 cebollitas de cambray rebanadas finamente
4 o 5 rábanos pequeños, rebanados
1 pepino mediano, picado en cubos
1 zanahoria grande, rallada
1 aguacate grande, rebanado
¼ o ½ taza de semillas de girasol crudas, tostadas

Aderezo

¼ de taza de vinagre de manzana crudo
2 o 3 cucharaditas de miel de abeja cruda
2 dientes de ajo (opcional)
½ cucharadita de sal de mar
½ cucharadita de pimienta negra recién molida
½ taza de aceite de oliva extravirgen
1 manojo pequeño de albahaca fresca
1 manojo pequeño de perejil fresco
1 cucharada de hojas de orégano fresco

Para preparar la ensalada, acomoda la lechuga en un tazón grande y decórala con los demás ingredientes.

Para preparar el aderezo, licua el vinagre, la miel, el ajo, la sal y la pimienta hasta formar un puré suave. Luego añade el aceite y las hierbas frescas. Licua a baja velocidad para mezclar.

Sirve la ensalada en porciones individuales y rocía aderezo encima de cada una. De esta manera puedes guardar los sobrantes de la ensalada en el refrigerador sin que estén húmedos por el aderezo. Guarda el sobrante de aderezo en un frasco de vidrio pequeño en el refrigerador hasta por 10 días.

Consejo
Para tostar las semillas de girasol, calienta una sartén de acero inoxidable grande sobre fuego medio. Añade las semillas y muévelas constantemente en la sartén. Después de unos cuantos minutos, deben dorarse un poco y desprender una rica fragancia. Si se oscurecen demasiado, significa que la flama está muy alta. Sácalas de la sartén y déjalas enfriar en un plato antes de añadirlas a la ensalada.

VARIACIÓN PARA LA FASE 3

Añade pimiento rojo picado en cubos y jitomates frescos rebanados a la ensalada cuando estés probando las verduras solanáceas en la fase 3.

|◉| Ensalada de col rizada cruda con limón y ajo
Rinde 6 porciones aproximadamente

`Fase 3` Reintroducción (cítricos)

¡Ésta es una de nuestras formas favoritas de cocinar col rizada! La servimos con todo, desde pollo horneado y pescado, hasta pizza y sopas de frijoles. Es grandiosa también como sobras al día siguiente;

la col rizada se ablandará más con el aderezo, lo que la vuelve más suave y fácil de masticar.

1 manojo grande de col rizada

2 o 3 zanahorias ralladas

¼ de taza de aceite de oliva extravirgen

Ralladura y jugo de 1 limón grande

2 dientes de ajo machacados

¼ o ½ cucharadita de sal de mar

Acompañamientos opcionales

Pechuga de pollo asada, rebanada

Aguacate picado en cubos

Pasas

Semillas de calabaza tostadas

Semillas de girasol tostadas

Semillas de cáñamo

Quita los tallos duros del centro de cada hoja de col rizada, trocea la col y enjuágala en un colador. Cuélala bien o centrifúgala. Reserva la col en un tazón.

Añade el resto de los ingredientes, excepto los acompañamientos opcionales y revuelve. Deja que se incorporen los sabores unos 10 minutos antes de servir y revuelve nuevamente. Decora con los acompañamientos.

|◉| Ensalada de pollo y ajo

Rinde 2 o 4 porciones

Fase 2 ▸ Eliminación

Sirve esta sencilla y nutritiva ensalada con calabaza horneada (página 315) y semillas de girasol tostadas para una comida balanceada.

Utiliza la vinagreta de calabacita y eneldo (página 354), o si estás en la fase 3, prueba el aderezo de limón y ajo (página 348).

Pollo

2 pechugas de pollo orgánico

2 dientes de ajo machacados

1 cucharada de aceite de oliva extravirgen

Sal de mar, al gusto

Pimienta negra recién molida, al gusto

Ensalada

1 cabeza de lechuga verde, troceada, enjuagada y centrifugada

1 pepino rebanado

1 manojo de germen de brócoli o germen de rábano

Para preparar el pollo, calienta una sartén de hierro grande sobre fuego medio-bajo. Golpea las pechugas de pollo para hacerlas más delgadas. Esto hace que la carne esté más suave y se cocine más rápido en la sartén sin secarse.

Pasa las pechugas de pollo a un tazón y agrega los demás ingredientes. Muévelas para cubrir. Asa el pollo en la sartén entre 6 y 8 minutos de cada lado. El tiempo dependerá del grosor de la carne. Pasa el pollo a un plato o una tabla para picar y rebánalo en fajitas.

Para preparar la ensalada, acomoda la lechuga en un tazón, añade el pepino, el germen y las fajitas de pollo. Sirve con tu aderezo favorito de la dieta de eliminación (ve las páginas 348 a 355).

Consejo

Prepara una doble porción de pollo y guárdalo en un contenedor de vidrio en tu refrigerador para usarlo en otras preparaciones durante la semana.

|◉| Ensalada de pepino y menta

Rinde 6 porciones

Fase 2 Eliminación

Nuestros hijos adoran esta ensalada fresca. Por supuesto, ¡los pepinos son su verdura favorita! Sirve esta sencilla ensalada con pollo, pescado, arroz o frijoles.

    4 pepinos medianos, picados
    ½ taza de cebolla morada picada en cubos finamente
    ½ taza de menta fresca picada
    ½ taza de perejil fresco picado
    2 cucharadas de vinagre de coco crudo
    2 cucharadas de aceite de oliva extravirgen
    ¼ o ½ cucharadita de sal de mar

Mezcla todos los ingredientes en un tazón grande y sirve de inmediato.

|◉| Ensalada de coliflor cruda, limón y poro

Rinde 6 porciones

Fase 3 Reintroducción (cítricos)

Sirve esta ensalada ligera y refrescante con pescado o pollo horneado. También sabe bien sobre una cama de hojas de lechuga y decorada con piñones tostados.

    2 cabezas pequeñas de coliflor cortadas en floretes
    1 poro pequeño, picado
    ½ taza de perejil fresco picado
    ½ cucharadita de ralladura de limón
    ¼ de taza de jugo de limón recién exprimido

3 cucharadas de aceite de oliva extravirgen
¼ de cucharadita de sal de mar

Mezcla todos los ingredientes en un tazón y sirve de inmediato.

|◉| Col berza guisada con ajo
Rinde 4 porciones aproximadamente

Fase 2 Eliminación

Ésta es una de nuestras recetas de "comida rápida". Puedes preparar una comida rápidamente usando hojas verdes oscuras, camote amarillo o calabaza al vapor, y pescado silvestre o pollo orgánico. Estas hojas verdes también son muy buenas para el desayuno; intenta incluir frijoles rojos cocidos a la col mientras se está asando, y sirve sobre una cama de quinoa o arroz cocidos.

1 o 2 cucharadas de aceite de oliva extravirgen
2 manojos de col berza picada
4 o 5 dientes de ajo machacados
½ o 1 taza de caldo de pollo (página 373)
½ cucharadita de sal de mar

Calienta el aceite en una sartén profunda grande sobre fuego medio. Añade la col berza y el ajo, y saltéalos durante unos minutos. Luego añade el caldo de pollo. Tapa la sartén y déjalo hervir entre 5 y 10 minutos, o hasta que estén suaves. Sazona con la sal de mar.

|◉| Hongos shiitake salteados con col rizada

Rinde 2 a 4 porciones

Fase 2 Eliminación

Preparamos este platillo rápido de verduras muy seguido y nos gusta servirlo con salmón horneado, pollo rostizado o frijoles rojos y quinoa.

2 cucharadas de aceite de oliva extravirgen o aceite de coco
10 a 12 hongos shiitake rebanados
1 manojo grande de col rizada picada
¼ de cucharadita de sal de mar
2 cucharadas de agua

Calienta el aceite en una sartén grande sobre fuego medio. Añade los hongos y saltéalos durante 5 minutos. Luego agrega la col rizada, la sal y el agua, y saltéalos 5 minutos más. Rectifica la sazón y sirve.

|◉| Relleno de calabaza mantequilla y salvia

Rinde 8 porciones

Fase 2 Eliminación

¡Este relleno se hace sin pan! Al usar sólo ingredientes de alimentos enteros, está lleno de nutrientes, como compuestos promotores inmunitarios y de betacaroteno. Me gusta asegurarme de que la calabaza esté picada en cubos pequeños del mismo tamaño, lo que permite que se cueza uniformemente. Para picar rápidamente los hongos, utiliza el procesador de alimentos con la hoja en "s" y muele hasta que estén picados.

2 cucharadas de aceite de oliva extravirgen
1 cebolla morada grande, picada en cubos

1 calabaza mantequilla grande, pelada y picada en cubos (8
tazas aproximadamente)

4 tallos de apio picados (2 tazas aproximadamente)

½ kilo de hongos cremini picados finamente

¼ de taza de salvia fresca picada

½ taza de perejil fresco picado

1 cucharadita de sal de mar

½ o 1 cucharadita de pimienta negra recién molida

Precalienta el horno a 190 °C.

Calienta el aceite en una sartén profunda grande. Agrega la cebolla, saltéala entre 5 y 7 minutos, añade la calabaza, el apio y los hongos, y saltéalos 10 minutos más. Agrega entonces la salvia, el perejil, la
sal de mar y la pimienta.

Vierte el relleno en una olla con tapa y hornéalo 45 minutos, o
hasta que la calabaza esté suave. Sácalo del horno y sirve.

VARIACIÓN PARA LA FASE 3

Cuando estés probando las nueces pecanas durante la fase 3,
añade ½ o 1 taza de nueces pecanas picadas finamente y un poco
tostadas para decorar el relleno al sacarlo del horno. Para tostar
ligeramente las nueces, colócalas en un refractario para horno,
en una sola capa. Tuéstalas a 190 °C durante 15 minutos. Espera
a que se enfríen y luego pícalas.

Consejo

Si quieres servir esta preparación como parte de una
ocasión especial, prepara el relleno y déjalo en la olla (sin
hornear todavía), tápalo y consérvalo en refrigeración.
Alrededor de 1 hora antes del momento de servir, hornea la preparación durante 45 minutos. Finalmente, decora con las nueces pecanas.

|◉| Puré de coliflor y nabo con hierbas frescas

Rinde 6 porciones

Fase 2 Eliminación

¿Estás buscando un sustituto del puré de papa libre de verduras solanáceas? ¡Prueba esta deliciosa receta cremosa! Queda bien con pollo rostizado, salsa de carne y ejotes al vapor para una comida balanceada.

1 cabeza pequeña de coliflor cortada en floretes

2 nabos medianos pelados y picados

3 o 4 cucharadas de mantequilla de coco o aceite de oliva extravirgen

2 cucharadas de cebollín fresco picado

2 cucharadas de perejil fresco picado finamente

¼ o ½ cucharadita de sal de mar

Pimienta negra recién molida, al gusto

Coloca la coliflor y los nabos en una canastilla vaporera sobre una olla con agua hirviendo. Tápala y deja que las verduras se cocinen durante 10 minutos, o hasta que estén suaves.

Cuela las verduras completamente y muélelas en el procesador de alimentos con la hoja en "s". Añade la mantequilla de coco o el aceite, y procesa hasta que esté suave y cremoso. Agrega el cebollín, el perejil, la sal y la pimienta, y muele para mezclar. Rectifica la sazón. Puedes servirlo así o pasarlo a una olla aceitada y hornearla a 230 °C hasta que se dore de arriba.

VARIACIÓN PARA LA FASE 3

Sustituye la mantequilla de coco con mantequilla pasteurizada orgánica cuando pruebes los lácteos en la fase 3.

|◉| Tubérculos horneados

Rinde 4 porciones aproximadamente

Fase 2 Eliminación

Sirve este platillo caliente junto con pollo o pescado al horno y una ensalada de hojas verdes grande.

2 zanahorias grandes, picadas

1 betabel grande, pelado y picado en cubos

2 nabos medianos, pelados y picados en cubos

2 cucharadas de aceite de oliva extravirgen

½ cucharadita de sal de mar

Pimienta negra recién molida, al gusto

1 cucharada de hojas de tomillo frescas

Precalienta el horno a 200 °C. Forra una charola para hornear con papel encerado sin blanquear. Acomoda todas las verduras en la charola. Rocía el aceite de oliva. Espolvorea la sal y la pimienta al gusto. Revuelve las verduras con las manos para impregnar.

Hornéalas 40 minutos o hasta que las verduras estén suaves. El tiempo exacto dependerá del tamaño de los trozos.

Saca del horno, decora con las hojas de tomillo y sirve.

|◉| Coles de Bruselas y coliflor horneadas

Rinde 4 a 6 porciones

Fase 2 Eliminación

Nos gusta preparar seguido esta receta y queda bien con pollo o pescado al horno, o con una ensalada grande de verduras crudas y un tazón de sopa.

½ kilo de coles de Bruselas cortadas

1 cabeza pequeña de coliflor cortada en floretes

2 cucharadas de aceite de oliva extravirgen
¼ de cucharadita de sal de mar
Pimienta negra recién molida, al gusto
1 o 2 cucharadas de tomillo fresco picado

Precalienta el horno a 200 °C. Acomoda las verduras en un refractario mediano. Añade el aceite, la sal y la pimienta al gusto. Revuelve usando tus manos para impregnar. Hornéalas durante 30 o 35 minutos. Decora las verduras horneadas con el tomillo y sirve inmediatamente.

|◉| Camote amarillo horneado con coco y canela

Rinde 4 porciones

Fase 2 Eliminación

Ésta es una de mis recetas favoritas cuando tengo antojo de algo dulce. Usa esta receta como postre al final de tu comida. También queda bien con bacalao al horno y brócoli al vapor, para una comida sencilla y deliciosa.

2 camotes amarillos medianos, pelados y picados en cubos
2 cucharadas de aceite de coco derretido
1 o 2 cucharaditas de canela molida
½ cucharadita de sal de mar

Precalienta el horno a 220 °C.

Acomoda el camote en una charola para hornear con bordes o en un refractario grande, rocía el aceite, agrega la canela y la sal, y mezcla para impregnar utilizando tus manos o una cuchara grande. Hornéalos sin tapar durante 30 o 35 minutos, hasta que el camote esté suave.

◉ Calabaza horneada

Rinde 1 pieza

Fase 1 Desintoxicación

Existen muchos tipos de calabaza, y cada uno tiene un sabor y un dulzor únicos. Prueba alguna con un poco de aceite de oliva extravirgen y unas pizcas de canela. Mezcla calabaza cocida con caldo de pollo (página 373) o caldo de verduras y algas (página 374) para una sopa sencilla y nutritiva durante la fase de desintoxicación.

1 calabaza de Castilla

Precalienta el horno a 175 °C.

Corta la calabaza a la mitad, a lo largo, usando un cuchillo fuerte y filoso. Saca con una cuchara las fibras y las semillas. Aparta las semillas para tostarlas si lo deseas.

Acomoda la calabaza, con la carne hacia abajo, en una charola para hornear, y añade 1 o 2 centímetros de agua. Horneala hasta que esté suave. Calabazas más pequeñas pueden tardar hasta 35 minutos, mientras que las más grandes pueden tardar entre 45 y 90 minutos. Prueba insertando un tenedor; debe entrar fácilmente y la carne debe sentirse suave.

Consejo

Siempre intenta tener un poco de calabaza cocida en tu refrigerador durante las primeras dos frases restrictivas de la dieta. Será tu colación básica si no tienes nada más preparado. La calabaza también es un postre delicioso cuando se sirve caliente, ¡sólo decóralo con mantequilla de coco y canela molida!

|◉| Col rizada tostada con sal y pimienta

Rinde 2 a 4 porciones

Fase 2 Eliminación

Si tienes antojo de algo salado y crujiente, ¡prepara frituras de col rizada! Son una alternativa mucho más sana que las papas fritas.

1 manojo grande de col rizada verde

2 cucharadas de aceite de oliva extravirgen

⅛ o ¼ de cucharadita de sal de mar

⅛ o ¼ de cucharadita de pimienta negra recién molida

Precaliente el horno a 150 °C.

Enjuaga la col rizada, quita el tallo grueso que corre por el centro de cada hoja, luego corta las hojas en trozos grandes. Puedes centrifugar la col o dejarla secar sobre un trapo de cocina. Es importante que la col esté totalmente seca antes de añadir los demás ingredientes y hornear.

Pasa la col a un tazón grande y añade el aceite, la sal y la pimienta. Revuelve, asegurándote de que el aceite impregne todas las hojas. Acomoda la col en una sola capa en una o dos charolas para hornear.

Hornéalas 45 minutos, volteando las hojas después de 25 minutos. Puede ser menos tiempo. Empieza revisando las frituras de col después de 30 minutos para ver si están crujientes y sácalas del horno cuando estén listas.

GRANOS ENTEROS

|◉| Arroz integral básico

Rinde 2½ a 3½ tazas

Fase 2 Eliminación

El arroz es integral cuando sólo se le quita la cáscara. El arroz sin cáscara, salvado y germen es arroz blanco. Hay una gran variedad de arroces integrales de dónde escoger: de grano corto, de grano largo, dulce, jazmín y basmati son sólo unas cuantas. Remoja el arroz integral durante la noche en un tazón con agua filtrada y 1 cucharada de vinagre de manzana para mejorar la digestión. Luego enjuágalo y cuélalo antes de cocinar. El arroz integral remojado necesita menos agua para cocerse, así que usa 1½ o 1¾ tazas de agua por cada taza de arroz remojado. A nosotros nos gusta utilizar el arroz integral germinado, que es incluso más fácil de digerir que el remojado.

1 taza de arroz integral
1½ o 2 tazas de agua
1 pizca de sal

Calienta el arroz, el agua y la sal en una olla mediana con tapa hermética y hiérvelo. Cuando suelte el hervor, baja la flama, tapa la olla y cocínalo 45 minutos, o hasta que haya absorbido toda el agua.

Nunca muevas el arroz mientras se está cociendo. Quita el arroz del fuego y déjalo reposar en la olla, tapada, cerca de 10 minutos.

|◉| Arroz silvestre básico

Rinde 4 tazas

Fase 2 Eliminación

El arroz silvestre es la semilla de una pastura que crece en lagos pequeños y riachuelos de poco caudal, nativa de Norteamérica. Los indios americanos cultivaban el arroz silvestre al llegar en canoa hasta los cúmulos de plantas y doblar las cabezas de los granos maduros con palos de madera, llamados tiradores, para tirar el arroz en la canoa. El arroz silvestre está vinculado muy de cerca con el arroz verdadero, pues ambos comparten la misma familia, oryzae. El arroz silvestre tiene más proteína que el arroz integral normal y contiene una mayor cantidad de zinc. El arroz silvestre cocido puede acompañar sopas, diversos platillos o servir como relleno de calabaza cocida.

1 taza de arroz silvestre
2 o 2½ tazas de agua
1 pizca de sal

Enjuaga el arroz en un colador de maya fina, pásalo a una olla mediana, agrega el agua y la sal, tapa la olla y hiérvelo. Baja la flama y déjalo hervir a fuego bajo entre 60 y 75 minutos. Quita la olla del fuego y déjala reposar tapada durante 10 minutos.

|◉| Quinoa básica

Rinde 3 tazas

Fase 2 Eliminación

La quinoa es originaria de los Andes, en Sudamérica, donde una vez fue el alimento principal de los incas. La quinoa contiene los ocho aminoácidos esenciales y tiene un sabor delicioso, ligero, parecido a las nueces. La quinoa sirve para maravillosas ensaladas de granos y es magnífica servida con un caldo de verduras y frijoles. Remoja la quinoa durante la noche en un tazón con agua filtrada y 1 cucharada de vinagre de manzana para mejorar la digestión. Luego enjuágala y cuélala antes de cocinarla. La quinoa remojada necesita menos agua para cocerse, así que utiliza 1½ tazas de agua por cada taza de quinoa remojada.

1 taza de quinoa

1¾ tazas de agua

1 pizca de sal

Enjuaga bien la quinoa con agua caliente y cuélala en un colador de malla fina. La quinoa tiene una corteza saponina natural que repele insectos y aves. Tiene un sabor amargo y puede causar un poco de indigestión cuando se consume. Enjuagarla con agua caliente elimina la saponina.

Pasa la quinoa enjuagada, el agua y la sal a una olla mediana con tapa hermética, y hiérvela. Cuando suelte el hervor, baja la flama a fuego bajo, tapa la olla y déjala cocer entre 15 y 20 minutos, o hasta que absorba toda el agua.

Muévela con un tenedor para separar los granos antes de servir.

|◉| Ensalada de frijoles rojos y arroz

Rinde 6 porciones aproximadamente

Fase 2 Eliminación

Sirve esta ensalada de granos y frijoles sobre una cama de hojas de lechuga fresca, o coloca 1 cucharada de ensalada en cada hoja y cómela como "rollitos".

Ensalada

4 tazas de arroz integral de grano largo, cocido

3 tazas de frijoles rojos cocidos

2 o 3 zanahorias grandes, rebanadas finamente

1 manojo pequeño de rábanos finamente rebanados

3 o 4 cebollitas de cambray rebanadas

½ taza de cilantro fresco picado

Hojas de lechuga, para servir

Aderezo

5 cucharadas de aceite de oliva extravirgen

3 cucharadas de vinagre de coco crudo o vinagre de manzana

2 o 3 cucharaditas de miel de abeja cruda

½ o 1 cucharadita de sal de mar

1 o 2 dientes de ajo

1 trozo (2 centímetros) de jengibre fresco

Para preparar la ensalada, mezcla todos los ingredientes, menos las hojas de lechuga, en un tazón grande, y reserva.

Para preparar el aderezo, licua todos los ingredientes hasta que tengan una consistencia suave, tipo puré.

Vierte el aderezo encima de la ensalada y revuélvelo. Sirve sobre hojas de lechuga. Puedes guardar la ensalada en un contenedor hermético en refrigeración hasta por cinco días.

VARIACIÓN PARA LA FASE 3

Cuando pruebes el ajonjolí en la fase 3, acompaña cada porción con ajonjolí tostado y sustituye el aceite de oliva del aderezo con aceite de ajonjolí orgánico prensado en frío.

|◉| Ensalada de albahaca, rábanos y quinoa

Rinde 6 a 8 porciones

Fase 2 Eliminación

Bajo en FODMAP

Esta receta es una comida perfecta, ligera y energizante. A nosotros nos gusta acompañarla con sobras de salmón o pollo horneados, y empacarla en contenedores de acero inoxidable para llevar en los días atareados. Para cocinar la quinoa, mide 2 tazas de quinoa y sigue las instrucciones de la página 318.

Ensalada

6 tazas de quinoa cocida

1 manojo de rábanos rebanados

2 zanahorias grandes, picadas en cubos

4 cebollitas de cambray rebanadas finamente

Aderezo

1 taza de hojas de albahaca frescas

½ taza de aceite de oliva extravirgen

3 cucharadas de vinagre de coco crudo

1 diente de ajo pelado

1 cucharadita de sal de mar

Para preparar la ensalada, mezcla todos los ingredientes en un tazón grande.

Para preparar el aderezo, licua todos los ingredientes hasta que adquieran una consistencia suave y cremosa. El aderezo será de un hermoso color verde brillante.

Vierte el aderezo sobre la ensalada, revuelve para integrar y sirve.

|◉| Ensalada de quinoa, pepino y eneldo

Rinde 6 a 8 porciones

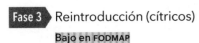

Fase 3 Reintroducción (cítricos)

Bajo en FODMAP

Usa esta refrescante ensalada de quinoa durante la fase 3 cuando quieras probar los limones y las limas. Añade frijoles cocidos o carne para más proteína y nutrientes si lo deseas.

Ensalada

6 a 8 tazas de quinoa cocida

1 pepino grande, picado en cubos

4 cebollitas de cambray rebanadas finamente

⅓ de taza de eneldo fresco picado

Aderezo

1 cucharadita de ralladura fina de limón

6 cucharadas de jugo de limón recién exprimido

¼ de taza de aceite de oliva extravirgen

1 cucharadita de sal de mar

Acompañamientos opcionales

2 tazas de garbanzos cocidos

2 tazas de pollo cocido picado

2 tazas de col blanca picada

Revuelve todos los ingredientes de la ensalada, junto con los acompañamientos que elijas, en un tazón grande. Revuelve todos los ingredientes del aderezo en un tazón pequeño y luego agrégalo a la ensalada. Mezcla para integrar y sirve.

|◉| Rollos de verduras, arroz y nori

Rinde 4 porciones aproximadamente

Fase 2 Eliminación

El nori es una verdura del mar seca en hojas delgadas. A nosotros nos gusta untarle arroz integral cocido, quinoa o patés de semillas, y luego añadir una variedad de verduras. Sírvelas con aminoácidos de coco, wasabi y jengibre en escabeche si gustas. Si usas wasabi, asegúrate de encontrar un polvo que no contenga colorantes ni conservadores.

1 taza de arroz integral dulce

½ taza de arroz integral de grano corto

3 tazas de agua

¼ de cucharadita de sal de mar

Hojas de nori, las necesarias

2 zanahorias cortadas en bastones delgados

1 aguacate rebanado en bastones delgados

2 cebollitas de cambray rebanadas en tiras delgadas

½ taza de col morada rebanada finamente

Aminoácidos de coco, para acompañar

Wasabi, para acompañar

Mezcla ambos tipos de arroz en una olla con el agua y la sal de mar. Tapa la olla, ponla al fuego y, cuando suelte el hervor, baja la flama y déjalo hervir a fuego lento durante 45 minutos. Quita la olla del fuego y déjala reposar tapada durante 20 minutos.

Coloca una hoja de nori, con la parte brillante hacia abajo, sobre una superficie limpia. Esparce una fina capa de arroz, dejando 5 centímetros antes del borde superior de la hoja. Acomoda las verduras encima del arroz, hacia la parte de abajo de la hoja. Enrolla apretando bien desde la parte de las verduras. Sella el nori mojando un dedo en un poco de agua y corriéndolo a lo largo del borde de la hoja.

Repite este proceso hasta que tengas los rollos deseados. Cuando estés listo para servir, rebana los rollos de nori a lo ancho en trozos de 2 centímetros aproximadamente con un cuchillo de sierra remojado en agua.

Sirve con tazones pequeños de aminoácidos de coco y wasabi.

VARIACIÓN PARA LA FASE 3

Cuando pruebes la soya en la fase 3, añade tiras de tofu orgánico salteado a los rollos, junto con las verduras. Usa salsa tamari libre de gluten, orgánica, como salsa.

PLATILLOS PRINCIPALES

|◉| Kitchari *de frijoles verdes y arroz*

Rinde 6 a 8 porciones

Fase 2 Eliminación

El *kitchari* es un platillo de la India hecho con frijoles verdes y arroz integral. Incluye verduras y especias, y las combinaciones pueden variar enormemente. Yo uso zanahorias, col rizada, chícharos y cilantro, pero tú puedes usar las verduras que tengas a la mano.

> 2 cucharadas de aceite de oliva extravirgen
>
> 2 o 3 cucharadas de jengibre fresco picado finamente
>
> 1 cucharada de semillas de mostaza negra
>
> 1 cucharada de comino
>
> 2 tazas de frijoles verdes secos
>
> 2 tazas de arroz integral de grano corto
>
> 3 o 4 zanahorias grandes, cortadas en trozos
>
> 1½ cucharaditas de cúrcuma en polvo
>
> ½ cucharadita de cilantro seco molido
>
> 10 tazas de agua
>
> 4 tazas de col rizada picada finamente
>
> 1 o 2 tazas de chícharos frescos o congelados
>
> ½ taza de cilantro fresco picado
>
> 2 o 3 cucharaditas de sal de mar
>
> Leche de coco fría, para decorar

Calienta el aceite en una olla mediana sobre fuego medio. Agrega el jengibre, las semillas de mostaza y el comino. Saltéalos hasta que las semillas empiecen a tronar.

Añade los frijoles verdes, el arroz, las zanahorias, la cúrcuma y el cilantro. Revuelve la mezcla un poco para que las especias impregnen todo el arroz y los frijoles. Añade el agua y déjalo hervir. Cuando suelte el hervor, tapa la olla, baja la flama y déjalo hervir a fuego lento durante 45 minutos.

Agrega la col rizada, los chícharos, el cilantro y la sal, y revuelve con cuidado. Apaga la flama, tapa la olla y déjala reposar durante 5 minutos. Rectifica la sazón. Pon 1 cucharada de leche de coco fría en cada porción individual antes de servir si lo deseas.

Consejo

Para digerir mejor, remoja los frijoles verdes y el arroz en un tazón con suficiente agua para cubrirlos al menos 2 centímetros, y déjalos remojar durante mínimo 8 horas o toda la noche. Cuélalos, enjuágalos y sigue la receta.

|◉| Caldo marroquí de verduras especiadas

Rinde 6 porciones aproximadamente

Fase 2 ▸ Eliminación

Sirve este platillo caliente sobre una cama de quinoa cocida, arroz integral ¡o solo! Añade pollo o garbanzos para más proteína y nutrientes. Sustituye algunas verduras con otras si lo deseas. ¡Prueba con ejotes, calabacita o brócoli!

1 cucharada de aceite de oliva extravirgen o de aceite de coco

1 cebolla pequeña picada

1 cucharadita de sal de mar

1 cucharadita de cúrcuma en polvo

1 cucharadita de cilantro seco molido

1 cucharadita de cardamomo molido

½ cucharadita de comino molido

½ cucharadita de pimienta negra recién molida

1 lata (350 gramos) de leche de coco orgánica

1 taza de agua o caldo de pollo (página 373)

1 cabeza pequeña de coliflor cortada en floretes

2 zanahorias peladas y picadas

1 camote amarillo grande, pelado y picado

1 taza de chícharos frescos o congelados

2 tazas de espinacas o col rizada frescas picadas

½ taza de cilantro fresco picado

Acompañamientos opcionales

Garbanzos cocidos

Pechuga de pollo cocida picada

Calienta el aceite en una olla mediana sobre fuego medio. Agrega la cebolla y saltéala durante 5 minutos, luego añade la sal de mar, la cúrcuma, el cilantro, el cardamomo, el comino y la pimienta, y saltéalo 1 minuto más. Agrega luego la leche de coco, el agua, la coliflor, la zanahoria y el camote. Tapa la olla y déjala hervir durante 10 minutos o hasta que las verduras estén suaves.

Añade los chícharos, la espinaca o la col rizada, así como cualquier acompañamiento que desees, y déjalo hervir durante 2 minutos más. Quita la olla del fuego e incorpora el cilantro. Rectifica la sazón.

VARIACIÓN PARA LA FASE 3

Cuando pruebes las verduras solanáceas en la fase 3, añade 1 taza de jitomates frescos picados al guisado. Sustituye el camote amarillo con 2 papas rojas o amarillas medianas. Añade 1 cucharadita de curry en polvo.

|◎| Curry de garbanzos, papas y col rizada

Rinde 8 porciones

Fase 3 ▶ Reintroducción (verduras solanáceas)

Usa esta receta para probar las verduras solanáceas en la fase 3. Siéntete libre de variar las verduras en esta receta sencilla de curry. Intenta calabacita picada, pimientos morrones rojos, coliflor o camote amarillo. Sólo ten presente que el tiempo de cocción puede variar con distintas verduras; las calabacitas, los pimientos y la coliflor toman considerablemente menos tiempo para cocinar que las zanahorias y las papas. Sirve el guisado sobre una cama de arroz integral o quinoa cocidos. A nosotros nos gusta servir rebanadas de pepino crudo como guarnición también.

2 cucharadas de aceite de coco o de aceite de oliva
extravirgen

1 cebolla chica picada

1 chile jalapeño picado finamente

1 cucharada de semillas de mostaza negra

1 cucharada de curry en polvo

1½ o 2 cucharaditas de sal de mar

4 zanahorias grandes, picadas

4 papas medianas amarillas o rojas, picadas

3 tazas de garbanzos cocidos

3 tazas de agua

¼ de taza de pasta de tomate

1 manojo de col rizada pequeña, picada

½ taza de cilantro fresco picado

Calienta el aceite en una olla mediana sobre fuego medio. Añade la cebolla y saltéala durante 5 o 7 minutos. Luego agrega el jalapeño, las semillas de mostaza, el curry en polvo y la sal, y saltéalas unos minutos más.

Añade las zanahorias, las papas, los garbanzos, el agua y la pasta de tomate, tapa la olla y déjala hervir a fuego lento durante 15 minutos, o hasta que las verduras estén suaves. Agrega la col rizada y el cilantro, y déjalos hervir unos minutos más. Rectifica la sazón.

VARIACIÓN

Si tu sistema digestivo no puede tolerar las leguminosas, sustituye los garbanzos con ½ o ¾ de kilo de pechugas o muslos de pollo orgánico, cocidos y picados.

|◉| Tacos de frijoles negros, camote blanco y aguacate

Rinde 4 porciones

`Fase 2` Eliminación

Usa tu receta sencilla de tortilla de arroz integral (página 290) para estos tacos. También puedes intentarlo usando hojas de col berza, hojas de col blanca u hojas de lechuga grandes.

2 tazas de frijoles negros cocidos y colados
Algunas pizcas de sal de mar (opcional)
1 camote blanco grande, cocido
1 aguacate grande, machacado
Hojas de lechuga o arúgula
4 tortillas de arroz integral (página 290)

Acompañamientos
Cilantro picado

Pasa los frijoles negros cocidos en un tazón y espolvorea la sal si lo deseas. Pela el camote blanco, coloca la pulpa en otro tazón y machácala con un tenedor. Coloca el aguacate machacado en otro tazón. Acomoda las hojas de lechuga y las tortillas en una charola.

Permite que cada persona prepare su propio taco. Acompaña con cilantro picado.

> ### Consejo
> Para cocinar un camote blanco, deja la piel, pícalo con un tenedor, colócalo en una charola para hornear pequeña y hornéalo durante 1 hora a 175 °C. Alternativamente, puedes cocinar el camote en la estufa al vapor, dejando la piel, cortándolo en rebanadas gruesas e hirviéndolo en una olla pequeña con 3 o 5 centímetros de agua. Tapa la olla durante 15 minutos o hasta que las rebanadas de camote blanco estén suaves. Cuélalas, quita la piel y machácalas.

|◉| Salmón pochado con verduras de verano

Rinde 4 a 6 porciones

Fase 3 ▶ Reintroducción (verduras solanáceas)

Éste es uno de nuestros platillos rápidos y sencillos favoritos. Sírvelo con una ensalada grande y posiblemente fideos cocidos de quinoa o de quinoa con arroz, y tendrás una comida hermosa y nutritiva de la dieta de eliminación.

2 cucharadas de aceite de oliva extravirgen

1 cebolla morada pequeña, cortada a la mitad y rebanada en plumas

1 bulbo de hinojo cortado a la mitad y rebanado en plumas

2 calabacitas medianas, rebanadas en ángulo de 1 centímetro

4 o 5 jitomates cherry picados

¾ o 1 kilo de filete de salmón silvestre

1 o 2 cucharaditas de hierbas italianas

½ cucharadita de sal de mar

Pimienta negra recién molida, al gusto

½ taza de agua o caldo de pollo (página 373)

¼ de taza de perejil fresco picado finamente

¼ de taza de albahaca fresca picada finamente

Calienta el aceite en una sartén profunda grande sobre fuego medio. Añade la cebolla y saltéala durante 5 minutos. Luego añade el hinojo, la calabacita y los jitomates, y saltéalos 3 o 4 minutos más. Mueve las verduras a un lado de la sartén.

Añade los filetes de salmón. Espolvorea las hierbas italianas, la sal y la pimienta sobre los filetes de salmón. Vierte el agua en la sartén. Tapa la sartén y cocínala a fuego medio entre 10 y 15 minutos. El tiempo exacto dependerá del grosor de tus filetes de salmón. Sugiero revisar la cocción a los 8 minutos. ¡Ten cuidado de no cocinarlos de más! Esparce el perejil y la albahaca sobre el salmón y las verduras. Sirve.

VARIACIÓN BAJA EN FODMAP

Omite la cebolla morada en esta receta. En cambio, decora el platillo terminado con cebollín fresco picado o cebollitas de cambray picadas.

|◉| Salmón silvestre horneado con hierbas

Rinde 6 porciones

Fase 2 ▸ Eliminación

Bajo en FODMAP

Usa esta receta durante las fases 2 y 3 de la dieta. Los aceites saludables de omega-3 del salmón te ayudarán a calmar cualquier inflamación en el cuerpo. Ésta es la "comida rápida" a la que más recurrimos cuando no tenemos tiempo y la cena tiene que estar en la mesa rápidamente. Sírvela con camote blanco cocido o calabaza cocida (página 315) junto con hojas verdes salteadas o una ensalada cruda grande.

- 1 o 1½ kilos de filete de salmón con piel
- ¼ de taza de hierbas frescas picadas (limón, tomillo, eneldo, perejil, orégano, romero)
- ½ cucharadita de sal de mar
- Pimienta negra recién molida, al gusto
- 2 cucharadas de aceite de oliva extravirgen

Precalienta el horno a 200 °C. Cubre una charola para hornear con papel encerado sin blanquear (esto es opcional, pero hace que sea más fácil de limpiar).

Coloca el salmón con la piel hacia abajo en la charola para hornear. Rocía las hierbas sobre el salmón, espolvorea la sal y la pimienta, y rocía el aceite de oliva sobre el salmón y las hierbas.

Hornéalo durante 10 minutos por cada 3 centímetros de grosor del filete. Un corte grueso de salmón real usualmente tardará 20 minutos, mientras que el salmón rojo sólo necesitará cerca de 8 minutos. El salmón seguirá cociéndose después de que lo saques del horno, así que es mejor reducir el tiempo de cocción que creas necesario.

Consejo
Las sobras de salmón son una gran adición a tu desayuno o comida. Úsalas sobre verduras de hoja verde salteadas, como relleno de un camote blanco cocido o encima de una ensalada verde grande.

VARIACIÓN PARA LA FASE 3
Añade rebanadas de limón fresco encima del salmón antes de hornear cuando estés probando los cítricos en la fase 3.

|◉| Salmón horneado con salsa de nueces de la India y jengibre

Rinde 3 o 4 porciones

Fase 3 Reintroducción (nueces de la India)

Usa esta receta durante la fase 3 cuando estés probando las nueces de la India. Si no puedes encontrar mantequilla de nueces de la India crudas, puedes usar ⅓ de taza de nueces de la India crudas remojadas en agua durante 1 hora (y escurridas después). Usa mantequilla de semillas de calabaza crudas en lugar de la mantequilla de nueces de la India durante la fase 2. Sirve con col rizada salteada con hongos shiitake (página 310) y camote amarillo hervido para una comida sencilla y nutritiva.

⅘ de kilo de filete de salmón silvestre
1 cucharada de aceite de coco
Sal de mar, al gusto

Salsa
¼ de taza de mantequilla de nueces de la India
¼ de taza de agua
3 cucharadas de aminoácidos de coco
1 cucharada de vinagre de coco crudo
1 trozo de 2 centímetros de jengibre fresco
1 diente de ajo pelado

Precalienta el horno a 200 °C. Coloca el filete de salmón en una charola para hornear pequeña. Unta el aceite de coco en la parte de arriba del pescado y espolvorea la sal de mar. Hornéalo durante 10 minutos por cada 3 centímetros de grosor, 10 o 20 minutos dependiendo del tamaño del filete.

Mientras se cuece el pescado, licua los demás ingredientes para la salsa hasta que adquieran una consistencia suave. Vierte la salsa en una olla pequeña y caliéntala a fuego bajo hasta que se espese y se caliente. Añade más agua para una salsa más ligera. Rocía la salsa sobre el pescado cocido y sirve de inmediato.

VARIACIÓN PARA LA FASE 3

Sustituye los aminoácidos de coco con salsa tamari orgánica, libre de gluten, cuando estés probando la soya.

Consejo
Nosotros preferimos comprar salmón real silvestre de pesca libre, pues es una de las formas más sustentables del salmón y tiene además la menor cantidad de toxinas ambientales. Siempre busca salmón del Pacífico; nunca compres salmón del Atlántico.

|●| Tacos de granada y pollo
Rinde 4 porciones

Fase 2 Eliminación

Esta receta está diseñada para tu olla eléctrica, ¡y toma sólo unos minutos! Tú puedes dejar todo listo en la mañana, preparar tu olla eléctrica en bajo y tendrás una comida lista cuando llegues a casa del trabajo. Usa las tortillas de arroz integral (página 290) u hojas de col berza frescas para tus tacos.

Pollo
¾ de kilo de pechugas o muslos de pollo orgánico sin piel, sin hueso
1 taza de jugo de granada puro
1 cebolla pequeña, cortada a la mitad y rebanada en plumas
2 o 3 dientes de ajo machacados

1 cucharada de aceite de oliva extravirgen

2 cucharaditas de comino molido

2 cucharaditas de sal de mar

½ o 1 cucharadita de pimienta negra recién molida

Tacos

Tortillas de arroz integral (página 290) u hojas de col berza

Col blanca o lechuga romana rebanadas finamente

Aguacate rebanado

Pepino rallado

Para preparar el pollo, coloca todos los ingredientes del pollo en una olla eléctrica. Tápala y déjala cocinar en bajo durante 7 u 8 horas, o en alto durante 3 o 4 horas. Saca el pollo de la olla eléctrica y pásalo a un plato. Usa dos tenedores para desmenuzarlo, luego regresa el pollo desmenuzado a la olla y mézclalo con las cebollas y los jugos. Déjalo cocinar destapado 10 o 15 minutos más.

Para preparar los tacos, coloca 1 cucharada del pollo deshebrado en el centro de cada tortilla, añade un puñado pequeño de col blanca, algunas rebanadas de aguacate y 1 cucharada de pepino rallado.

Consejo
Asegúrate de comprar jugo de granada puro, sin otros jugos ni endulzantes añadidos.

|◎| "Arroz" frito de coliflor con pollo

Rinde 4 a 6 porciones

Fase 2 Eliminación

Moler toda una cabeza de coliflor cruda en pequeños trozos en un procesador de alimento puede sustituir el arroz blanco. Esta preparación rica en nutrientes y rica en verduras es genial para el desayuno, la comida o la cena. Sírvela con ensalada de col blanca con aderezo de jengibre y cilantro (página 302).

- 1 cabeza de coliflor mediana, picada
- 2 cucharadas de aceite de oliva extravirgen o aceite de coco
- ½ cebolla blanca, picada en cubos
- 2 zanahorias grandes, picadas en cubos
- 2 tallos de apio picados en cubos
- 2 cucharaditas de jengibre fresco rallado
- ¼ de kilo de pechugas o muslos de pollo orgánico sin piel, sin hueso, picados
- 5 o 6 hongos shiitake rebanados
- 1 calabacita pequeña picada en cubos
- 1 taza de chícharos frescos o congelados
- 2 tazas de col blanca rebanada
- 3 cucharadas de aminoácidos de coco
- ½ cucharadita de sal de mar
- ¼ de cucharadita de pimienta blanca recién molida

Acompañamientos
Cebollitas de cambray rebanadas
Cilantro fresco picado

Coloca la coliflor picada en un procesador de alimentos con la hoja en "s" y muélela hasta que esté deshecha en pequeños trozos del tamaño de un arroz. Reserva.

Calienta el aceite en una sartén profunda grande sobre fuego medio. Añade la cebolla, la zanahoria, el apio y el jengibre, y saltéalos durante 5 minutos. Luego agrega el pollo y saltéalo unos minutos más. Añade después los hongos y la calabacita, y saltéalos 2 minutos más.

Agrega la coliflor picada finamente e intégrala a la mezcla de pollo y verduras. Saltéala durante 7 minutos, añade los chícharos, la col blanca, los aminoácidos de coco, la sal y la pimienta blanca, y déjalo cocinar unos minutos más. Rectifica la sazón. Acompaña cada porción con cebollitas de cambray rebanadas y cilantro.

|◉| Sofrito de pollo y verduras

Rinde 4 a 6 porciones

Fase 2 ▸ Eliminación

Prueba esta deliciosa receta libre de soya servida sobre una cama de arroz integral germinado o calabaza cocida. Yo prefiero usar una sartén de hierro grande para cocinar el pollo; de esta manera se cocina rápida y uniformemente, sin quemarse. Nunca uses ningún tipo de utensilio antiadherente ¡por los químicos que contienen sus recubrimientos!

Pollo
½ o ¾ de kilo de pechugas de pollo orgánico, sin piel, sin hueso,
    rebanadas finamente
¼ de taza de aminoácidos de coco
1 cucharada de vinagre de coco
2 o 3 dientes de ajo machacados
1 cucharada de jengibre fresco rallado
¼ de cucharadita de sal de mar

Sofrito
2 cucharadas de aceite de coco, para freír
1 cebolla pequeña, cortada a la mitad y rebanada en plumas
3 o 4 tazas de col rizada rebanada
2 o 3 tazas de floretes de brócoli

Para preparar el pollo, revuelve todos los ingredientes del pollo en un tazón pequeño. Déjalo marinar a temperatura ambiente durante 20 minutos, o en el refrigerador hasta por 4 horas.

Para preparar el sofrito, calienta 1 cucharada de aceite de coco en una sartén grande a fuego medio, añade la mitad del pollo y saltéalo durante 4 minutos. Sácalo de la sartén y resérvalo en un plato. Repite la operación con el resto del pollo.

Añade la otra cucharada de aceite de coco, luego la cebolla y saltéala durante 5 minutos. Agrega la col y el brócoli, saltéalos 5 minutos más y regresa el pollo a la sartén para mezclarlos. Rectifica la sazón.

VARIACIÓN PARA LA FASE 3

Sustituye los aminoácidos de coco con salsa tamari orgánica, libre de gluten, cuando estés probando la soya.

|◉| Hamburguesas de pollo y espinacas

Rinde 8 piezas

Fase 2 Eliminación

Bajo en FODMAP

Esta receta puede prepararse en poco tiempo, ¡es muy rápida! A nosotros nos gusta servir cada hamburguesa con aguacate machacado, rebanadas de pepino y rábanos, y luego envolvemos cada una en hojas de lechuga mantequilla.

1 taza de espinacas congeladas
4 cebollitas de cambray cortadas en trozos de 2 centímetros
1 cucharada de hojas de orégano fresco
1 cucharadita de sal de mar
½ cucharadita de pimienta negra recién molida
¾ de kilo de pechugas o muslos de pollo orgánico, sin piel, sin hueso
Aceite de oliva extravirgen o aceite de coco, para freír

Descongela las espinacas y exprime todo el líquido extra que puedan tener. Muélelas en un procesador de alimentos con la hoja en "s", añade las cebollitas, el orégano, la sal de mar y la pimienta, y muele unas cuantas veces más. Luego pon el pollo y procesa hasta que esté molido y la mezcla empiece a formar una bola. No tarda mucho, cerca de 30 segundos.

Con las manos engrasadas, forma 8 hamburguesas con la mezcla y colócalas en un plato o una charola para hornear. Calienta 1 cucharada de aceite en una sartén de hierro grande sobre fuego medio-bajo. Agrega 4 de las hamburguesas a la sartén y cocínalas 4 o 5 minutos de cada lado. Pásalas a un plato y repite la operación con las demás hamburguesas. Sirve.

|◉| Rollo de verduras y pollo

Rinde 6 porciones

Fase 2 Eliminación

Puedes crear una comida hermosa en poco tiempo con esta receta. Usa las verduras que sugiero abajo o elige las que tú quieras; prueba con coliflor, brócoli, ejotes, nabo, camote, coles de Bruselas y poro. Sirve esta receta junto con una ensalada verde grande y quinoa cocida.

2 pechugas de pollo orgánico con piel, con hueso

2 piernas de pollo orgánico con piel, con hueso

1 cebolla pequeña cortada en trozos

4 calabacitas pequeñas cortadas en trozos

4 o 5 zanahorias delgadas, cortadas en trozos

¼ de kilo de espárragos cortados

1 o 2 cucharaditas de tomillo seco

1 cucharadita de sal de mar

Pimienta negra recién molida, al gusto

3 o 4 cucharadas de aceite de oliva extravirgen

Precalienta el horno a 200 °C. Coloca el pollo en una charola para hornear mediana. Distribuye las verduras uniformemente alrededor del pollo, poniendo la zanahoria en la parte de abajo y la calabacita y los espárragos arriba. Espolvorea todo con el tomillo, la sal y la pimienta al gusto. Rocía el aceite de oliva uniformemente encima del pollo y las verduras.

Hornea el pollo y las verduras durante 35 o 40 minutos, o hasta que el pollo suelte su jugo. Saca la charola del horno y déjala reposar durante 10 minutos. Sirve rebanadas de pollo con las verduras horneadas, y luego agrega algunas cucharadas de los jugos de la charola en cada plato.

Consejo

Asegúrate de usar tallos de espárragos gruesos. ¡Los delgados se cocinarán de más! Si no puedes encontrar gruesos, omite los espárragos y sustitúyelos por otra verdura, como coliflor. Además, yo prefiero utilizar zanahorias baby frescas del mercado (no las procesadas que encuentras en el supermercado). Si sólo puedes encontrar zanahorias maduras, gruesas, entonces córtalas a la mitad, a lo largo, para ayudar a que se cocinen bien. Las zanahorias generalmente necesitan más tiempo de cocción que otras verduras.

|◉| Pollo entero horneado con romero

Rinde 6 porciones aproximadamente

Fase 2 Eliminación

Prepara una comida fácil al rostizar un pollo entero para la cena. Sirve con puré de coliflor y nabo con hierbas frescas (página 312) y ejotes al vapor. Usa las sobras de carne al día siguiente para decorar una ensalada verde. Luego usa los huesos y la piel del pollo para preparar un caldo nutritivo.

1 pollo orgánico entero (2 o 2½ kilos)
2 o 3 chalotes picados
4 o 5 dientes de ajo
3 ramas frescas de romero, más ¼ de taza de romero fresco picado
½ cucharadita de pimienta negra recién molida
1 o 2 cucharaditas de sal de mar
2 cucharadas de aceite de oliva extravirgen
Arruruz en polvo, el necesario

Precalienta el horno a 220 °C.

Coloca el pollo en una charola honda para hornear o un refractario. Sécalo. Coloca algunos de los chalotes y los ajos dentro del pollo y luego acomoda el resto alrededor del pollo. Inserta las ramas de romero en el pollo también.

Espolvorea el romero picado, la pimienta y la sal sobre el pollo. Rocía el aceite de oliva también. Añade 1 taza de agua al fondo de la charola.

Hornea el pollo durante 25 minutos, luego baja la temperatura a 160 °C y hornéalo aproximadamente 1 hora más. El pollo está listo cuando suelte su jugo y la temperatura interna alcance 74 °C. El tiempo exacto dependerá del tamaño del pollo. Entre más grande sea, más tiempo tomará, mientras que los pequeños necesitarán menos.

Saca el pollo del horno y pásalo a un plato. Déjalo reposar durante 10 minutos antes de empezar a cortar. Cuela el jugo de la charola en un colador de malla fina hacia una olla pequeña.

Para preparar la salsa, mezcla 1 cucharada de polvo de arruruz por cada taza de jugo. Calienta la olla a fuego medio y déjala hervir hasta que espese. Salpimienta al gusto.

|◉| Pollo y camote blanco especiados

Rinde 6 porciones aproximadamente

Fase 2 Eliminación

Ésta es otra deliciosa opción para hornear un pollo entero para la cena. La carne sobrante es perfecta para otra preparación, como la sopa de calabaza (página 286), y asegúrate de usar los huesos y la piel para preparar un rico caldo curativo. Sirve esta receta junto con col berza guisada con ajo (página 309) y ejotes hervidos para una comida completa.

1 pollo orgánico entero (2 o 2½ kilos)

1 cebolla mediana, picada

3 camotes blancos medianos, pelados y picados

2 cucharadas de aceite de oliva extravirgen

3 cucharaditas de comino molido

1 cucharada de canela molida

½ cucharadita de pimienta negra recién molida

2 cucharaditas de sal de mar

Precalienta el horno a 220 °C.

Coloca el pollo en una charola profunda grande. Sécalo. Coloca un puñado de la cebolla dentro del pollo y esparce el resto alrededor. Acomoda el camote alrededor del pollo, sobre la cebolla. Rocía el pollo y las verduras con el aceite de oliva.

En un tazón pequeño, mezcla el comino, la canela, la pimienta y la sal. Toma la mitad de la mezcla y úntala en el pollo. Rocía el resto sobre las verduras y revuelve ligeramente para impregnar.

Hornea durante 25 minutos, luego baja la flama a 160 °C y hornéalo aproximadamente 1 hora más. El pollo está listo cuando suelte su jugo y la temperatura interna alcance 74 °C. El tiempo exacto dependerá del tamaño del pollo. Entre más grande sea, más tiempo tomará, mientras que los pequeños necesitarán menos.

Saca el pollo del horno y pásalo a un plato. Déjalo reposar durante 10 minutos antes de empezar a cortar. Sirve rebanadas de pollo con el camote, la cebolla y el jugo de la charola.

|◉| Rollos griegos de lechuga con pollo

Rinde 6 porciones

Fase 3 ▶ Reintroducción (cítricos, nueces de la India)

Usa esta receta en la fase 3 una vez que hayas reintroducido los cítricos y estés probando las nueces de la India. Esta ensalada de pollo está hecha sin mayonesa; incluye en cambio un aderezo hecho con jugo de limón y mantequilla cremosa de nueces de la India crudas. A nosotros nos gusta servirlo sobre hojas de lechuga mantequilla, pero cualquier lechuga romana está bien.

Ensalada
4 tazas de pollo orgánico cocido y picado
1 pepino mediano picado
½ taza de cebolla morada picada en cubos pequeños

Aderezo
½ taza de mantequilla de nueces de la India crudas
¼ de taza de jugo de limón recién exprimido
¼ de taza de agua
½ cucharadita de sal de mar

Otros ingredientes
6 a 8 hojas de lechuga mantequilla
1 manojo de perejil fresco picado

Para preparar la ensalada, revuelve todos los ingredientes en un tazón.

Para preparar el aderezo, licua todos los ingredientes del aderezo hasta que la mezcla esté suave y cremosa. Vierte el aderezo encima de la ensalada y revuelve para integrar.

Para hacer los rollos, sirve algunas cucharadas grandes de la ensalada de pollo sobre cada hoja de lechuga. Decora con el perejil picado y sirve.

Consejo

Para cocinar el pollo, coloca 2 o 3 pechugas de pollo orgánico con piel en una olla mediana. Añade 6 u 8 tazas de agua, 1 cebolla pequeña picada, 1 tallo de apio picado, 2 cucharaditas de sal de mar, 1 cucharadita de pimienta negra entera y un puñado de perejil fresco. Tapa la olla y déjala hervir a fuego lento durante 30 o 40 minutos. Saca el pollo de la olla y déjalo enfriar en un plato. Cuela el caldo en un colador de malla fina y desecha los sólidos. Vierte el caldo en frascos de vidrio y guárdalo en tu refrigerador. Usa el caldo para preparar sopa. Una vez que el pollo esté frío, pícalo o deshébralo y sigue la receta.

|◉| Pechuga de pavo en escabeche

Rinde 6 porciones aproximadamente

Fase 2 Eliminación

Hacer un pavo en escabeche vuelve la carne tan suave y le da tanto sabor, que una vez que la pruebas así, ¡es posible que nunca quieras volver a hornear un pavo sin hacerlo primero en escabeche!

1 pechuga (1 o 1½ kilos) de pavo orgánico

Salmuera

4 tazas de jugo de manzana orgánico

4 tazas de agua

¼ de taza de sal de mar

1 cebolla pequeña rebanada

2 hojas de laurel

2 ramas de romero fresco

2 ramas de tomillo fresco

1 cucharadita de pimienta negra entera

Coloca la pechuga de pavo en un tazón grande o en una olla de acero inoxidable. Añade todos los ingredientes de la salmuera, tapa la olla y refrigera entre 24 y 72 horas.

Cuando esté listo, precalienta el horno a 175 °C. Saca el pavo de la salmuera y acomódalo en un refractario. También me gusta sacar las cebollas y las ramas de la salmuera y colocarlas en el refractario con el pavo. Hornea el pavo durante 2 horas, hasta que suelte su jugo.

|◉| Albóndigas de pavo, hierbas y quinoa

Rinde 24 piezas aproximadamente

Fase 2 Eliminación

Bajo en FODMAP

Estas albóndigas se congelan sorprendentemente bien. Me gusta congelarlas en contenedores por porciones para tener comidas listas cuando las necesito. Sirve las albóndigas y la salsa sobre calabaza cocida con una ensalada verde grande.

Albóndigas

1 manojo de cebollitas de cambray picadas

1 manojo de perejil fresco

1 manojo de albahaca fresca

1 o 2 dientes de ajo pelados (opcional)

2 tazas de quinoa cocida

1 kilo de pavo orgánico molido

1 cucharada de hierbas italianas

1 o 2 cucharaditas de sal de mar

½ o 1 cucharadita de pimienta negra recién molida

Aceite de oliva extravirgen, para freír

Salsa

2 tazas de caldo de pavo casero o caldo de pollo (página 373)

2 cucharadas de arruruz en polvo

Acompañamientos

Perejil fresco picado, para decorar

Para preparar las albóndigas, muele finamente las cebollitas, el perejil, la albahaca y el ajo en un procesador de alimentos con la hoja en "s". Luego añade la quinoa cocinada y muele de nuevo. Añade el pavo, las hierbas italianas, la sal de mar y la pimienta, y procesa hasta que los ingredientes se integren. Usando tus manos engrasadas, forma bolitas del mismo tamaño con la mezcla. Acomódalas en un plato y reserva.

Calienta 1 o 2 cucharadas de aceite de oliva extravirgen en una sartén grande sobre fuego medio. Coloca suficientes albóndigas en la sartén para que tengan suficiente espacio para moverse. Saltéalas entre 5 y 10 minutos, moviendo las albóndigas para que se cocinen de todos lados. No estarán totalmente cocidas con este paso, así que no las comas. Sácalas a un plato y repite la operación con las albóndigas crudas. Añade más aceite cada vez si es necesario.

Para preparar la salsa, mezcla el caldo y el arruruz en polvo en un tazón, batiendo para disolver el arruruz. Una vez que hayas salteado las albóndigas, vierte la salsa en la sartén y devuelve todas las albóndigas cocidas a la sartén. Tápala y déjala hervir a fuego lento durante 15 minutos. Decora con perejil fresco picado y sirve.

◉| Hamburguesas de cordero con mostaza y hierbas

Rinde 4 a 6 porciones

Fase 2 Eliminación

Bajo en FODMAP

Al eliminar el gluten y otros granos de tu dieta, puedes usar dos hojas de lechuga romana o de col blanca como tus "panes", ¡para comer tus platillos favoritos! Busca una mostaza que use vinagre de manzana; si no puedes encontrar una marca con esta característica, entonces omite la mostaza por completo o sustitúyela con 1 cucharada de mostaza amarilla en polvo.

Hamburguesas
½ kilo de cordero molido

1 cucharada de mostaza molida

3 o 4 cebollitas picadas finamente

¼ de taza de hierbas frescas picadas finamente (eneldo, perejil, menta)

½ cucharadita de comino molido

½ cucharadita de sal de mar

½ cucharadita de pimienta negra recién molida

Aceite de oliva extravirgen, para freír

Otros ingredientes
Mostaza

Aguacate machacado

Hojas de menta frescas

Hojas de lechuga

Para preparar las hamburguesas, mezcla todos los ingredientes excepto el aceite en un tazón grande, usando tus manos o una cuchara grande. Forma 4 o 6 hamburguesas con la mezcla y acomódalas en un plato.

Calienta 1 cucharada de aceite en una sartén de hierro grande sobre fuego medio. Añade las hamburguesas, una a la vez. Cocínala 5 minutos de cada lado. Continúa cocinándolas durante unos minutos más si las prefieres bien cocidas.

Unta cada hamburguesa con mostaza y coloca encima aguacate y hojas de menta. Sirve entre dos hojas de lechuga.

DIPS, CONDIMENTOS, SALSAS Y ADEREZOS

|◉| Humus

Rinde 4 tazas

Fase 3 Reintroducción (ajonjolí)

El humus es un platillo tradicional de Medio Oriente, hecho con garbanzos y tahini. Es un dip excelente para verduras frescas, o se puede untar en rollos y sándwiches.

3 tazas de garbanzos cocidos
½ taza de tahini de ajonjolí
½ taza de jugo de limón recién exprimido
¼ de taza de aceite de oliva extravirgen
1 cucharadita de ajo en polvo o 2 dientes de ajo machacados
1 cucharadita de comino molido
1 o 2 cucharaditas de sal de mar
¼ de taza del caldo de cocción de los garbanzos o agua

Muele todos los ingredientes en un procesador de alimentos con la hoja en "s" hasta que adquiera una consistencia suave y cremosa.

Rectifica la sazón y asegúrate de que no necesite más limón, tahini, ajo o sal. Para una consistencia más ligera, añade más agua y procesa de nuevo. El humus se puede congelar fácilmente.

|◉| Aderezo de limón y ajo

Rinde ½ taza aproximadamente

Fase 3 Reintroducción (cítricos)

Usa este aderezo para acompañar tus ensaladas favoritas o úsalo sobre un tazón de verduras ligeramente hervidas.

¼ de taza de aceite de oliva extravirgen

Ralladura y jugo de 1 limón

1 o 2 dientes de ajo machacados

¼ de cucharadita de sal de mar

Mezcla todos los ingredientes en un tazón y sirve. Guarda cualquier sobrante en un frasco de vidrio pequeño en el refrigerador hasta por siete días.

|◉| Vinagreta de moras azules

Rinde 1 taza aproximadamente

Fase 2 Eliminación

Bajo en FODMAP

Ésta es una de nuestras recetas favoritas de aderezos de la dieta de eliminación… En realidad, ¡es uno de nuestros aderezos favoritos, punto! Sírvelo sobre una ensalada de col rizada baby con sobras de salmón cocido o encima de un montón de crujiente lechuga romana, semillas de calabaza tostadas y rebanadas de aguacate.

½ taza de aceite de oliva extravirgen

⅓ de taza de moras azules frescas o congeladas

3 o 4 cucharadas de vinagre de coco crudo

2 o 3 cucharaditas de jarabe de maple puro

½ cucharadita de sal de mar

1 cucharada de tomillo limonero fresco u otra hierba fresca

Licua todos los ingredientes hasta que adquieran una consistencia suave. Vierte el aderezo en un frasco de vidrio y refrigéralo hasta el momento de servir.

|◉| Aderezo diosa verde

Rinde ¾ de taza aproximadamente

Fase 2 Eliminación

Éste es mi aderezo de cabecera cuando quiero algo rico y cremoso encima de mi ensalada. Los aguacates son una fuente excelente de grasas monoinsaturadas y otros nutrientes que ayudan a la piel y el cabello. Prepara una doble porción de este aderezo para tenerlo a la mano durante la semana.

½ aguacate pequeño

½ taza de agua

1 diente de ajo pelado

1 cucharada de vinagre de manzana crudo

¼ de cucharadita de sal de mar

1 manojo pequeño de perejil fresco

Licua todos los ingredientes, menos el perejil, hasta que adquiera una consistencia suave y cremosa. Agrega el perejil y licua en velocidad baja hasta combinar.

VARIACIÓN PARA LA FASE 3

Sustituye el vinagre de manzana con jugo de limón recién exprimido durante la prueba de cítricos.

|◉| Aderezo cremoso de ajo y semillas de cáñamo

Rinde ¾ de taza aproximadamente

Fase 2 Eliminación

Rocía este aderezo cremoso, libre de nueces, libre de lácteos sobre tus ensaladas verdes favoritas. Me gusta servirlo sobre una mezcla de hojas baby orgánicas con rebanadas de aguacate para una ensalada sencilla y nutritiva.

½ taza de semillas de cáñamo

½ taza de agua

2 cucharadas de vinagre de manzana crudo

1 o 2 dientes de ajo pelados

½ cucharadita de gránulos de kelp

¼ de cucharadita de sal de mar

Acompañamientos opcionales

1 manojo de cilantro fresco

1 manojo de perejil fresco

1 manojo de albahaca fresca

Licua todos los ingredientes (excepto los acompañamientos opcionales) hasta que adquieran una consistencia suave y cremosa. Añade cualquier acompañamiento (mi favorito es el cilantro) y lícualo de nuevo a baja velocidad para incorporar.

Sirve el aderezo sobre tu ensalada favorita. Guarda cualquier sobrante en un frasco de vidrio pequeño en el refrigerador hasta por siete días.

|◉| Aderezo ranchero de nueces de la India

Rinde 1 taza aproximadamente

Fase 3 ▸ Reintroducción (nueces de la India, cítricos)

Usa esta receta cuando ya hayas reintroducido los cítricos y estés probando las nueces de la India. Si encuentras que tienes una sensibilidad a los cítricos, entonces sustituye el jugo de limón con 3 cucharadas de vinagre de manzana crudo. Mi forma favorita de utilizar este aderezo es rociarlo sobre una crujiente ensalada de lechuga romana, pepino y rábano.

½ taza de nueces de la India crudas

Jugo de 1 limón grande (3 o 4 cucharadas)

¼ de taza de agua

¼ de taza de aceite de oliva extravirgen

1 diente de ajo pequeño

½ cucharadita de sal de mar

¼ o ½ cucharadita de pimienta negra recién molida

2 cucharadas de eneldo fresco picado

2 cucharadas de perejil fresco picado

2 cucharadas de cebollín fresco picado

Remoja las nueces de la India en un tazón pequeño y cúbrelas con agua hasta 3 centímetros a temperatura ambiente, durante 3 horas. Cuélalas después, enjuágalas y lícualas con los demás ingredientes, excepto las hierbas frescas, hasta que tengan una consistencia suave y cremosa.

Agrega las hierbas frescas y licua a baja velocidad para incorporar pero no licuar totalmente. Se busca tener pequeños pedazos de hierbas verdes en tu aderezo blanco, ¡no un aderezo verde!

Rectifica la sazón. Vierte el aderezo en un frasco de vidrio con tapa hermética y guárdalo en tu refrigerador hasta por 10 días. Una vez frío, puede usarse como dip para verduras. Sácalo a temperatura ambiente y adelgázalo con algunas cucharadas de agua si es necesario, antes de utilizarlo como aderezo para ensalada.

|◉| Aderezo cremoso de semillas de girasol y perejil

Rinde 1½ tazas

Fase 2 Eliminación

Usa este aderezo como un dip cremoso para bastones de zanahoria o rebanadas de pepino, o rocíalo sobre una ensalada de lechuga orgánica, betabel crudo rallado, zanahoria rallada y germen de brócoli.

½ taza de semillas de girasol

¼ de taza de agua

3 cucharadas de vinagre de manzana crudo

1 diente de ajo pelado

½ cucharadita de sal de mar

¼ de taza de aceite de oliva extravirgen

1 manojo pequeño de perejil fresco

Remoja las semillas de girasol en un tazón lleno de agua entre 6 y 8 horas, o durante toda la noche. Cuélalas, enjuágalas y lícualas junto con el agua, el vinagre, el ajo y la sal. Licua hasta que tenga una consistencia muy suave y cremosa. Luego añade el aceite y el perejil, y licua en baja velocidad para mezclar. Guárdalo en un frasco de vidrio en tu refrigerador hasta por 10 días.

VARIACIÓN PARA LA FASE 3

Sustituye el vinagre con jugo de limón recién exprimido para probar los cítricos durante la fase 3.

|◉| Aderezo de jengibre y manzana

Rinde 1½ tazas aproximadamente

Fase 2 Eliminación

Usa este aderezo libre de cítricos y vinagre en una ensalada de col, o rocíalo sobre tu ensalada favorita. Asegúrate de usar una manzana muy agria, como la verde. Esto le da al aderezo su sabor amargo.

1 manzana verde mediana, sin semillas y picada

½ taza de agua

⅓ de taza de aceite de oliva extravirgen

1 diente de ajo pequeño, pelado

1 trozo (2 centímetros) de jengibre fresco

¼ o ½ cucharadita de sal de mar

Licua todos los ingredientes durante 60 segundos o hasta que esté suave y cremoso. Rectifica la sazón y licua de nuevo si es necesario agregar más sal.

Vierte el aderezo en un frasco de vidrio con tapa hermética y guárdalo en tu refrigerador hasta por siete días.

|◎| Vinagreta de calabacita y eneldo

Rinde 1 taza aproximadamente

Fase 2 Eliminación

Bajo en FODMAP

Usa esta sencilla y sabrosa receta para aderezar la ensalada de pollo y ajo (página 306) o tu ensalada favorita de la dieta de eliminación.

½ taza de calabacita cruda picada
6 cucharadas de aceite de oliva extravirgen
3 cucharadas de vinagre de manzana crudo
2 cucharaditas de miel de abeja cruda
1 cucharadita de eneldo seco
½ cucharadita de sal de mar
1 diente de ajo (opcional)

Licua todos los ingredientes hasta que adquieran una consistencia suave y cremosa. Vierte el aderezo en un frasco de vidrio con tapa hermética y guárdalo en tu refrigerador hasta por 10 días.

|◎| Crema agria de coco

Rinde 1 o 2 tazas (varía dependiendo del contenido de crema en cada lata)

Fase 2 Eliminación

Bajo en FODMAP

Ésta es una gran receta para sustituir la crema agria con lactosa. ¡Es muy fácil de preparar! Sirve 1 cucharada encima de sopas de frijol o tacos, úsala como base para dips de hierbas o revuelve algunas moras frescas con un poco de miel de abeja y sirve crema agria encima. Asegúrate de usar leche de coco entera, no la variedad light. Utiliza un buen probiótico.

2 latas (350 gramos cada una) de leche de coco entera, fría
1 cucharadita de probióticos en polvo
1 pizca de sal

Deja las latas de leche de coco en el refrigerador 24 horas. Abre después las latas para sacar la crema gruesa de arriba y pásala a una olla pequeña. Vierte el agua en una jarra y reserva para otro uso (por ejemplo, licuados).

Calienta la crema de coco sobre fuego muy bajo. Quita la olla del fuego y añade el probiótico. Vierte la mezcla en un frasco de vidrio limpio y tápalo con un paño limpio, asegurando con una liga.

Deja reposar el frasco a temperatura ambiente entre 24 y 48 horas para que se cultive el probiótico. Luego añade la pizca de sal, tapa el frasco y refrigera para que se solidifique. Úsala a tu gusto.

Consejo

Dependiendo de la temperatura en la que guardes la leche de coco, puede que no necesites refrigerar las latas para que se separen la crema y el agua. En el invierno, tu alacena puede estar lo suficientemente fría para que el agua y la grasa se separen, así que sólo abre las latas y empieza de inmediato con la preparación.

|◉| Salsa para pasta sin verduras solanáceas

Rinde 1 litro aproximadamente

Fase 2 Eliminación

Esta salsa tiene una textura, un color y un sabor muy parecidos a la salsa para pasta tradicional. Úsala encima de calabaza horneada o fideos de quinoa cocidos. También puedes cocinar cordero o res molida (cuando estés probando la carne de res) en una sartén y luego añadir 2 o 3 tazas de esta salsa a la carne molida para una salsa para pasta más consistente.

2 cucharadas de aceite de oliva extravirgen
1 cebolla pequeña, picada
4 o 5 dientes de ajo pelados y picados
3 zanahorias grandes, peladas y picadas
1 betabel mediano, pelado y picado
1 cucharada de hierbas italianas secas
1½ cucharaditas de sal de mar
¼ o ½ cucharadita de pimienta negra recién molida
3 o 4 cucharadas de vinagre de manzana crudo
3 tazas de agua

Calienta el aceite en una olla mediana sobre fuego medio. Añade la cebolla y saltéala durante 5 o 10 minutos, o hasta que esté suave y empiece a cambiar de color. Luego agrega el ajo, la zanahoria y el betabel, y saltéalos 5 minutos más.

Agrega las hierbas italianas, la sal, la pimienta, el vinagre y el agua. Tapa la olla y déjala hervir a fuego lento 25 minutos o hasta que las verduras estén muy suaves. Usa un bastón de inmersión para hacer puré la salsa en la olla, o pasa con cuidado la salsa a una licuadora y lícuala hasta que quede muy suave. Rectifica la sazón. También, si prefieres un sabor un poco más amargo, agrega más vinagre de manzana, 1 o 2 cucharaditas a la vez, hasta que la salsa tenga la acidez deseada.

Consejo
Asegúrate de usar sólo aderezo italiano que contenga únicamente hierbas secas. Algunas marcas contienen cebolla, pimientos rojos o cáscara de limón, que no son ingredientes seguros durante las dos primeras fases de la dieta.

COLACIONES Y POSTRES

⦿ Moras frescas con crema batida de coco y vainilla

Rinde 6 porciones

Fase 2 Eliminación
Bajo en FODMAP

Usa esta sencilla receta como sustituto de la crema batida entera. La crema de coco empezará a ablandarse conforme se encuentra a temperatura ambiente y se derretirá rápidamente en una tarde calurosa, así que asegúrate de mantenerla fría. Puedes batirla fácilmente después de sacarla del refrigerador.

Crema batida de coco y vainilla
2 latas (350 gramos cada una) de leche de coco entera, refrigerada durante 12 horas
1 o 2 cucharadas de néctar de coco, miel de abeja o jarabe de maple puro
½ o 1 cucharadita de vainilla cruda en polvo
1 pizca de sal

Moras
4 tazas de moras frescas orgánicas (frambuesas, moras azules, fresas)

Para preparar la crema batida de coco y vainilla, abre las latas frías de leche de coco y saca la crema gruesa de la superficie. Pásala a un tazón y vierte la leche en un frasco para utilizarlo en tu licuado favorito después.

Añade el endulzante líquido, la vainilla y la sal a la crema de coco. Usa un batidor eléctrico para batir la crema fría hasta formar picos. Divide las moras en seis tazones pequeños y pon la crema batida de coco encima. Sirve inmediatamente.

|◉| Trufas de vainilla y coco

Rinde 12 piezas aproximadamente

Fase 2 Eliminación
Bajo en FODMAP

Si se te antoja algo dulce y necesitas un postre, ¡prueba esta receta! La grasa del coco te ayudará a sentirte saciado cuando estás en una dieta restrictiva. Prueba añadir extracto orgánico de menta o saborizante orgánico de naranja (después de que hayas probado y reintroducido exitosamente los cítricos) en lugar de la vainilla en polvo.

⅔ de taza de mantequilla de coco
3 cucharadas de aceite de coco virgen
1 cucharada de miel de abeja cruda (opcional)
1 taza de coco rallado sin endulzantes, más el necesario para cubrir
½ cucharadita de vainilla cruda en polvo
1 pizca de sal de mar

Calienta la mantequilla de coco y el aceite de coco en una olla pequeña sobre fuego muy bajo hasta que se suavicen pero no que se derritan. Vierte la mezcla en un procesador de alimentos con la hoja en "s". Añade la miel y procésalos durante unos segundos. Luego añade el coco rallado, la vainilla en polvo y la sal. Procesa para mezclar.

Pasa la mezcla a un tazón y forma bolitas. Si la mezcla es demasiado suave para formarlas, refrigera el tazón durante 30 minutos y vuelve a intentarlo. Pasa cada bolita sobre coco rallado y sirve. Guarda las trufas sobrantes en un contenedor hermético en el refrigerador hasta por 30 días.

Consejo
Para medir la mantequilla de coco del frasco, primero asegúrate de que esté a temperatura ambiente, luego saca pequeños trozos con un cuchillo para mantequilla hacia una taza medidora.

|◉| Trufas de girasol especiado con chai

Rinde 24 piezas aproximadamente

Fase 2 Eliminación

Será extremadamente bueno tener una preparación como ésta en tu refrigerador durante la parte estricta de la dieta de eliminación, la fase 2. De otra forma, puede que te sientas tentado de comer lo que sea cuando tengas hambre. Prepara una porción grande de esta receta y guárdala en un contenedor de vidrio con tapa ¡hasta por dos semanas!

  2 tazas de semillas de girasol crudas
  1 cucharada de canela molida
  1 cucharadita de jengibre molido
  ½ cucharadita de cardamomo molido
  1 pizca de sal
  1 taza de dátiles deshuesados
  2 cucharadas de aceite de oliva extravirgen
  1 o 3 cucharadas de jarabe de maple puro o miel de abeja cruda
     (opcional)
  Coco rallado sin endulzar

Muele las semillas de girasol, las especias y la sal en un procesador de alimentos con la hoja en "s". Procésalas hasta que las semillas estén finamente molidas. Sólo toma 1 minuto más o menos.

Añade los dátiles y el aceite, y procesa de nuevo hasta que la mezcla esté incorporada y pegajosa. Revisa si puedes formar una trufa al rodar un poco de la mezcla en tus manos. Si se deshace, añade el jarabe de maple y procesa de nuevo.

Saca cucharadas de la mezcla y forma bolitas. Ruédalas sobre coco rallado. Guarda las trufas sobrantes en un contenedor hermético en el refrigerador hasta por dos semanas.

|◉| Barritas de mantequilla de semillas de calabaza

Rinde 10 piezas aproximadamente

Fase 2 Eliminación

Guarda estas barritas en tu congelador para cuando te sientas con hambre y con la necesidad de una colación rica en nutrientes.

¾ de taza de dátiles deshuesados (8 aproximadamente)
½ taza de coco rallado sin endulzar
¼ de taza de pasas
1 o 2 cucharadas de canela molida
¼ de cucharadita de vainilla cruda en polvo
¾ de taza de mantequilla de semillas de calabaza
⅓ de taza de mantequilla de coco derretida

Cubre un refractario mediano con papel encerado.

Muele los dátiles, el coco rallado, las pasas, la canela y la vainilla en polvo en un procesador de alimentos con la hoja en "s". Muele la mezcla 30 segundos y añade los demás ingredientes. Procesa de nuevo para mezclar.

Vierte la mezcla en el refractario preparado. Guárdalo en el congelador durante 1 hora para que se asiente. Luego córtalo en barras con un cuchillo muy filoso y sirve. Guarda las barritas sobrantes en el congelador hasta que estén listas para servir; se ablandarán a temperatura ambiente.

Consejo

Para derretir la mantequilla de coco, coloca unas cucharadas en una olla pequeña y derrítela sobre fuego muy bajo. Luego mide ⅓ de taza.

|◉| Tartitas de aguacate y menta

Rinde 12 piezas

`Fase 3` ▸ Reintroducción (cítricos)

Usa esta receta para probar los cítricos en la fase 3. Esta receta es muy fácil de preparar, pero parece una obra maestra gourmet cuando está lista. Yo uso un molde de panqués con capacillos de papel sin blanquear como mi molde para "tartas". Primero, debes presionar la mezcla de la masa en el fondo de cada capacillo y luego añades el relleno. Guarda el molde en el congelador para "asentar" las tartas. Puedes sacar una a la vez y disfrutarlas lentamente, o sacar todo el molde y disfrutarlo con tus invitados.

Masa

1½ tazas de coco rallado sin endulzar
½ taza de semillas de cáñamo
¼ de cucharadita de vainilla cruda en polvo (opcional)
6 dátiles suaves, deshuesados
2 o 3 cucharaditas de aceite de coco

Relleno

4 aguacates maduros pequeños
6 cucharadas de aceite de coco derretido
6 cucharadas de jugo de lima recién exprimido
4 cucharadas de miel de abeja cruda
1 manojo de hojas de menta frescas

Cubre un molde para panqués con capacillos de papel sin blanquear.

Para preparar la masa, muele finamente el coco rallado, las semillas de cáñamo, la vainilla en polvo y la sal en un procesador de alimentos con la hoja en "s". Añade los dátiles y el aceite, y continúa procesando hasta mezclar por completo. Divide la masa en porciones iguales sobre los capacillos y presiona firmemente para cubrir el fondo.

Para preparar el relleno, muele todos los ingredientes del relleno en un procesador de alimentos con la hoja en "s", hasta que estén suaves y cremosos. Vierte porciones iguales de la mezcla en los capacillos, sobre la masa.

Congela el molde durante 1 o 2 horas, o hasta que el relleno de las tartitas esté firme al tacto. Cuando estés listo para servir, saca las tartas del molde y quita los capacillos.

|◎| Galletas de mantequilla de almendras

Rinde 24 piezas aproximadamente

Fase 3 Reintroducción (almendras)

Prepara esta receta durante la fase 3, cuando vayas a probar almendras. Me gusta servirla con leche casera de almendra cruda con vainilla (página 367). Son crujientes por fuera y suaves por dentro. Para moler la chía, muele al menos ¼ de taza en un molino de café o en una licuadora. Guarda cualquier sobrante en un frasco de vidrio en el refrigerador.

Ingredientes húmedos

2 cucharadas de chía molida

¼ de taza de agua caliente

¼ de taza de puré de manzana sin endulzar

¼ de taza de aceite de coco suave

¾ de taza de azúcar de coco

1 taza de mantequilla de almendras rostizadas

Ingredientes secos

1½ tazas de harina de arroz integral

½ cucharadita de sal de mar

½ cucharadita de bicarbonato de sodio

Precalienta el horno a 175 °C.

En un tazón mediano, revuelve la chía molida y el agua caliente. Añade los demás ingredientes húmedos. Bate la mezcla con una batidora eléctrica o revuelve vigorosamente con una cuchara de madera.

En otro tazón, revuelve los ingredientes secos. Añade la mezcla al tazón con los ingredientes húmedos y bate de nuevo hasta que la masa forme una bola. La masa debe ser pegajosa y puede quedarse atorada en las aspas. Si esto sucede, sólo apaga la batidora, quita la masa de las aspas y bate de nuevo.

Forma bolitas con la masa, acomódalas sobre una charola para galletas y presiónalas con un cuchillo. Hornea las galletas 10 o 12 minutos. Déjalas enfriar sobre una rejilla.

|◉| Panqués de chocolate y calabacita

Rinde 12 piezas

Fase 3 ▶ Reintroducción (chocolate)

Usa esta receta cuando pruebes el chocolate en la fase 3. Lo sé, ¡la dieta de eliminación es muy difícil! Sírvelos con 1 cucharada de crema batida de coco y vainilla (página 357) sobre cada panqué para un gran postre.

Ingredientes secos
1 taza de harina de arroz integral
½ taza de arruruz en polvo o harina de tapioca
¼ de taza de cacao crudo en polvo
1 cucharadita de bicarbonato de sodio
¼ cucharadita de sal de mar

Ingredientes húmedos
2 cucharadas de chía molida
¼ de taza de agua caliente

¾ de taza de puré de manzana sin endulzar

¾ de taza de azúcar de coco

½ taza de aceite de coco derretido, más el necesario para
  engrasar

2 cucharaditas de vinagre de manzana crudo

1½ tazas de calabacita cruda rallada

Precalienta el horno a 175 °C. engrasa un molde para panqués con 12 espacios con el aceite de coco, o utiliza capacillos de papel sin blanquear.

En un tazón mediano, revuelve los ingredientes secos. En otro tazón, mezcla vigorosamente la chía molida y el agua caliente. Añade el puré de manzana, el azúcar, el aceite de coco y el vinagre, y bate para mezclar. Incorpora la calabacita.

Vierte los ingredientes húmedos en los secos y revuelve con una cuchara grande de madera hasta que se integren. Divide la masa en los moldes para panqués, llenándolos hasta la mitad. Hornéalos entre 20 y 25 minutos, y déjalos enfriar en una rejilla antes de servir.

|◎| Pudín de calabaza y chía

Rinde 6 porciones aproximadamente

Fase 3 ▶ Reintroducción (nueces de la India)

Esta receta es una forma deliciosa de probar las nueces de la India en la fase 3, o intenta seguir una variación usando leche de coco para disfrutar este postre durante la fase 2. Este pudín crudo es parecido al pudín de tapioca. La chía se expande y libera su sustancia gelatinosa cuando se remoja en un líquido. Sirve el pudín en tazones pequeños con crema batida de coco y vainilla (página 357) y nuez moscada fresca rallada. Si no tienes una licuadora de alta potencia, remoja las nueces de la India 3 horas antes de molerlas.

½ taza de nueces de la India crudas

1½ tazas de agua

½ taza de puré de calabaza puro

4 o 6 cucharadas de jarabe de maple puro o néctar de coco

2 cucharaditas de mezcla de especias en polvo (canela, jengibre, pimienta gorda y nuez moscada)

1 pizca de sal

6 cucharadas de chía

Licua las nueces de la India, el agua, el puré de calabaza, el jarabe de maple, las especias y la sal en una licuadora de alta potencia hasta que adquieran una consistencia suave y muy cremosa. Pasa la mezcla a un tazón mediano o un contenedor de vidrio.

Añade la chía y revuelve. Déjala humedecerse a temperatura ambiente durante 1 hora. Luego tápala y refrigérala para que se humedezca y expanda durante 2 horas más, o de preferencia durante toda la noche. Sirve en tazones pequeños.

Consejo
Usa chía blanca para un pudín de color más claro, o usa la variedad negra para un pudín de color oscuro.

VARIACIÓN PARA LA FASE 2

Sustituye las nueces de la India crudas y el agua con 1 lata (350 gramos) de leche de coco orgánica entera para una versión sin nueces.

|◉| Paletas de durazno y coco

Rinde 8 o 10 piezas, dependiendo del tamaño del molde

Fase 2 Eliminación

Contar con postres saludables a la mano es de mucha ayuda para tener éxito en la dieta de eliminación, especialmente si tu hijo también está siguiendo el programa. Busca moldes para paletas de acero inoxidable. Ve la sección de recursos, en la página 381, para más información.

2 duraznos medianos maduros

½ aguacate pequeño

2 o 3 dátiles suaves, deshuesados

1 lata (350 gramos) de leche de coco

¼ o ½ cucharadita de vainilla cruda en polvo (opcional)

Licua todos los ingredientes en una licuadora de alta potencia hasta que adquieran una consistencia suave y cremosa. Vierte la mezcla en moldes para paletas y guárdalo en el congelador hasta que estén firmes, entre 3 y 6 horas. Cuando vayas a servir, pasa el molde bajo el chorro de agua caliente para liberar las paletas.

CONSEJO

Usa 2 tazas de rebanadas de durazno congelados si no es temporada de duraznos. Además, si tus dátiles están un poco duros y secos, remójalos durante 30 minutos en agua caliente antes de utilizarlos en esta receta.

BEBIDAS

🥤 Agua de pepino y menta

Rinde 2 litros

Fase 1 ▸ Desintoxicación

Bajo en FODMAP

Beber agua es de vital importancia para desintoxicar. Esta infusión hace que beber agua se disfrute ¡mucho más! Siempre asegúrate de que estés bebiendo y cocinando con agua filtrada, pues los químicos y residuos de medicamentos en el agua pueden provocar un caos en tu salud. Por un lado, estos químicos matan las bacterias beneficiosas del intestino, y por el otro, los residuos de medicamentos pueden afectar tu equilibrio hormonal, causando posiblemente un aumento de peso inexplicable. Si no tienes un sistema de filtrado por ósmosis inversa instalado en tu cocina, entonces compra frascos de agua filtrada en tu tienda naturista local.

7 tazas de agua filtrada
1 pepino pequeño, rebanado finamente
4 o 5 ramas de menta frescas

Divide el agua filtrada en dos frascos de un litro. Distribuye las rebanadas de pepino y las hojas de menta entre los dos frascos. Tápalos y déjalos reposar a temperatura ambiente durante 2 horas. Luego refrigéralos. Bebe el agua a lo largo del día.

🥤 Leche de almendras crudas y vainilla

Rinde 4 tazas aproximadamente

Fase 3 ▸ Reintroducción (almendras)

Usa la leche de almendras crudas como base para licuados de frutas cremosos, en platillos horneados en lugar de la leche de vaca o encima de cereales de granos enteros para desayunar. También me gusta añadirla a tés especiados calientes o beberla sola. ¡Es deliciosa!

1 taza de almendras crudas
4 tazas de agua
1 cucharada de jarabe de maple puro
½ cucharadita de vainilla cruda en polvo
1 pizca de sal de mar

Remoja las almendras en un tazón pequeño, cubiertas con agua filtrada, a temperatura ambiente, durante 8 o 12 horas.

Después, cuélalas y enjuágalas bajo el chorro de agua caliente. Lícualas con 4 tazas de agua, el jarabe de maple, la vainilla y la sal durante 1 o 2 minutos, o hasta que tengas una leche muy ligera.

Cuela la leche en un colador de malla fina con manta de cielo, o en una bolsa para leches vegetales, hacia un contenedor y exprime la mayor cantidad de leche que puedas. Guárdala en un frasco de vidrio tapado en el refrigerador hasta por tres días.

Leche de vainilla y cáñamo

Rinde 3 tazas aproximadamente

Fase 2 Eliminación

Bajo en FODMAP

Usa leche de cáñamo para cubrir cereales de granos enteros para desayunar, como base para licuados o como una bebida refrescante. También puedes usarla para recetas que necesiten leche. La leche de cáñamo sólo toma unos minutos.

½ taza de semillas de cáñamo enteras
3 tazas de agua filtrada
1 cucharada de jarabe de maple

½ cucharadita de vainilla cruda en polvo

1 pizca de sal de mar

Licua todos los ingredientes en una licuadora de alta potencia durante 60 o 90 segundos, o hasta que adquieran una consistencia muy suave. Úsala así, o cuélala para una consistencia más ligera. Para colarla, coloca una bolsa para leches vegetales en un frasco grande o una jarra, y vierte la leche de cáñamo por la bolsa, exprimiendo para separar la pulpa.

Guarda tu leche de cáñamo en un frasco de vidrio tapado herméticamente, en el refrigerador, hasta por tres o cuatro días.

🥛 Leche de nueces de la India y vainilla

Rinde 3½ tazas

Fase 3 Reintroducción (nueces de la India)

Usa esta receta cuando estés probando las nueces de la India durante la fase 3. Si no tienes una reacción, entonces continúa utilizando esta receta a lo largo de la dieta de eliminación. Es deliciosa rociada sobre cereales de granos enteros para desayunar, en tés especiados calientes en lugar de leche de vaca, o como una bebida cremosa.

½ taza de nueces de la India crudas

3 tazas de agua

2 o 3 cucharaditas de miel de abeja cruda o jarabe de maple puro

¼ de cucharadita de vainilla cruda en polvo

1 pizca de sal de mar

Licua todos los ingredientes en una licuadora de alta potencia, hasta que adquieran una consistencia muy suave y cremosa. Añade más agua para una consistencia más ligera.

Consejo

Si no tienes una licuadora de alta potencia, remoja las nueces de la India en un tazón pequeño, cubiertas con agua filtrada. Déjalas a temperatura ambiente durante 3 horas para que se suavicen. Cuélalas y enjuágalas. Lícualas entonces con los demás ingredientes. Puede ser necesario colar la leche usando una bolsa para leches vegetales o una manta de cielo limpia si todavía tiene algunos sólidos.

Té de especias caliente

Rinde 4 tazas

Fase 1 Desintoxicación

Este té tiene un sabor caliente, similar al del chai, pero sin el té negro (el cual contiene cafeína). Bebe este té como apoyo digestivo a cualquier hora del día; es especialmente bueno después de la comida. Una vez que estés en la fase 2, puedes añadir leche de vainilla y cáñamo (página 368), o si estás en la fase 3, intenta añadir leche de almendras crudas y vainilla (página 367). Agrega un poco de miel de abeja para endulzarlo si lo deseas.

4 tazas de agua

2 rajas de canela troceadas

5 o 6 cardamomos molidos

1 cucharadita de ajos enteros

1 cucharadita de granos de pimienta negra enteros

2 cucharadas de jengibre fresco, rebanado finamente

Leche, al gusto

Miel de abeja cruda, al gusto

Coloca el agua y las especias en una olla pequeña sobre fuego medio. Tapa la olla y, cuando suelte el hervor, baja la flama y déjala hervir a fuego lento durante 15 minutos. Cuela el té en un colador de malla fina hacia un frasco de un litro. Viértelo en tazas, añade la leche de tu elección (si estás en la fase 2 o 3) y endulza con miel de abeja cruda.

VARIACIÓN PARA LA FASE 3

Añade crema orgánica cruda o leche entera a este té cuando pruebes los lácteos en las últimas etapas de la fase 3.

☐ Té para la noche

Rinde 6 tazas

Fase 1 Desintoxicación

Bajo en FODMAPP

Dormir bien es muy importante para tener una buena digestión. Cuando no dormimos, nuestro cuerpo produce más químicos inflamatorios. Esto puede provocar intestino irritable, así como dolor e inflamación en todo el cuerpo. Este té calma el sistema nervioso y ayuda a preparar al cuerpo para un sueño profundo. Bebe 1 o 2 tazas más o menos 1 hora antes de dormir.

1 cucharada de manzanilla seca

1 cucharada de flor de la pasión seca

1 cucharada de hierba gatera seca

1 cucharada de menta seca

1 cucharada de pétalos de rosa secos

6 tazas de agua hirviendo

Coloca las hierbas en una jarra de vidrio de 8 tazas de capacidad, vierte el agua hirviendo encima, tápala con un plato y déjala reposar 5 o 7 minutos.

Cuela el té, desecha los sólidos y bebe. Guarda cualquier sobrante de té en un frasco de vidrio cerrado en el refrigerador y recalienta en una olla lo que consumas.

Consejo

Asegúrate de comprar pétalos de rosa orgánicos. Si no puedes encontrarlos, sólo omítelos de la receta. El cultivo convencional de rosas utiliza muchos químicos. Estos químicos pueden cambiar la forma en que tu cuerpo responde a la comida, así como alterar las bacterias en tu intestino.

Té para las suprarrenales

Rinde 4 tazas

Fase 1 Desintoxicación
Bajo en FODMAP

La mayoría de la gente va por la vida bajo un estrés constante. Eso puede cambiar la digestión y las funciones del sistema inmunitario, y dejarte más susceptible a tener intestino irritable. Las investigaciones muestran incluso que el estrés puede alterar a los organismos de nuestro tracto intestinal. Este té contiene hierbas que han demostrado ayudar a normalizar la respuesta al estrés.

4 tazas de agua
2 cucharadas de regaliz seco
2 cucharadas de ashwagandha seca
2 cucharadas de jengibre fresco rebanado

Coloca todos los ingredientes en una olla mediana, tápala y déjala hervir a fuego medio. Cuando suelte el hervor, baja la flama y deja que hierva a fuego lento durante 15 o 20 minutos.

Cuela el té, desecha los sólidos y bebe. Si el té tiene un sabor demasiado fuerte para ti, añade más agua caliente a tu taza para diluirlo. Guarda cualquier sobrante del té en un frasco de vidrio tapado en el refrigerador. Recalienta en una olla pequeña lo que vayas a consumir.

ESENCIALES

|◉| Caldo de pollo

Rinde 3 litros aproximadamente

Fase 1 Desintoxicación

Puedes usar el caldo de pollo durante todas las fases de la dieta. Es rico en nutrientes para sanar el intestino, en aminoácidos, minerales y vitaminas. Puedes preparar el caldo de pollo de dos formas: con los huesos de un pollo que hayas horneado antes, o de un pollo entero fresco. Si usas un pollo entero fresco, no lo cuezas más de 2 horas. Esta opción produce mucha carne cocida que puedes guardar en tu refrigerador, lista para preparar una comida rápida de la dieta de eliminación.

Huesos y piel de 2 pollos orgánicos horneados (sin la carne)
½ kilo de alitas de pollo frescas
1 cebolla grande, picada
1 cabeza de ajo cortada a la mitad, a lo largo
4 tallos de apio picados
2 zanahorias picadas
3 o 4 ramas de tomillo frescas
2 o 3 ramas de romero frescas
1 manojo de perejil fresco
1 o 2 cucharaditas de granos de pimienta enteros
2 hojas de laurel
2 cucharaditas de sal de mar
16 tazas de agua filtrada
1 cucharada de vinagre de manzana crudo

Coloca todos los ingredientes en una olla grande, tápala y déjala hervir a fuego medio. Cuando suelte el hervor, baja la flama y déjala hervir a fuego lento entre 6 y 8 horas. Cuela el caldo en un colador de acero inoxidable hacia un tazón u otra olla grande. Descarta los sólidos del colador.

Vierte el caldo en frascos de vidrio cerrados y refrigéralos hasta por cinco días, o durante más tiempo en el congelador.

VARIACIÓN BAJA EN FODMAP

Omite el ajo, la cebolla y el apio de esta receta y sustitúyelos con 2 manojos de cebollitas de cambray picadas y más hierbas frescas. Si tienes acceso al apio de monte o levístico, es un gran sustituto del apio para el caldo.

|◉| Caldo de verduras y algas

Rinde 4 litros

Fase 1 Desintoxicación

Los caldos son en realidad muy fáciles de preparar. Sólo echas todo en una olla grande, la tapas y la dejas hervir a fuego lento durante horas en tu estufa. Si no tienes todos los ingredientes, no te preocupes; los caldos son muy nobles, sólo usa los ingredientes que tengas a la mano. Las algas añaden abundantes minerales traza al caldo, lo cual es muy beneficioso para la mayoría de las personas con deficiencias de minerales. Congela tu caldo en frascos de boca ancha para usarlo después.

1 cebolla grande, cortada en trozos

1 poro enjuagado y picado

2 o 3 zanahorias picadas

4 tallos de apio picados

4 dientes de ajo picados

½ manojo de perejil fresco

2 tiras de alga kombu

2 cucharadas de alga arame o hijiki

1 cucharada de trozos de alga dulse

1 rama de romero fresco

1 rama de tomillo fresco

3 hojas de laurel

1 cucharadita de granos de pimienta negra enteros

16 tazas de agua filtrada

Coloca todos los ingredientes en una olla grande y déjalos hervir sobre fuego medio. Cuando suelte el hervor, tapa la olla, baja la flama y déjala hervir a fuego lento 3 o 4 horas.

Cuela el caldo en un colador de acero inoxidable hacia otra olla y desecha los sólidos. Vierte el caldo en frascos limpios de boca ancha y guárdalos en refrigeración hasta por siete días, o más si es en congelador.

|◉| Coliflor, zanahoria y ejotes en escabeche
Rinde 1 litro

Fase 2 Eliminación

La fermentación es un proceso mágico en el que las bacterias beneficiosas de las verduras pueden florecer bajo las condiciones correctas; un ambiente anaeróbico hecho posible por la salmuera y un frasco con tapa. Las verduras lactofermentadas son ricas en fuentes de probióticos que tu sistema digestivo necesita para funcionar bien. Come algunas cucharadas de estas verduras con cada comida.

APRENDE MÁS SOBRE LOS ALIMENTOS FERMENTADOS

Para más recetas deliciosas con verduras fermentadas, revisa *The Whole Life Nutrition Cookbook*. Ahí encontrarás todo un capítulo dedicado a los alimentos fermentados y cultivados, incluyendo un yogur sin lácteos, el kombucha, el agua de coco y kéfir, zanahorias y ejotes, chucrut de calabacita y eneldo, betabeles y albahaca en escabeche, y muchas más. También asegúrate de visitar nuestro blog de recetas, www.nourishingmeals.com, donde encontrarás un video sobre cómo preparar las verduras lactofermentadas, ¡es la forma más fácil de aprenderlo!

2 o 3 ramas de eneldo fresco

1 cucharadita de granos de pimienta negra enteros

2 tazas de coliflor picada

1 taza de ejotes picados

1 taza de zanahoria picada en cubos

2 tazas de agua filtrada

1 o 1½ cucharadas de sal de mar

1 hoja de col blanca grande

Coloca el eneldo y la pimienta en el fondo de un frasco de vidrio de un litro. Acomoda una capa de coliflor, otra de ejotes y otra de zanahorias encima. Presiona para no dejar espacios vacíos.

Mezcla el agua y la sal en un tazón pequeño o una taza medidora. Asegúrate de que la sal se disuelva y luego vierte la mezcla sobre las verduras hasta cubrirlas por al menos 3 centímetros de salmuera. Dobla la hoja de col y colócala encima de las verduras, presionando para asegurar que se queden bajo la salmuera. Cubre con una tapa de plástico hermética y déjala en algún lugar, sin moverla, lejos de la luz directa del sol durante cinco o siete días, o hasta que se agrie a tu gusto.

Cuando empieces a ver muchas burbujas, después del segundo o tercer día, levanta ligeramente la tapa para liberar el exceso de gases, luego ciérrala de nuevo. Hazlo una o dos veces al día hasta que las verduras se fermenten (agrien) a tu gusto.

Guarda tus verduras en escabeche en el refrigerador entre tres y seis meses.

Consejo

Asegúrate de cortar las verduras en trozos pequeños. Esto ayudará a que se fermenten bien.

|◉| Nabos con eneldo en escabeche

Rinde 1 litro

Fase 2 Eliminación

Bajo en FODMAP

Hay nabos de distintos tamaños, desde pequeños, del tamaño de un rábano, hasta algunos lo suficientemente grandes como para llenar la palma de tu mano. Usa aproximadamente dos manojos de nabos pequeños o dos nabos grandes. ¡Esta receta baja en FODMAP es deliciosa para acompañar el desayuno, la comida o la cena!

½ manojo de eneldo fresco
½ manojo de cebollitas de cambray picadas
3½ tazas de nabos picados
2 tazas de agua filtrada
1 o 1½ cucharadas de sal de mar
1 hoja de col blanca grande

Coloca el eneldo y las cebollitas picadas en el fondo de un frasco de vidrio de un litro. Agrega los nabos picados para llenar el frasco hasta 5 centímetros del borde. Presiona para no dejar espacios vacíos.

Mezcla el agua y la sal en un tazón pequeño o una taza medidora. Asegúrate de que la sal se disuelva y luego vierte la mezcla sobre las verduras hasta cubrirlas por al menos 3 centímetros de salmuera. Dobla la hoja de col y colócala encima de las verduras, presionando para asegurar que se queden bajo la salmuera. Cubre con una tapa de plástico hermética y déjala en algún lugar, sin moverla, lejos de la luz directa del sol durante cinco o siete días, o hasta que se agrie a tu gusto.

Cuando empieces a ver muchas burbujas, después del segundo o tercer día, levanta ligeramente la tapa para liberar el exceso de gases, luego ciérrala de nuevo. Hazlo una o dos veces al día hasta que las verduras se fermenten (agrien) a tu gusto.

Guarda tus verduras en escabeche en el refrigerador entre tres y seis meses.

|◉| Chucrut arcoíris

Rinde 1 litro

Fase 2 Eliminación

Bajo en FODMAP

Esta receta recibe su nombre de la col morada, la col blanca y las zanahorias que se usan. Prepara una porción de chucrut aproximadamente una semana antes de que empieces la dieta de eliminación. De esta manera estará lista para cuando entres a la fase 2. Sirve unas cuantas cucharadas de este chucrut con cada comida.

    4 tazas de col morada rebanada finamente (350 gramos
        aproximadamente)
    4 tazas de col blanca rebanada finamente (350 gramos
        aproximadamente)
    2 zanahorias grandes ralladas
    1 cucharada de sal de mar
    1 hoja de col blanca grande

Coloca todos los ingredientes, excepto la hoja de col, en un tazón grande y muélelos con un mortero de madera u otro objeto romo hasta que se liberen los jugos de las verduras. Esto suele tomar entre 5 y 10 minutos de movimiento continuo.

Pasa el chucrut a un frasco de vidrio de un litro, presionando con el mortero para que el jugo se eleve por encima de las verduras. Asegúrate de dejar aproximadamente 2 centímetros antes del borde. Dobla la hoja de col y sumérgela en el jugo parcialmente. Cierra con una tapa de plástico hermética.

Coloca el frasco dentro de otro contenedor o en una charola para hornear por si se sale un poco del jugo, luego colócalo en un lugar donde no le dé la luz del sol directa. Deja que el chucrut se fermente entre cinco y 10 días. La fermentación se dará más rápidamente en un clima cálido y más lentamente en un clima frío.

Cuando empieces a ver muchas burbujas, después del segundo o tercer día, levanta ligeramente la tapa para liberar el exceso de gases, luego ciérrala de nuevo. Hazlo una o dos veces al día hasta que el chucrut se fermente (agrie) a tu gusto. Si se derramó un poco de la salmuera de tu chucrut, remplázala con más. Usa 1 taza de agua filtrada mezclada con 1½ cucharadita de sal de mar. Luego añade esta mezcla al chucrut hasta que esté aproximadamente a 1 centímetro del borde. Cierra la tapa de nuevo y deja que continúe su fermentación. Prueba el chucrut después de cinco días. Si está agrio y amargo, está listo; si no, ferméntalo más tiempo.

Guarda tu chucrut en el refrigerador entre tres y seis meses.

|◉| Germen de brócoli fresco

Rinde 4 tazas aproximadamente

Fase 2 ▸ Eliminación
Bajo en FODMAP

Cultivar tu propio jardín de germinados es un proceso muy divertido y excitante. Las semillas de brócoli son particularmente difíciles de germinar, pues toman más tiempo en comparación con otras semillas, así que sé paciente. Toma unos cuantos días para que las semillas se abran y luego empiecen a crecer lentamente. Se dice que algo bueno siempre llega para quien sabe esperar. El germen de brócoli es algo muy bueno, así que tu paciencia será recompensada debidamente (ve la página 379 para los beneficios de este germen).

Consejo
El germen de brócoli tiene un sabor especiado que no todos toleran. Puedes mezclarlo con semillas de rábano, trébol o alfalfa para un sabor diferente antes de germinar.

2 cucharadas de semillas germinadas (semillas de brócoli orgánicas)

Coloca las semillas en un frasco de un litro con boca ancha, con una tapa para germinados, y cúbrelas con algunos centímetros de agua purificada. Déjalas remojar durante la noche en un lugar oscuro y tibio. Después de 8 o 10 horas, cuela el agua.

Enjuaga las semillas con agua fresca tres o cuatro veces al día, durante cuatro o cinco días. Coloca el frasco en un lugar oscuro y tibio durante ese tiempo. Asegúrate de colar toda el agua después de cada enjuague para evitar que el germen se eche a perder. (Sé que estás emocionado esperando ver crecer tu propio jardín en tu cocina, pero probablemente las semillas tardarán dos o tres días en abrirse, así que sé paciente.)

Una vez que tu germinado tenga algunos centímetros de largo y hojas definidas amarillas, mueve tu frasco hacia un lugar donde pueda estar expuesto a la luz del sol. Esto permitirá que el germen absorba la luz y crezca rápidamente. Asegúrate de seguir humedeciéndolo, pues el germen se puede secar muy rápido en un ambiente caliente y seco. El germen estará listo cuando tenga hojas verdes oscuras. No te preocupes sobre comértelos muy pronto. Cuando esté verde, estará listo.

Consejo
Ve nuestro video y más información sobre cómo germinar en nuestra página web, www.wholelifenutrition.net.

Recursos

Puedes encontrar los productos por internet, en tiendas naturistas, tiendas especializadas y algunos supermercados.

Vinagres y aceites
www.tropicaltraditions.com

Nueces y semillas crudas orgánicas
www.nutiva.com

Mantequillas de nueces y semillas
Artisana Organics, en www.iherb.com

Carnes y pescados silvestres orgánicos
www.tropicaltraditions.com

Harinas libres de gluten
www.tropicaltraditions.com
www.nutiva.com

Otros ingredientes
www.divineorganics.com

Suplementos

Después de trabajar como miembro de asuntos médicos para Investigaciones Thorne durante siete años, aprendí que no todos los suplementos son iguales. Muchos vendedores están reduciendo sus costos al comprar materias primas de menor calidad, las cuales pueden estar contaminadas con microbios dañinos o químicos tóxicos. Es de vital importancia que compres suplementos de una compañía respetable. Aunque hay muchas buenas compañías, incluí los productos específicos abajo porque he tenido un éxito impresionante con ellos en mi consultorio. Visita también la sección de suplementos de nuestra página web, www.wholelifenutrition.net.

Multivitamínico
www.thorne.com

Vitamina D
www.thorne.com

Ácidos grasos esenciales
www.nordicnaturals.com

Citrato de magnesio
www.thorne.com

Carbón activo
www.swansonvitamins.com

Aminoácidos

De amplio espectro
www.thorne.com

Glutamina
www.thorne.com

Acetilcisteína
www.thorne.com

Removedor de solventes
www.thorne.com

Probióticos
www.swansonvitamins.com
www.bodybiotics.com

Berberina
www.thorne.com

Meriva
www.thorne.com

Betaína HCL con pepsina
www.thorne.com

Enzimas digestivas
www.thorne.com

Electrodomésticos y utensilios de cocina

Licuadora de alta potencia
www.vitamix.com

Contenedores de acero inoxidable y moldes para paletas
www.onyxcontainers.com
www.lifewithoutplastic.com

Referencias

Capítulo 1

Hicklin, J. A., L. M. McEwen y J. E. Morgan, "The Effect of Diet in Rheumatoid Arthritis", *Clinical Allergy*, 1980, vol. 10, p. 463.

Grant, E. C., "Food Allergies and Migraine", *The Lancet*, 5 de mayo de 1979, vol. 1, núm. 8123, pp. 966-969.

Breneman, J. C., "Allergy Elimination Diet as the Most Effective Gallbladder Diet", *Annals of Allergy, Asthma & Immunology*, 1968, vol. 26, pp. 83-87.

Ruuskanen, A., K. Kaukinen, P. Collin, H. Huhtala, R. Valve, M. Maki *et al.*, "Positive serum Antigliadin Antibodies without Celiac Disease in the Elderly Population: Does it Matter?", *Scandinavian Journal of Gastroenterology*, 2010, vol. 45, pp. 1197-1202.

Jackson, K. D., L. D. Howie y L. J. Akinbami, "Trends in Allergic Conditions among Children: United States, 1997-2011. Food Allergies Increased 50%", *NCHS Data Briefs*, mayo de 2013, núm. 121, pp. 1-8.

Sicherer, S. H., A. Munoz-Furlong, J. H. Godbold *et al.*, "US Prevalence of Self-Reported Peanut, Tree Nut, and Sesame Allergy: 11-Year Follow-Up", *Journal of Allergy and Clinical Immunology*, junio de 2010, vol. 125, núm. 6, pp. 1322-1326. Consultado en <www.webmd.com/allergies/allergy-statistics>.

Pribila, B. A., S. R. Hertzler, B. R. Martin *et al.*, "Improved Lactose Digestion and Intolerance among African-American Adolescent Girls Fed a Dairy-Rich Diet", *Journal of the American Dietetic Association*, mayo de 2000, vol. 100, núm. 5, pp. 524-428, examen pp. 529-530.

Wood, R. A., N. Segall, S. Ahlstedt *et al.*, "Accuracy of IgE Antibody Laboratory Results", *Annals of Allergy, Asthma & Immunology*, julio de 2007, vol. 99, núm. 1, pp. 34-41.

Lavine, E, "Blood Testing for Sensitivity, Allergy or Intolerance to Food", *Canadian Medical Association Journal*, publicado antes de impresión, 19 de marzo de 2012 (10.1503/cmaj.110026).

Wilders-Truschnig, M., H. Mangge, C. Lieners *et al.*, "IgG Antibodies against Food Antigens Are Correlated with Inflammation and Intima Media Thickness in Obese Juveniles", *Experimental and Clinical Endocrinology Diabetes*, abril de 2008, vol. 116, núm. 4, pp. 241-245.

Capítulo 2

Cassady, B. A., J. H. Hollis, A. D. Fulford *et al.*, "Mastication of Almonds: Effects of Lipid Bioaccessibility, Appetite, and Hormone Response", *The American Journal of Clinical Nutrition*, marzo de 2009, vol. 89, núm. 3, pp. 794-800 (PMID 19144727).

Mansueto, P., G. Montalto, M. L. Pacor *et al.*, "Food Allergy in Gastroenterologic Diseases: Review of Literature", *World Journal of Gastroenterology*, 28 de diciembre de 2006, vol. 12, núm. 48, pp. 7744-7752.

Untersmayr, E., N. Bakos, I. Schöll *et al.*, "Anti-Ulcer Drugs Promote IgE Formation toward Dietary Antigens in Adult Patients", *Federation of American Societies for Experimental Biology Journal*, abril de 2005, vol. 19, núm. 6, pp. 656-658.

Prichard, P. J., N. D. Yeomans, G. W. Mihaly *et al.*, "Omeprazole: A Study of its Inhibition of Gastric pH and Oral Pharmacokinetics after Morning or Evening Dosage", *Gastroenterology*, enero de 1985, vol. 88, núm. 1, parte 1, pp. 64-69.

Heidelbaugh, J. J., K. L. Goldberg y J. M. Inadomi, "Overutilization of Proton Pump Inhibitors: A Review of Cost-Effectiveness and Risk", *The American Journal of Gastroenterology*, marzo de 2009, vol. 104, supl. 2, pp. S27-S32.

Riemer, A. B., S. Gruber, I. Pali-Schöll *et al.*, "Suppression of Gastric Acid Increases the Risk of Developing Immunoglobulin E-Mediated Drug Hypersensitivity: Human Diclofenac Sensitization and a Murine Sensitization Model", *Clinical & Experimental Allergy*, marzo de 2010, vol. 40, núm. 3, pp. 486-493.

Moreno, F. J.," "Gastrointestinal Digestion of Food Allergens: Effect on their Allergenicity", *Biomedicine & Pharmacotherapy*, enero de 2007, vol. 61, núm. 1, pp. 50-60.

Breneman, J. C., "Allergy Elimination Diet as the Most Effective Gallbladder Diet", *Annals of Allergy, Asthma & Immunology*, 1968, vol. 26, pp. 83-87.

Malterre, T., "Digestive and Nutritional Considerations in Celiac Disease: Could Supplementation Help?", *Alternative Medicine Review*, septiembre de 2009, vol. 14, núm. 3, pp. 247-257.

Leeds, J. S., A. D. Hopper, D. P. Hurlstone *et al.*, "Is Exocrine Pancreatic Insufficiency in Adult Coeliac Disease a Cause of Persisting Symptoms?", *Alimentary Pharmacology & Therapeutics*, 1° de febrero de 2007, vol. 25, núm. 3, pp. 265-271.

Damm, I., U. Mikkat, F. Kirchhoff *et al.*, "Inhibitory Effect of the Lectin Wheat Germ Agglutinin on the Binding of 125I-CCK-8s to the CCK-A and -B Receptors of AR42J Cells", *Pancreas*, enero de 2004, vol. 28, núm. 1, pp. 31- 37.

Rossi, M., A. Amaretti y S. Raimondi, "Folate Production by Probiotic Bacteria", *Nutrients*, enero de 2011, vol. 3, núm. 1, pp. 118-134.

Pompei, A., L. Cordisco, A. Amaretti *et al.*, "Folate Production by Bifidobacteria as a Potential Probiotic Property", *Applied and Environmental Microbiology*, enero de 2007, vol. 73, núm. 1, pp. 179-185.

LeBlanc, J. G., J. E. Laino, M. J. del Valle *et al.*, "B-Group Vitamin Production by Lactic Acid Bacteria—Current Knowledge and Potential Applications", *Journal of Applied Microbiology*, diciembre de 2011, vol. 111, núm. 6, pp. 1297-1309.

Madara, J., "Building an Intestine—Architectural Contributions of Commensal Bacteria", *The New England Journal of Medicine*, 14 de octubre de 2004, vol. 351, núm. 16, pp. 1685-1686.

Petrof, E. O., E. C. Claud, G. B. Gloor *et al.*, "Microbial Ecosystems Therapeutics: A New Paradigm in Medicine?", *Beneficial Microbes*, 1° de marzo de 2013, vol. 4, núm. 1, pp. 53-65.

Norman, J. M., S. A. Handley y H. W. Virgin, "Kingdom-Aagnostic Metagenomics and the Importance of Complete Characterization of Enteric Microbial Communities", *Gastroenterology*, mayo de 2014, vol. 146, núm. 6, pp. 1459-1469.

Sleator, R. D., "The Human Superorganism—Of Microbes and Men", *Medical Hypotheses*, febrero de 2010, vol. 74, núm. 2, pp. 214-215.

David, L. A., C. F. Maurice, R. N. Carmody *et al.*, "Diet Rapidly and Reproducibly Alters the Human Gut Microbiome", *Nature*, 23 de enero de 2014, vol. 505, núm. 7484, pp. 559-563.

Menard, S., N. Cerf-Bensussan y M. Heyman, "Multiple Facets of Intestinal Permeability and Epithelial Handling of Dietary Antigens", *Mucosal Immunology*, mayo de 2010, vol. 3, núm. 3, pp. 247-259.

Horton, F., J. Wright, L. Smith *et al.*, "Increased Intestinal Permeability to Oral Chromium (51 Cr)-EDTA in Human Type 2 Diabetes", *Diabetic Medicine*, mayo de 2014, vol. 31, núm. 5, pp. 559-563.

Visser, J., J. Rozing, A. Sapone *et al.*, "Tight Junctions, Intestinal Permeability, and Autoimmunity: Celiac Disease and Type 1 Diabetes Paradigms", *Annals of the New York Academy of Sciences*, mayo de 2009, vol. 1165, pp. 195-205.

Fasano, A., "Leaky Gut and Autoimmune Diseases", *Clinical Reviews in Allergy & Immunology*, febrero de 2012, vol. 42, núm. 1, pp. 71-78.

————, "Zonulin, Regulation of Tight Junctions, and Autoimmune Diseases", *Annals of the New York Academy of Sciences*, julio de 2012, vol. 1258, pp. 25-33.

Von Geldern, G. y E. M. Mowry, "The Influence of Nutritional Factors on the Prognosis of Multiple Sclerosis", *Nature Reviews Neurology*, diciembre de 2012, vol. 8, núm. 12, pp. 678-689.

Capítulo 3

Drago, S., R. El Asmar, M. di Pierro *et al.*, "Gliadin, Zonulin and Gut Permeability: Effects on Celiac and Non-Celiac Intestinal Mucosa and Intestinal Cell Lines", *Scandinavian Journal of Gastroenterology*, abril de 2006, vol. 41, núm. 4, pp. 408-419.

Damm, I., U. Mikkat, F. Kirchhoff *et al.*, "Inhibitory Effect of the Lectin Wheat Germ Agglutinin on the Binding of 125I-CCK-8s to the CCK-A and -B Receptors of AR42J Cells", *Pancreas*, enero de 2004, vol. 28, núm. 1, pp. 31-37.

Lebwohl, B., M. J. Blaser, J. F. Ludvigsson *et al.*, "Decreased Risk of Celiac Disease in Patients with *Helicobacter Pylori* Colonization", *American Journal of Epidemiology*, 15 diciembre de 2013, vol. 178, núm. 12, pp. 1721-1730.

D'Arienzo, R., F. Maurano, D. Luongo *et al.*, "Adjuvant Effect of *Lactobacillus Casei* in a Mouse Model of Gluten Sensitivity", *Immunology Letters*, 15 de agosto de 2008, vol. 119, núms. 1-2, pp. 78-83.

Pozo-Rubio, T., M. Olivares, E. Nova *et al.*, "Immune Development and Intestinal Microbiota in Celiac Disease", *Clinical and Developmental Immunology*, 2012, artículo 654143, 12 pp.

Sellitto, M., G. Bai, G. Serena *et al.*, "Proof of Concept of Microbiome-Metabolome Analysis and Delayed Gluten Exposure on Celiac Disease Autoimmunity in Genetically at-Risk Infants", *PLoS One*, 2012, vol. 7, núm. 3, p. e33387.

Cotter, P. D., C. Stanton, R. P. Ross *et al.*, "The Impact of Antibiotics on the Gut Microbiota as Revealed by High Throughput DNA Sequencing", *Discovery Medicine*, marzo de 2012, vol. 13, núm. 70, pp. 193-199.

Ciacci, C., M. Siniscalchi, C. Bucci *et al.*, "Life Events and the Onset of Celiac Disease from a Patient's Perspective", *Nutrients*, 28 de agosto de 2013, vol. 5, núm. 9, pp. 3388-3398.

Barouki, R., P. D. Gluckman, P. Grandjean *et al.*, "Developmental Origins of Non-Communicable Disease: Implications for Research and Public Health", *The Journal of Environmental Health*, 27 de junio de 2012, vol. 11, p. 42.

Dietert, R. R., "Developmental Immunotoxicity, Perinatal Programming, and Honcommunicable Diseases: Focus on Human Studies", *Advances in Medical Sciences*, enero de 2014, artículo 867805, 18 pp. Consultado en <www.wheatbellyblog.com/2011/07/who-is-dr-william-davis>.

Kasarda, D. D., "Can an Increase in Celiac Disease be Attributed to an Increase in the Gluten Content of Wheat as a Consequence of Wheat Breeding?", *Journal of Agricultural and Food Chemistry*, 13 de febrero de 2013, vol. 61, núm. 6, pp. 1155-1559.

Goddard, C. J., y H. R. Gillett, "Complications of Coeliac Disease: Are All Patients at Risk?", *Postgraduate Medical Journal*, noviembre de 2006, vol. 82, núm. 973, pp. 705-712.

Ludvigsson, J., J. Bai, F. Biagi *et al.*, "Guidelines: Diagnosis and Management of Adult Coeliac Disease: Guidelines from the British Society of Gastroenterology", *Gut*, junio de 2014 (10.1136/gutjnl-2013-306578).

Burgin-Wolff, A., B. Mauro y H. Faruk, "Intestinal Biopsy is not always Required to Diagnose Celiac Disease: A Retrospective Analysis of Combined Antibody Tests", *BMC Gastroenterology*, 23 de enero de 2013, vol. 13, p. 19.

Thompson, T., "Gluten Contamination of Commercial Oat Products in the United States", *The New England Journal of Medicine*, 4 de noviembre de 2004, vol. 351, núm. 19, pp. 2021-2022.

Thompson, T., A. R. Lee y T. Grace, "Gluten Contamination of Grains, Seeds, and Flours in the United States: A Pilot Study", *Journal of the American Dietetic Association*, junio de 2010, vol. 110, núm. 6, pp. 937-940.

Sbarbati, A., E. Valletta, M. Bertini *et al.*, "Gluten Sensitivity and 'Normal' Histology: Is the Intestinal Mucosa Really Normal?", *Digestive and Liver Disease*, noviembre de 2003, vol. 35, núm. 11, pp. 768-773.

Cooper, B. T., G. K. Holmes, R. Ferguson *et al.*, "Gluten-Sensitive Diarrhea without Evidence of Celiac Disease", *Gastroenterology*, noviembre de 1980, vol. 79, núm. 5, parte 1, pp. 801-806.

Catassi, C., J. C. Bai, B. Bonaz, *et al.*, "Non-Celiac Gluten Sensitivity: The New Frontier of Gluten Related Disorders", *Nutrients*, octubre de 2013, vol. 5, núm. 10, pp. 3839-3853.

Sapone, A., J. C. Bai, C. Ciacci *et al.*, "Spectrum of Gluten-Related Disorders: Consensus on New Nomenclature and Classification", *BMC Medicine*, 7 de febrero de 2012, vol. 10, p. 13.

Nijeboer, P., H. J. Bontkes, C. J. Mulder *et al.*, "Non-Celiac Gluten Sensitivity. Is It in the Gluten or the Grain?", *Journal of Gastrointestinal and Liver Diseases*, diciembre de 2013, vol. 22, núm. 4, pp. 435-440.

Corrao, G., G. R. Corazza, V. Bagnardi *et al.*, "Mortality in Patients with Coeliac Disease and their Relatives: A Cohort Study", *The Lancet*, 4 de agosto de 2001, vol. 358, núm. 9279, pp. 356-361.

Bartley, J., y S. R. McGlashan, "Does Milk Increase Mucus Production?", *Medical Hypotheses*, abril de 2010, vol. 74, núm. 4, pp. 732-734.

Azzouz, A., B. Jurado-Sánchez, B. Souhail *et al.*, "Simultaneous Determination of 20 Pharmacologically Active Substances in Cow's Milk, Goat's Milk, and Human Breast Milk by Gas Chromatography-Mass Spectrometry", *Journal of Agricultural and Food Chemistry*, 11 de mayo de 2011, vol. 59, núm. 9, pp. 5125-5132.

Schecter, A., D. Haffner, J. Colacino *et al.*, "Polybrominated Diphenyl Ethers (PBDEs) and Hexabromocyclododecane (HBCD) in Composite U.S. Food Samples", *Environmental Health Perspectives*, marzo de 2010, vol. 118, núm. 3, pp. 357-362.

Schecter, A., P. Cramer, K. Boggess *et al.*, "Intake of Dioxins and Related Compounds from Food in the U.S. Population", *Journal of Toxicology and Environmental Health, Part A*, 11 de mayo de 2001, vol. 63, núm. 1, pp. 1-18.

Aris, A., y S. Leblanc, "Maternal and Fetal Exposure to Pesticides Associated to Genetically Modified Foods in Eastern Townships of Quebec, Canada", *Reproduction Toxicology*, mayo de 2011, vol. 31, núm. 4, pp. 528-533.

Choi, Y. K., N. Kraft, B. Zimmerman *et al.*, "Fructose Intolerance in IBS and Utility of Fructose-Restricted Diet", *Journal of Clinical Gastroenterology*, marzo de 2008, vol. 42, núm. 3, pp. 233-238.

Thuy, S., R. Ladurner, V. Volynets *et al.*, "Nonalcoholic Fatty Liver Disease in Humans is Associated with Increased Plasma Endotoxin and Plasminogen Activator Inhibitor 1 Concentrations and with Fructose Intake", *Journal of Nutrition*, agosto de 2008, vol. 138, núm. 8, pp. 1452-1455.

Frazier, T. H., J. K. DiBaise y C. J. McClain, "Gut Microbiota, Intestinal Permeability, Obesity-Induced Inflammation, and Liver Injury", *JPEN, Journal of Parenteral and Enteral Nutrition*, septiembre de 2011, vol. 35, supl. 5, pp. S14-S20.

Vos, M. B., y J. E. Lavine, "Dietary Fructose in Nonalcoholic Fatty Liver Disease, *Hepatology*, junio de 2013, vol. 57, núm. 6, pp. 2525-2531.

Bohn, T., M. Cuhra, T. Traavik *et al.*, "Compositional Differences in Soybeans on the Market: Glyphosate Accumulates in Roundup Ready GM Soybeans", *Food Chemistry*, 15 de junio de 2014, vol. 153, pp. 207-215.

Padgette, S. R., N. B. Taylor, D. L. Nida *et al.*, "The Composition of Glyphosate-Tolerant Soybean Seeds is Equivalent to that of Conventional Soybeans", *Journal of Nutrition*, marzo de 1996, vol. 126, núm. 3, pp. 702-716.

Darlington, L. G., N. W. Ramsey y J. R. Mansfield, "Placebo-Controlled, Blind Study of Dietary Manipulation Therapy in Rheumatoid Arthritis", *The Lancet*, 1986, vol. 1, pp. 236-238.

Hicklin, J. A., L. M. McEwen y J. E. Morgan, "The Effect of Diet in Rheumatoid Arthritis", *Clinical Allergy*, 1980, vol. 10, p. 463.

Zar, S., M. J. Benson y D. Kumar, "Food-Specific Serum IgG4 and IgE Titers to Common Food Antigens in Irritable Bowel Syndrome", *The*

American Journal of Gastroenterology, julio de 2005, vol. 100, núm. 7, pp. 1550-1557.

Zar, S., L. Mincher, M. J. Benson *et al*., "Food-Specific IgG4 Antibody-Guided Exclusion Diet Improves Symptoms and Rectal Compliance in Irritable Bowel Syndrome", *Scandinavian Journal of Gastroenterology*, julio de 2005, vol. 40, núm. 7, pp. 800-807.

Granito, A., D. Zauli, P. Muratori *et al*., "Anti-*Saccharomyces Cerevisiae* and Perinuclear Anti-Neutrophil Cytoplasmic Antibodies in Coeliac Disease Before and After Gluten-Free Diet", *Alimentary Pharmacology & Therapeutics*, 1° de abril de 2005, vol. 21, núm. 7, pp. 881-887.

Capítulo 4

"Policy Statement–Chemical-Management Policy: Prioritizing Children's Health", Council on Environmental Health, *Pediatrics*, 2011, vol. 0523, publicado antes de impresión, 25 de abril de 2011 (10.1542/peds.2011-0523).

Casals-Casas, C., y B. Desvergne, "Endocrine Disruptors: from Endocrine to Metabolic Disruption", *Annual Review of Physiology*, 2011, vol. 73, pp. 135-162.

Genuis, S. J., M. Sears, G. Schwalfenberg *et al*., "Incorporating Environmental Health in Clinical Medicine", *Journal of Environmental and Public Health*, 2012, artículo 103041. Epub, 17 de mayo de 2012.

Genuis, S. J., "What's Out There Making us Sick?", *Journal of Environmental and Public Health*, 2012, artículo 605137. Epub, 24 de octubre de 2011.

Grandjean, P., y P. J. Landrigan, "Neurobehavioral Effects of Developmental Toxicity", *The Lancet Neurology*, marzo de 2014, vol. 13, núm. 3, pp. 330-338.

Genuis, S. J., "Sensitivity-Related Illness: The Escalating Pandemic of Allergy, Food Intolerance and Chemical Sensitivity", *Science of the Total Environment*, 15 de noviembre de 2010, vol. 408, núm. 24, pp. 6047-6061.

Shehata, A. A., W. Schrodl, A. A. Aldin, H. M. Hafez y M. Kruger, "The Effect of Glyphosate on Potential Pathogens and Beneficial Members of Poultry Microbiota in Vitro", *Current Microbiology*, 2013, vol. 66, núm. 4, pp. 350-358.

Krüger, M., A. A. Shehata, W. Schrödl y A. Rodloff, "Glyphosate Suppresses the Antagonistic Effect of *Enterococcus* spp. on *Clostridium Botulinum*", *Anaerobe*, 2013, vol. 20, pp. 74-78.

Pascussi, J. M., A. Robert, M. Nguyen *et al.*, "Possible Involvement of Pregnane X Receptor-Enhanced CYP24 Expression in Drug-Induced Osteomalacia", *The Journal of Clinical Investigation*, enero de 2005, vol. 115, núm. 1, pp. 177-186.

Holick, M. F., "Stay Tuned to PXR: An Orphan Actor that May not Be D-Structive only to Bone", *The Journal of Clinical Investigation*, enero de 2005, vol. 115, núm. 1, pp. 32-34.

Kojima, H., F. Sata, S. Takeuchi *et al.*, "Comparative Study of Human and Mouse Pregnane X Receptor Agonistic Activity in 200 Pesticides Using in Vitro Reporter Gene Assays", *Toxicology*, 27 de febrero de 2011, vol. 280, núm. 3, pp. 77-87.

Yang, J. H., Y. M. Lee, S. G. Bae *et al.*, "Associations between Organochlorine Pesticides and Vitamin D Deficiency in the U.S. Population", *PLoS One*, 2012, vol. 7, núm. 1, p. e30093.

Antico, A., M. Tampoia, R. Tozzoli *et al.*, "Can Supplementation with Vitamin D Reduce the Risk or Modify the Course of Autoimmune Diseases? A Systematic Review of the Literature", *Autoimmunity Reviews*, diciembre de 2012, vol. 12, núm. 2, pp. 127-136.

Hossein-Nezhad, A., y M. F. Holick, "Vitamin D for Health: A Global Perspective", *Mayo Clinic Proceedings*, julio de 2013, vol. 88, núm. 7, pp. 720-755.

Kuo, C. H., C. C. Hsieh, M. S. Lee *et al.*, "Epigenetic Regulation in Allergic Diseases and Related Studies", *Asia Pacific Allergy*, enero de 2014, vol. 4, núm. 1, pp. 14-18.

Vogel, S. A., "The Politics of Plastics: The Making and Unmaking of Bisphenol A 'safety' ", *The American Journal of Public Health*, noviembre de 2009, vol. 99, supl. 3, pp. S559-S566.

Vandenberg, L. N., "Non-Monotonic Dose Responses in Studies of Endocrine Disrupting Chemicals: Bisphenol A as a Case Study", *Dose Response*, 7 de octubre de 2013, vol. 12, núm. 2, pp. 259-276.

Testa, C., F. Nuti, J. Hayek *et al.*, "Di-(2-Ethylhexyl) Phthalate and Autism Spectrum Disorders", *ASN Neuro*, 30 de mayo de 2012, vol. 4, núm. 4, pp. 223-239.

Duty, S. M., R. M. Ackerman, A. M. Calafat *et al.*, "Personal Care Product Use Predicts Urinary Concentrations of Some Phthalate Monoesters", *Environmental Health Perspectives*, noviembre de 2005, vol. 113, núm. 11, pp. 1530-1535.

Genuis, S. J., S. Beesoon, R. A. Lobo *et al.*, "Human Elimination of Phthalate Compounds: Blood, Urine, and Sweat (BUS) Study", *The Scientific World Journal*, 2012, artículo 615068.

Rudel, R. A., J. M. Gray, C. L. Engel *et al.*, "Food Packaging and Bisphenol A and Bis(2-Ethyhexyl) Phthalate Exposure: Findings from a Dietary Intervention", *Environmental Health Perspectives*, julio de 2011, vol. 119, núm. 7, pp. 914-920.

Sexton, K., J. J. Salinas, T. J. McDonald *et al.*, "Biomarker Measurements of Prenatal Exposure to Polychlorinated Biphenyl's (PCB) in Umbilical Cord Blood from Postpartum Hispanic Women in Brownsville, Texas", *Journal of Toxicology and Environmental Health, Part A*, 2013, vol. 76, núm. 22, pp. 1225-1235.

Lee, D. H., I. K. Lee, K. Song *et al.*, "A Strong Dose-Response Relation between Serum Concentrations of Persistent Organic Pollutants and Diabetes: Results from the National Health and Examination Survey 1999-2002", *Diabetes Care*, julio de 2006, vol. 29, núm. 7, pp. 1638-1644. Consultado en <www.ewg.org/news/news-releases/2003/07/30/first-everus-tests-farmed-salmon-show-high-levels-cancer-causing-pcbs>.

Choi, Y. J., M. J. Seelbach, H. Pu *et al.*, "Polychlorinated Biphenyls Disrupt Intestinal Integrity Via NADPH Oxidase-Induced Alterations of Tight Junction Protein Expression", *Environmental Health Perspectives*, julio de 2010, vol. 118, núm. 7, pp. 976-981. Consultado en <www.akaction.org/Publications/Coal_Development/Toxic_Trade_Map_poster_mercury_final_8x10.pdf>.

Qiu, J., "Tough Talk over Mercury Treaty", *Nature*, 10 de enero de 2013, vol. 493, núm. 7431, pp. 144-145. Consultado en <http://www.briloon.org/uploads/BRI_Documents/Mercury_Center/BRI-IPEN-report-update-102214%20for%20web.pdf> y <www.nbcnews.com/id/27704012/ns/world_news-world_environment/t/brown-clouds-dim-asia-threaten-worlds-food/#U7D2RdxhfRo>.

Savage, J. H., E. C. Matsui, R. A. Wood *et al.*, "Urinary Levels of Triclosan and Parabens Are Associated with Aeroallergen and Food Sensitization", *Journal of Allergy and Clinical Immunology*, agosto de 2012, vol. 130, núm. 2, pp. 453-460.e7.

Schab, D. W., y N. H. Trinh, "Do Artificial Food Colors Promote Hyperactivity in Children with Hyperactive Syndromes? A Meta-Analysis of Double-Blind Placebo-Controlled Trials", *Journal of Developmental & Behavioral Pediatrics*, diciembre de 2004, vol. 25, núm. 6, pp. 423-434.

Arnold, L. E., N. Lofthouse y E. Hurt, "Artificial Food Colors and Attention-Deficit/Hyper Activity Symptoms: Conclusions to Dye For", *Neurotherapeutics*, julio de 2012, vol. 9, núm. 3, pp. 599-609.

Jacobson, M. F., "Carcinogenicity and Regulation of Caramel Colorings", *International Journal of Occupational Medicine and Environmental Health*, julio-septiembre de 2012, vol. 18, núm. 3, pp. 254-259.

Medeiros Vinci, R., B. de Meulenaer, M. Andjelkovic *et al.*, "Factors Influencing Benzene Formation from the Decarboxylation of Benzoate in Liquid Model Systems", *Journal of Agricultural and Food Chemistry*, 28 de diciembre de 2011, vol. 59, núm. 24, pp. 12975-12981.

Bendig, P., L. Maier, K. Lehnert *et al.*, "Mass Spectra of Methyl Esters of Brominated Fatty Acids and their Presence in Soft Drinks and Cocktail Syrups", *Rapid Communications in Mass Spectrometry*, 15 de mayo de 2013, vol. 27, núm. 9, pp. 1083-1089.

Bendig, P., L. Maier y W. Vetter, "Brominated Vegetable Oil in Soft Drinks—An Underrated Source of Human Organobromine Intake", *Food Chemistry*, 2012, vol. 133, p. 678.

Israel, B., *et al.*, "Brominated Battle: Soda Chemical Has Cloudy Health History", *Scientific American*, 11 de diciembre de 2011. Consultado en <www.scientificamerican.com/article.cfm?id=soda-chemical-cloudy-health-history>.

Horowitz, B. Z., "Bromism from Excessive Cola Consumption", *The Journal of Clinical Toxicology*, 1997, vol. 35, núm. 3, pp. 315-320.

Jih, D. M., V. Khanna y S. C. Somach, "Bromoderma after Excessive Ingestion of Ruby Red Squirt", *The New England Journal of Medicine*, 8 de mayo de 2003, vol. 348, núm. 19, pp. 1932-1934. Consultado en <ntp.niehs.nih.gov/ntp/roc/twelfth/profiles/butylatedhydroxyanisole.pdf>.

Vandenberg, L. N., T. Colborn, T. B. Hayes *et al.*, "Regulatory Decisions on Endocrine Disrupting Chemicals Should Be Based on the Principles of Endocrinology", *Reproductive Toxicology*, julio de 2013, vol. 38, pp. 1-15.

Vandenberg, L. N., "Non-Monotonic Dose Responses in Studies of Endocrine Disrupting Chemicals: Bisphenol A as a Case Study", *Dose Response*, 7 de octubre de 2013, vol. 12, núm. 2, pp. 259-276.

Vandenberg, L. N., T. Colborn, T. B. Hayes *et al.*, "Hormones and Endocrine-Disrupting Chemicals: Low-Dose Effects and Non-Monotonic Dose Responses", *Endocrinology Review*, junio de 2012, vol. 33, núm. 3, pp. 378-455. Consultado en <big.assets.huffingtonpost.com/fraud.pdf>.

Cattani, D., V. L. de Liz Oliveira Cavalli, C. E. Heinz Rieg *et al.*, "Mechanisms Underlying the Neurotoxicity Induced by Glyphosate-Based Herbicide in Immature Rat Hippocampus: Involvement of Glutamate Excitotoxicity", *Toxicology*, 5 de junio, 2014, vol. 320, pp. 34-45.

Jayasumana, C., S. Gunatilake, P. Senanayake *et al.*, "Glyphosate, Hard Water and Nephrotoxic Metals: Are they the Culprits behind the Epidemic of Chronic Kidney Disease of Unknown Etiology in Sri Lanka?", *International Journal of Environmental Research and Public Health*, 2014, vol. 11, núm. 2, pp. 2125-2147.

Lushchak, O. V., O. I. Kubrak, J. M. Storey *et al.*, "Low Toxic Herbicide Roundup Induces Mild Oxidative Stress in Goldfish Tissues", *Chemosphere*, agosto de 2009, vol. 76, núm. 7, pp. 932-937.

De Liz Oliveira Cavalli, V. L., D. Cattani, C. E. Heinz Rieg *et al.*, "Roundup Disrupts Male Reproductive Functions by Triggering Calcium-Mediated Cell Death in Rat Testis and Sertoli Cells", *Free Radical Biology & Medicine*, diciembre de 2013, vol. 65, pp. 335-346.

Shehata, A. A., W. Schrödl, A. A. Aldin *et al.*, "The Effect of Glyphosate on Potential Pathogens and Beneficial Members of Poultry Microbiota in Vitro", *Current Microbiology*, abril de 2013, vol. 66, núm. 4, pp. 350-358.

Seralini, G. E., R. Mesnage, E. Clair *et al.*, "Genetically Modified Crops Safety Assessments: Present Limits and Possible Improvements", *Environmental Sciences Europe*, 1° de marzo de 2011, vol. 23, p. 10.

Paganelli, A., V. Gnazzo, H. Acosta *et al.*, "Glyphosate-Based Herbicides Produce Teratogenic Effects on Vertebrates by Impairing Retinoic Acid Signaling", *Chemical Research in Toxicology*, 9 de agosto de 2010, vol. 23, núm. 10, pp. 1586-1595.

El-Shenawy, N. S., "Oxidative Stress Responses of Rats Exposed to Roundup and its Active Ingredient Glyphosate", *Environmental To-*

xicology and Pharmacology, noviembre de 2009, vol. 28, núm. 3, pp. 379-385.

Gui, Y. X., X. N. Fan, H. M. Wang *et al.*, "Glyphosate Induced Cell Death through Apoptotic and Autophagic Mechanisms", *Neurotoxicology and Teratology*, 2012, vol. 34, pp. 344-349. Consultado en <patft. uspto.gov/netacgi/nph-Parser?Sect1=PTO2&Sect2=HITOFF&p=1 &u=/netahtml/PTO/search-bool.html&r=1&f=G&l=50&col=AND &d=PTXT&s1=7771736.PN.&OS=PN/7771736&RS=PN/7771736>.

Kruger, M., P. Schledorn, W. Schrödl *et al.*, "Detection of Glyphosate Residues in Animals and Humans", *Journal of Environmental & Analytical Toxicology*, enero de 2014, vol. 4, p. 2.

Kruger, M., A. A. Shehata, W. Schrödl *et al.*, "Glyphosate Suppresses the Antagonistic Effect of *Enterococcus* SPP on *Clostridium Botulinum*", *Anaerobe*, abril de 2013, vol. 20, pp. 74-78. Consultado en <www. biointegrity.org/sustainablepulse.com/wp-content/uploads/GMO-health.pdf> y <www.examiner.com/article/connect-the-dots-2>.

Zobiole, L. H., R. J. Kremer, R. S. Oliveira, Jr., *et al.*, "Glyphosate Affects Micro-Organisms in Rhizospheres of Glyphosate-Resistant Soybeans", *Journal of Applied Microbiology*, enero de 2011, vol. 110, núm. 1, pp. 118-127.

Mesnage, R., B. Bernay y G. E. Séralini, "Ethoxylated Adjuvants of Glyphosate-Based Herbicides Are Active Principles of Human Cell Toxicity", *Toxicology*, 16 de noviembre de 2013, vol. 313, núms. 2-3, pp. 122-128.

Mesnage, R., N. Defarge, J. Spiroux de Vendomois *et al.*, "Major Pesticides Are More Toxic to Human Cells than their Declared Active Principles", *BioMed Research International*, 2014, artículo 179691.

Brandt, K., C. Leifert, R. Sanderson *et al.*, "Agroecosystem Management and Nutritional Quality of Plant Foods: The Case of Organic Fruits and Vegetables", *Critical Reviews in Plant Sciences*, 2011, vol. 30, pp. 177-197.

Smith-Spangler, C., M. L. Brandeau, G. E. Hunter *et al.*, "Are Organic Foods Safer or Healthier than Conventional Alternatives? A Systematic Review", *Annals of Internal Medicine*, 4 de septiembre de 2012, vol. 157, núm. 5, pp. 348-366.

Benbrook, C., "Are Organic Foods Safer or Healthier?", *Annals of Internal Medicine*, 19 de febrero de 2013, vol. 158, núm. 4, pp. 296-297.

Lu, C., K. Toepel, R. Irish *et al.*, "Organic Diets Significantly Lower Children's Dietary Exposure to Organophosphorus Pesticides", *Environmental Health Perspectives*, febrero de 2006, vol. 114, núm. 2, pp. 260-263.

Roberts, E. M., P. B. English, J. K. Grether *et al.*, "Maternal Residence Near Agricultural Pesticide Applications and Autism Spectrum Disorders among Children in the California Central Valley", *Environmental Health Perspectives*, octubre de 2007, vol. 115, núm. 10, pp. 1482-1489.

Shelton, J. F., E. M. Geraghty, D. J. Tancredi *et al.*, "Neurodevelopmental Disorders and Prenatal Residential Proximity to Agricultural Pesticides: The CHARGE Study", *Environmental Health Perspectives*, 23 de junio de 2014 [Epub anterior a la versión impresa]. Consultado en <healthland.time.com/2011/04/21/exposure-to-pesticides-in-preg nancy-can-lower-childrens-iq>.

Capítulo 5

Hossein-Nezhad, A., y M. F. Holick, "Vitamin D for Health: A Global Perspective", *Mayo Clinic Proceedings*, julio de 2013, vol. 88, núm. 7, pp. 720-755.

Rosanoff, A., C. M. Weaver y R. K. Rude, "Suboptimal Magnesium Status in the United States: Are the Health Consequences Underestimated?", *Nutrition Reviews*, marzo de 2012, vol. 70, núm. 3, pp. 153-164.

Chacko, S. A., J. Sul, Y. Song *et al.*, "Magnesium Supplementation, Metabolic and Inflammatory Markers, and Global Genomic and Proteomic Profiling: A Randomized, Double-Blind, Controlled, Crossover Trial in Overweight Individuals", *The American Journal of Clinical Nutrition* de febrero, 2011, vol. 93, núm. 2, pp. 463-473.

Zhang, Y., P. Talalay, C. G. Cho *et al.*, "A Major Inducer of Anticarcinogenic Protective Enzymes from Broccoli: Isolation and Elucidation of Structure", *Proceedings of the National Academy of Sciences USA*, 15 de marzo de 1992, vol. 89, núm. 6, pp. 2399-2403.

Yamamoto, M., A. Singh, F. Sava *et al.*, "MicroRNA Expression in Response to Controlled Exposure to Diesel Exhaust: Attenuation by the Antioxidant N-Acetylcysteine in a Randomized Crossover Study", *Environmental Health Perspectives*, junio de 2013, vol. 121, núm. 6, pp. 670-675.

Gomes, A. C., A. A. Bueno, R. G. de Souza *et al.*, "Gut Microbiota, Probiotics and Diabetes, *Nutrition Journal*, 17 de junio de 2014, vol. 13, núm. 1, p. 60.

Han, J., H. Lin y W. Huang, "Modulating Gut Microbiota as an Anti-Diabetic Mechanism of Berberine", *Medical Science Monitor*, julio de 2011, vol. 17, núm. 7, pp. RA164-RA167.

Di Pierro, F., G. Rapacioli, E. A. Di Maio *et al.*, "Comparative Evaluation of the Pain-Relieving Properties of a Lecithinized Formulation of Curcumin (Meriva[R]), Nimesulide, and Acetaminophen", *Journal of Pain Research*, 2013, vol. 6, pp. 201-205.

Belcaro, G., M. R. Cesarone, M. Dugall *et al.*, "Efficacy and Safety of MerivaR, a Curcumin-Phosphatidylcholine Complex, During Extended Administration in Osteoarthritis Patients", *Alternative Medicine Review*, diciembre de 2010, vol. 15, núm. 4, pp. 337-344.

Capítulo 6

Rustagi, N., S. K. Pradhan y R. Singh, "Public Health Impact of Plastics: an Overview", *Indian Journal of Occupational and Environmental Medicine*, septiembre de 2011, vol. 15, núm. 3, pp. 100-103.

Capítulo 7

Demmig-Adams, B., y W. W. Adams III, "Antioxidants in Photosynthesis and Human Nutrition", *Science*, 13 de diciembre de 2002, vol. 298, núm. 5601, pp. 2149-2153 (PMID 12481128).

Subbiah, M. T., "Understanding the Nutrigenomic Definitions and Concepts at the Food-Genome Junction", *OMICS*, diciembre de 2008, vol. 12, núm. 4, pp. 229-235 (PMID 18687041).

Hanhineva, K., R. Törrönen, I. Bondia-Pons *et al.*, "Impact of Dietary Polyphenols on Carbohydrate Metabolism", *International Journal of Molecular Sciences*, 31 de marzo de 2010, vol. 11, núm. 4, pp. 1365-1402 (PMID 20480025).

Park, W. T., J. K. Kim, S. Park *et al.*, "Metabolic Profiling of Glucosinolates, Anthocyanins, Carotenoids, and Other Secondary Metabolites in Kohlrabi (*Brassica Oleracea* Var. *Gongylodes*)", *Journal of Agricultural and Food Chemistry*, 28 de junio de 2012 [Epub anterior a la versión impresa].

Mikaili, P., S. Maadirad, M. Moloudizargari *et al.*, "Therapeutic Uses and Pharmacological Properties of Garlic, Shallot, and their Biologically Active Compounds", *Iranian Journal of Basic Medical Sciences*, 13 de octubre de 2013, vol. 16, núm. 10, pp. 1031-1048.

Sehitoglu, M. H., A. A. Farooqi, M. Z. Qureshi *et al.*, "Anthocyanins: Targeting of Signaling Networks in Cancer Cells", *Asian Pacific Journal of Cancer Prevention*, 2014, vol. 15, núm. 5, pp. 2379-2381.

Xie, M., L. D. Nghiem, W. E. Price *et al.*, "Comparison of the Removal of Hydrophobic Trace Organic Contaminants by Forward Osmosis and Reverse Osmosis", *Water Research*, 15 de mayo de 2012, vol. 46, núm. 8, pp. 2683-2692. Consultada el 3 de julio de 2014 en <www.sciencedaily.com/releases/2012/08/120820143902.htm>.

Capítulo 8

Lasky, T., W. Sun, A. Kadry *et al.*, "Mean Total Arsenic Concentrations in Chicken 1989-2000 and Estimated Exposures for Consumers of Chicken", *Environmental Health Perspectives*, enero de 2004, vol. 112, núm. 1, pp. 18-21 (PMID 14698925).

Silbergeld, E. K., y K. Nachman, "The Environmental and Public Health Risks Associated with Arsenical Use in Animal Feeds", *Annals of the New York Academy of Sciences*, octubre de 2008, vol. 1140, pp. 346-357 (PMID 18991934).

Harris, G., y D. Grady, "Pfizer Suspends Sales of Chicken Drug with Arsenic", NewYorkTimes.com, 8 de junio de 2011. Consultado el 16 de marzo de 2012 en <www.nytimes.com/2011/06/09/business/09arsenic.html?_r=3>.

Han, J. R., B. Deng, J. Sun *et al.*, "Effects of Dietary Medium-Chain Triglyceride on Weight Loss and Insulin Sensitivity in a Group of Moderately Overweight Free-Living Type 2 Diabetic Chinese Subjects", *Metabolism*, julio de 2007, vol. 56, núm. 7, pp. 985-991 (PMID 17570262).

Kasai, M., N. Nosaka, H. Maki *et al.*, "Effect of Dietary Medium- and Long-Chain Triacylglycerols (MLCT) on Accumulation of Body Fat in Healthy Humans", *Asia Pacific Journal of Clinical Nutrition*, 2003, vol. 12, núm. 2, pp. 151-160 (PMID 12810404).

St-Onge, M. P., y A. Bosarge, "Weight-Loss Diet that Includes Consumption of Medium-Chain Triacylglycerol Oil Leads to a Greater Rate of Weight and Fat Mass Loss than Does Olive Oil", *The American Journal of Clinical Nutrition*, marzo de 2008, vol. 87, núm. 3, pp. 621-626 (PMID 18326600).

Capítulo 9

Corrao, G., G. R. Corazza, V. Bagnardi *et al.*, "Mortality in Patients with Coeliac Disease and their Relatives: A Cohort Study", *The Lancet*, 4 de agosto de 2001, vol. 358, núm. 9279, pp. 356-361.

Ludvigsson, J. F., S. M. Montgomery, A. Ekbom *et al.*, "Small-Intestinal Histopathology and Mortality Risk in Celiac Disease", *JAMA*, 16 de septiembre de 2009, vol. 302, núm. 11, pp. 1171-1178.

Capítulo 10

Williams, B. L., M. Hornig, T. Buie *et al.*, "Impaired Carbohydrate Digestion and Transport and Mucosal Dysbiosis in the Intestines of Children with Autism and Gastrointestinal Disturbances", *PLoS One*, 2011, vol. 6, núm. 9, p. e24585 (10.1371/journal.pone.0024585). Epub, 16 de septiembre de 2011.

Acerca de los autores

Alissa Segersten recibió su título en ciencia de la nutrición por la Universidad Bastyr, en Kenmore, Washington. Fue chef de su propio negocio en Seattle, Washington, donde se dedicó a atender exitosamente las necesidades de salud y estilo de vida de muchas familias con su cocina saludable y deliciosa. Es madre de tiempo completo de cinco hijos y disfruta la jardinería, preparar conservas, cultivar alimentos e ir de excursión con su familia. Actualmente es instructora de gastronomía a través de sus clases y programas por internet, empoderando a la gente con sus habilidades para la cocina y su conocimiento sobre alimentos enteros, para que puedan reconectarse con el placer de comer alimentos deliciosos y nutritivos. Su popular blog de recetas, www.nourishingmeals.com, está lleno de recetas saludables y libres de gluten.

Tom Malterre, maestro en ciencias y nutricionista certificado, tiene tanto una licenciatura como una maestría en nutrición por la Universidad Bastyr, así como una especialización por el Instituto de Medicina Funcional y más de una década de experiencia clínica. Tom es actualmente integrante del Instituto de Investigación de Autismo y fue miembro de asuntos médicos en Investigaciones Thorne. Ha impartido cátedras sobre nutrición y suplementación a lo largo de Estados

Unidos y Canadá. Entrena a médicos y a otros practicantes de la salud sobre los protocolos de la medicina funcional con sus Programas de Enseñanza Progresiva a Practicantes, mientras da entrevistas y escribe en su blog sobre una variedad de temas de salud. Cuando no está atendiendo clientes o estudiando ciencias nutricionales, sale con sus cinco hijos, disfruta de la naturaleza, cultiva plantas nativas, practica arquería, se va de excursión, acampa o escala.

Agradecimientos

Antes que nada, debo agradecer a mis hermosos hijos. Sus brillantes ojos y su energía infinita me dan esperanza para un mejor futuro y me inspiran a hacer todo lo que pueda para asegurar que tengan uno.

Debo agradecer a mis héroes, ídolos, mentores, maestros, colegas y amigos, por todos los increíbles libros, artículos de investigación, cátedras y grabaciones que han realizado a lo largo de los años y que han cambiado completamente mi vida y mi práctica.

El doctor John McDougall, mi médico familiar, me inspiró para ver los alimentos como la medicina más poderosa del planeta.

Los doctores Jeffrey Bland, Alan Gaby, Joe Pizzorno, Jonathan Wright, Leo Galland y Mark Hyman me enseñaron a ver las reacciones alimentarias como el primer factor contribuyente en las enfermedades del mundo moderno.

Los doctores Stephen Genuis, Walter Crinnion, Raymond Palmer y Claudia Miller me ayudaron a ver la conexión entre nuestra exposición ambiental y el drástico aumento de enfermedades.

Los doctores Don Huber, Michael Antoniou y Jeffrey Smith han sido extremadamente generosos con su tiempo e información para hacerme consciente sobre los organismos genéticamente modificados y los pesticidas asociados a ellos.

Los doctores Rodney Dietert, Sidney Baker y Alessio Fasano me ayudaron a unir todos los cabos sueltos en la forma como las reacciones alimentarias, los microbios, las deficiencias nutricionales y la exposición a químicos en el ambiente se han entremezclado para darnos un aumento drástico en las enfermedades y los desórdenes que vemos hoy en día.

Julie Matthews, consultora certificada de nutrición, los doctores Tom O'Bryan y Stephen Wangen y Pamela Ferro, enfermera registrada y socia de la ciencia de la enfermería, han reafirmado que las prácticas que giran en torno a la sensibilidad de las reacciones alimentarias no son sólo increíblemente efectivas para ayudar a los clientes, sino gratificantes más allá de lo imaginable.

A Gretchen Lees, mi amiga, artífice de palabras, quien me ayudó a simplificar mis ideas para poder hacer este libro una realidad, te agradezco especialmente desde mi corazón por tu habilidad, tu paciencia y tu perseverancia. Y finalmente, debo agradecer a Ali por hacer que toda esta ciencia se vincule a recetas simples, hermosas, de un sabor increíble, que son la verdadera magia de este programa y de incontables otros.

TOM MALTERRE